心血管疾病合理用药系列指南丛书

冠心病合理用药指南

第2版

组织编写：国家卫生计生委合理用药专家委员会
中国药师协会

策　　划：《中国医学前沿杂志（电子版）》编辑部

总 主 编：霍　勇

主　　编：韩雅玲　周玉杰

副 主 编：葛均波　赵　昕　刘　巍　赵迎新　刘晓丽
马依彤　于　波　陈纪言　马颖艳　杨跃进
赵　冬

编　　委：（按姓氏笔画排序）

于　一　王丽霞　申　华　田孝祥　史冬梅
任燕龙　刘小慧　刘文娴　刘宇扬　刘连丰
刘桂英　刘海伟　闫云峰　米玉红　许晓晗
杜　俣　李　洋　李　毅　杨　简　吴小凡
吴思婧　张月兰　张权宇　张效林　陈立颖
罗太阳　周　叶　周　欣　周志明　周京敏
赵全明　胡成平　耿　雨　聂毛晓　贾　硕
顾崇怀　曹俊岭　梁振洋　程宇婧　曾哲淳
翟光耀　翟恒博

人民卫生出版社

图书在版编目（CIP）数据

冠心病合理用药指南 / 国家卫生计生委合理用药专家
委员会，中国药师协会组织编写 . —2 版 . —北京：
人民卫生出版社，2018

ISBN 978-7-117-26609-3

Ⅰ.①冠… Ⅱ.①国…②中… Ⅲ.①冠心病 – 用药
法 – 指南 Ⅳ.①R541.405–62

中国版本图书馆 CIP 数据核字（2018）第 081317 号

人卫智网	www.ipmph.com	医学教育、学术、考试、健康，购书智慧智能综合服务平台
人卫官网	www.pmph.com	人卫官方资讯发布平台

冠心病合理用药指南
（第 2 版）

组织编写：国家卫生计生委合理用药专家委员会
中国药师协会
出版发行：人民卫生出版社（中继线 010-59780011）
地 址：北京市朝阳区潘家园南里 19 号
邮 编：100021
E - mail：pmph @ pmph.com
购书热线：010-59787592 010-59787584 010-65264830
印 刷：北京盛通印刷股份有限公司
经 销：新华书店
开 本：889 × 1194 1/32 **印张：**11.5
字 数：358 千字
版 次：2016 年 6 月第 1 版 2018 年 5 月第 2 版
2018 年 9 月第 2 版第 2 次印刷（总第 6 次印刷）
标准书号：ISBN 978-7-117-26609-3/R·26610
定 价：50.00 元

打击盗版举报电话：010-59787491 E-mail：WQ @ pmph.com
（凡属印装质量问题请与本社市场营销中心联系退换）

序

　　健康是人类永恒的追求，是每一个人成长和实现幸福生活的基础，也是全面建设小康社会的重要目标之一。从这个意义上讲，实现国家的全面小康就必须保障全民的健康。

　　改革开放以来，随着经济的发展、医疗保险制度的建立和医疗技术的提高，我国人民的健康状况有了很大的改善，总体上目前已居于发展中国家的前列，在某些方面已经达到甚至超过一些发达国家的水平。但是，严重疾病对人们健康的威胁并没有完全消除，有些疾病甚至还在流行蔓延，心血管病就是严重危害人民健康的重大疾病之一。据《中国心血管疾病防治现状蓝皮书2015》提供的数据显示，我国心血管疾病患者已达到2.9亿人，已经成为我国诸多疾病中发病率最高、患病人数最多、分布范围最广、因病致死最强的一个病种。

　　有效控制心血管病蔓延，要靠政府提供公共卫生服务和基本医疗保障，靠广大人民群众树立健康观念、转变生活方式、坚持科学饮食、杜绝不良习惯。而有效治疗心血管病，维护患者健康和生命安全，则要靠广大医疗卫生工作者端正服务理念、钻研医药技术、合理诊疗用药、忠诚为民服务。

　　医有良莠之分，药有优劣之别。即使优秀的医生和良好的药品，也必须坚持科学诊治，合理用药。科学诊治，就是及时发现、及时治疗，根据患者病情，采用安全、适当、有效的治疗方案，既不能贻误时机，也不能过度医疗。而合理用药，就是要求医生熟悉有关药品的性能、机制、作用和不良反应，根据患者身体状况合理开具处方，为患者健康和安全负责。良药不是价格越高越好，品种也不是越新越好，关键在于疗效的稳定与可靠。患者也应当在医生指导下坚持规范用药，对自己健康负责，不要轻信一些媒体的虚假宣传，盲目自行购药随意使用。同时，各类医药企业应当增强社会责任感，树立药品质量是企业生命的理念，坚守药品质量第一和安全、有效的底线，避免因药品质量安全而损害人民健康。

心血管疾病不是难以控制和治愈的"绝症",患者大可不必背起心理上的沉重负担。只要坚持按照医生开具的处方按时、定量用药,即可维持长期健康。同时也要看到,心血管疾病又是一种复杂的疾病,不同患者表现不一,同一患者的病情也会发生变化,再加上治疗心血管疾病的药物种类繁多,需要由国家权威机构统一制定科学、规范、实用的心血管疾病合理用药指南,以指导医生处方与患者用药。国家卫生计生委合理用药专家委员会心血管药物专业组,在著名心血管病医疗专家霍勇教授的带领下,于 2015 年 6 月启动了《心血管疾病合理用药系列指南丛书》的编写工作,共组织 100 多位有关专家参加。经过专家们近一年的紧张工作,完成了《高血压合理用药指南》《冠心病合理用药指南》《血脂异常合理用药指南》《心律失常合理用药指南》《心力衰竭合理用药指南》《急性 ST 段抬高型心肌梗死溶栓治疗的合理用药指南》等 6 部丛书的编写工作。本系列丛书立足于我国国情,坚持面向实际、面向医生、面向患者、面向基层,重在增强临床用药的合理性与指导性,突出安全、有效与患者利益,力求解决临床治疗用药中的一些疑难问题,切实提高医生合理使用药物的能力和水平,并促进分级诊疗制度的建立与完善,受益于患者、受益于医生、受益于基层。

此套心血管疾病合理用药系列指南丛书,凝聚了国内临床一流专家的智慧和心血,也借鉴了国际成功的经验和范例,内容翔实、权威实用,具有较强的可操作性,对于提高我国心血管疾病防治能力和水平将会发挥积极的作用。在此,我向参与编写并付出艰辛努力的各位专家表示由衷的感谢,向本系列丛书的出版表示热烈的祝贺。

在此套丛书付梓之际,希望出版单位采用"互联网 + 出版"的方式,加强系列丛书的推广与宣传,实现传统媒体与新兴媒体的有机融合,实现线上线下互动互通,扩大丛书的受众面和实施范围。希望广大医务工作者准确把握指南的用药思维和技术要领,坚持在实践中学以致用,并注重总结经验,反馈应用效果,帮助我们不断修订完善,以利于提高合理用药水平,造福广大心血管病患者,推动全民健康。

前　言

冠状动脉粥样硬化性心脏病,简称冠心病,是冠状动脉粥样硬化病变引起的血管管腔狭窄或阻塞,发生心肌缺血、缺氧或坏死而导致的心脏疾病。目前我国冠心病发病率呈"井喷式"增长趋势,《中国心血管病报告 2016》数据显示:2015 年我国城市居民冠心病死亡率为 110.67/10 万,农村居民为 110.91/10 万,与 2013 年(分别为 110.5/10 万、105.37/10 万)相比均有所上升。根据 2010 年第 6 次人口普查数据推算,2008 年中国大陆地区已有 1031.59 万人患缺血性心脏病。根据原国家卫生和计划生育委员会"经皮冠状动脉介入治疗(percutaneous coronary intervention,PCI)网络申报数据库"提供的资料,中国大陆 PCI病例数逐年增长,2017 年为 75 万余例。因此,冠心病防治任务极其艰巨。

正确的药物治疗对冠心病一级、二级预防、治疗乃至病后的康复均具有十分重要的意义。冠心病的预防及治疗原则包括:①生活习惯改变:戒烟限酒,低脂低盐饮食,适当体育锻炼,控制体重,规律的生活作息,防止过劳和焦虑等;②药物治疗:主要包括抗血栓(抗血小板、抗凝)药物和溶栓药物,减轻心肌耗氧药物(β 受体阻滞剂),缓解心绞痛药物(硝酸酯类),调脂稳定斑块药物(他汀类药物)等;③血运重建治疗:包括 PCI(目前以冠状动脉药物洗脱支架植入术为主要手段)和外科冠状动脉旁路移植术(CABG)。介入治疗和外科手术治疗的围术期以及术后也需要坚持长期规范化的药物治疗。由此可见,药物治疗是冠心病治疗的基石。

2015 年起我们在国家卫生计生委合理用药专家委员会和中国药师协会的组织下,编写了《冠心病合理用药指南》第 1 版,累计发行 3 万余册,受到了广大基层医务人员的好评并收到较多宝贵的反馈建议。为进一步完善本书,更好地满足基层需要,并更好地落实国务院《中医药发展战略规划纲要(2016—2030

年)》,我们在第 1 版基础上,依据国内外指南以及新的循证医学证据,在本次修订中重点更新了流行病学、药物推荐级别证据等级等内容,修改完善了冠心病用药小结及冠心病常用药物一览表,同时新增了冠心病中医药治疗、冠心病合并外周动脉疾病等章节及药物相互作用一览表等内容。编写团队主要为沈阳军区总医院心血管内科和首都医科大学附属北京安贞医院心血管内科及相关学科的一线临床医师、流行病学专家及中医药专家。本指南的主要特点是针对基层心血管医师的用药需求,结合我国医药市场的最新信息,强调易用性和实用性,结合国内外最新指南和学术进展,多讲用药经验和治疗技巧,少讲机制文献,希望为提高基层心血管医师规范化药物治疗水平提供帮助。编写过程中难免疏漏,也请读者在参阅过程中批评指正! 谢谢。

韩雅玲　周玉杰

2018 年 4 月 8 日

循证医学相关方法说明

2018 年 3 月 1 日,由国家卫生计生委合理用药专家委员会和中国药师协会组成指南修订联合委员会,经 3 次联合会议讨论后最终确定了指南修订的总体原则及新指南拟回答的核心问题。指南工作组针对这些核心问题制定了具体的文献检索和评价策略,综合评价、筛选出相关文献。修订过程主要包括下列几项特点:

(1)本指南是在尽可能全方位检索复习临床循证研究证据的基础上,由指南工作组有关专家及团队分工写作而成。草案完成后,经过多次修改,并经多方评审。

(2)本指南工作组由多年来一直从事冠心病临床和研究工作的专家组成。他们是:韩雅玲、赵冬、张权宇(第 1 章:冠心病概述)、梁振洋、马颖艳、田孝祥、韩雅玲(第 2 章:冠心病用药分类)、马颖艳、翟恒博、张权宇、韩雅玲(第 3 章:急性冠状动脉综合征)、赵昕、顾崇怀、韩雅玲(第 4 章:稳定型冠状动脉疾病)、韩雅玲、张效林、张权宇(第 5 章:微血管性心绞痛)、韩雅玲、张权宇(第 6 章:无症状性心肌缺血)、周玉杰、赵迎新、许晓晗、刘小慧、罗太阳、刘宇扬、耿宇、史冬梅、贾硕、赵全明、闫云峰、刘文娴、陈立颖、周志明、刘文娴、任燕龙、聂毛晓、杜俣、胡成平、刘巍、翟光耀、于一(第 7 章:冠心病特殊合并症)、周玉杰、刘巍、刘晓丽、刘桂英、吴思婧(第 8 章:冠心病特殊类型)、张权宇、韩雅玲(第 9 章:冠心病相关中成药治疗)、刘海伟、张权宇、韩雅玲(第 10 章:冠心病常用药物用药小结)、张权宇、田孝祥(附录 1:冠心病常用药物一览表)、李洋、韩雅玲(附录 2:药物相互作用一览表)。完稿后由《中国医学前沿杂志(电子版)》编辑部负责统稿,最终由主编韩雅玲院士和周玉杰教授组织修订、定稿。

(3)写作团队针对每个核心问题,确定文献检索策略,检索的数据库包括 PUBMED、EMBASE、CBMDISC、CNKI、万方、维普及 CMCC 等数据库中 2006—2018 年发表的关于冠心病药物治疗的相关文献,并对文献进行初步筛选。

(4)写作过程中参考或引用了欧洲心脏病学会(European Society of Cardiology,ESC)和美国心脏病学会(American College of Cardiology,ACC)/美国心脏协会(American Heart Association,AHA)几个最新版冠心病相关指南的证据质量评级和推荐等级的结果。读者应注意欧洲指南和美国指南在临床决策的推荐等级和证据质量定义的内涵不完全一致。

1 ESC 指南中使用的临床决策或治疗措施推荐等级的定义

推荐分类	定义	推荐等级	推荐用语
Class Ⅰ	该操作或治疗已被证实和(或)一致公认是有益、有用和有效果的	强	推荐使用
Class Ⅱ	该操作或治疗的有用性和(或)功效的证据尚有矛盾,或存在不同观点		
Class Ⅱa	现有的证据和(或)观点倾向于该操作或治疗是有用和(或)有功效的	中	应该考虑使用/可以考虑使用
Class Ⅱb	现有证据和(或)观点尚不足以判断该操作或治疗是否有用和(或)有功效	弱	可以考虑使用
Class Ⅲ	该操作或治疗已被证实和(或)一致公认是无用和(或)无效的,并对一些病例可能有害	不推荐	不推荐使用

2 ESC 指南中使用的证据质量水平的定义

证据水平	定义	证据质量
A	证据基于多项随机对照试验(RCT)或荟萃分析	高
B	证据基于单项随机临床试验或多项大规模非随机对照研究	中
C	仅为专家共识意见和(或)基于小规模研究、回顾性研究和注册研究结果	低

3 ACC/AHA 指南中使用的临床决策或治疗措施推荐等级的定义

| CLASS Ⅰ（强） | 获益 >>> 风险 |

编写临床决策或治疗措施推荐时建议的短语：
- 是被推荐使用的
- 表明是（有用 / 有效 / 有益）的
- 应该（实施 / 给予）
- 多个方案比较效果时使用的短语
  - ◇ 治疗 / 策略 A 优于治疗 B
  - ◇ 应该选择治疗 A，而不是治疗 B

| CLASS Ⅱa（中） | 获益 >> 风险 |

编写临床决策或治疗措施推荐时建议的短语：
- 是合理的
- 可能是（有用 / 有效 / 有益）的
- 应该（实施 / 给予）
- 多个方案比较效果时使用的短语
  - ◇ 治疗 / 策略 A 可能优于治疗 B
  - ◇ 有理由选择治疗 A，而不是治疗 B

| CLASS Ⅱb（弱） | 获益 ≥ 风险 |

编写临床决策或治疗措施推荐时建议的短语：
- 可能是合理的
- 可能被考虑
- （可用性 / 有效性）是（未知的 / 不清晰 / 不确切或不确定）

| CLASS Ⅲ：无获益（中） | 获益 = 风险 |
一般情况下只使用水平 A 或 B（LOE A or B）的证据

编写临床决策或治疗措施推荐时建议的短语：
- 不被推荐
- 不表明（有用 / 有效 / 有益）
- 不应该（实施 / 给予）

| CLASS Ⅲ：有害（强） | 风险 > 获益 |

编写临床决策或治疗措施推荐时建议的短语：
- 有潜在危害
- 会造成伤害
- 与（发病率 / 死亡率）增高相关
- 不应该（实施 / 给予）

注：LOE：Level of Evidence，证据水平

4 ACC/AHA 指南中使用的证据水平的定义

LEVEL A
■ 来自不止一个高质量证据 RCT 所产生的证据
■ 高质量 RCT 的荟萃分析
■ 被高质量注册研究证实的一个或多个 RCT

LEVEL B-R 随机化的
■ 来自一个或多个中等质量 RCT 所产生的证据
■ 中等质量 RCT 的荟萃分析

LEVEL B-NR 非随机化的
■ 来自一个或多个设计和执行良好的非随机研究、观察性研究或注册研究的中等质量证据
■ 这种研究的荟萃分析

LEVEL C-LD 局限性数据
■ 设计或执行有局限性的随机或非随机或观察性或注册研究
■ 这种研究的荟萃分析
■ 以人类为研究对象的生理或机制研究

LEVEL C-EO 专家观点
■ 依据临床经验的专家观点共识

注:(1) LEVEL A、B、C 指证据水平高、中、低;

(2) R:Randomized,随机化的;NR:Nonrandomized,非随机化的; LD:Limited Data,局限性数据;EO:Expert Opinion,专家观点

5 指南中关于证据水平和推荐等级的说明

- 指南中的推荐不能代替医生在临床实际工作中对患者的实际判断和决策。
- 采用指南中的推荐时,应明确所产生的结局或结果(如临床结局的改善、诊断准确性的提升、对预后的改善等信息)。
- 指南中推荐等级和证据质量是独立确定的(任何推荐等级可以和任何证据水平互相组合)。
- 证据水平 C 并不一定是弱推荐。许多重要临床问题并没有相关的 RCT,但在实际临床实践中有很明确的共识。

- 在美国指南中,对于涉及不同方案效果比较的推荐（COR I 和 II a,COR 代表 Class of Recommendation,推荐级别）,必须使用 A 或 B 级证据,且必须是对不同方案临床效果的直接比较。
- 评价证据质量的方法在不断进化,一些标准化的、经过验证的证据评级工具被广泛采用,可参考具体文献。

（曾哲淳）

目　录

目　录

1 冠心病概述

1.1 冠心病的定义 冠状动脉粥样硬化性心脏病是指由于冠状动脉粥样硬化使管腔狭窄或闭塞导致心肌缺血、缺氧或坏死而引发的心脏病，统称为冠状动脉性心脏病或者冠状动脉疾病，简称冠心病，归属为缺血性心脏病，是动脉粥样硬化导致器官病变的最常见类型。

1.2 冠心病的解剖及病理生理学机制 冠状动脉分为左、右两支，分别起于主动脉的左、右冠状动脉窦。左冠状动脉主干长5~10mm，左主干下缘分出前降支和左旋支。前降支及其分支分布于左心室前壁、前乳头肌、心尖、右心室前壁一小部分、室间隔的前 2/3 以及心传导系的右束支和左束支的前半，左旋支及其分支分布于左心房、左心室前壁一小部分、左心室侧壁、左心室后壁的一部分或大部分，甚至可达左心室后乳头肌，约 40% 的人分布于窦房结。右冠状动脉一般分布于右心房、右心室前壁大部分、右心室侧壁和后壁的全部，左心室后壁的一部分和室间隔后 1/3，包括左束支的后半以及房室结和窦房结。在相邻的各主要冠状动脉之间可能存在交通支。冠状动脉粥样硬化可同时或分别累及各主要的冠状动脉，病变的狭窄程度、部位决定了缺血症状和预后。管腔狭窄 <50% 时，心肌供血一般不受影响；管腔狭窄 50%~75% 时，静息时心肌供血不受影响，而在运动、心动过速或激动时，心脏耗氧量增加，可暂时引起心肌供血不足，引发慢性稳定型心绞痛；当粥样斑块破裂、糜烂或出血，形成血栓堵塞血管时可引发急性心肌梗死（acute myocardial infarction，AMI）。

1.3 冠心病的临床分型 近年来，为适应冠心病诊疗理念的不断更新、便于治疗策略的制定，临床上提出两种综合征的分类，即慢性心肌缺血综合征（chronic ischemic syndrome）和急性冠状动脉综合征（acute coronary syndrome，ACS）。

1.3.1 慢性心肌缺血综合征 又被称为稳定性冠心病,其最具代表性的病种是稳定型心绞痛,包括隐匿型冠心病、稳定型心绞痛及缺血性心肌病(ischemic cardiomyopathy,ICM)等。心绞痛(angina pectoris),即由于冠状动脉供血不足,心肌急剧的、暂时的缺血与缺氧所引起的临床综合征。

1.3.1.1 隐匿型冠心病 隐匿型冠心病(latent coronary disease)是无临床症状,但有心肌缺血客观证据(心电活动、心肌血流灌注及心肌代谢等异常)的冠心病,亦称无症状性冠心病。其心肌缺血的心电图表现可见于静息时,或在增加心肌负荷时才出现,常为动态心电图记录所发现,又被称为无症状性心肌缺血(silent myocardial ischemia,SMI)。这些患者经冠状动脉造影或尸检,几乎均证实冠状动脉有明显狭窄病变。

1.3.1.2 稳定型心绞痛 稳定型心绞痛即稳定型劳力性心绞痛,亦称普通型心绞痛,是最常见的心绞痛。指由心肌缺血缺氧引起的典型心绞痛发作,其临床表现在 1~3 个月内相对稳定,即每日和每周疼痛发作次数大致相同,诱发疼痛的劳力和情绪激动程度相同,每次发作疼痛的性质和疼痛部位无改变,疼痛时限相仿,服用硝酸甘油后也在相近时间内产生疗效。

1.3.1.3 缺血性心肌病 ICM 属于冠心病的一种特殊类型或晚期阶段,是指由于长期心肌缺血导致心肌局限性或弥漫性纤维化,从而产生心脏收缩和(或)舒张功能受损,引起心脏扩大或僵硬、充血性心力衰竭、心律失常等一系列临床表现的综合征,其临床表现与特发性扩张型心肌病相似。

1.3.2 急性冠状动脉综合征 ACS 指冠心病中急性发病的临床类型,包括 ST 段抬高型心肌梗死(ST-segment elevation myocardial infarction,STEMI)、非 ST 段抬高型心肌梗死(non-ST-segment elevation myocardial infarction,NSTEMI)及不稳定型心绞痛(unstable angina,UA)。近年有将前者称为 ST 段抬高型 ACS,约占 1/4(包括小部分变异型心绞痛),将后二者合称为非 ST 段抬高型 ACS(NSTE-ACS),约占 3/4。它们主要涵盖了以往分类中的 Q 波性 AMI、非 Q 波性 AMI 及不稳定型心绞痛。

1.3.2.1 ST 段抬高型心肌梗死 若冠状动脉管腔急性完全闭塞,血供完全停止,导致所供血区域心室壁心肌透壁性坏死,临床上表现为典型的 STEMI,即传统的 Q 波性 MI。

1.3.2.2 不稳定型心绞痛 UA 指介于稳定型心绞痛和 AMI 之间的临床状态,包括除稳定型劳力性心绞痛以外的初发型、恶化型劳力性心绞痛和各型自发性心绞痛。UA 是在粥样硬化病变的基础上，发生了冠状动脉内膜下出血、斑块破裂、斑块糜烂、破损处血小板与纤维蛋白凝集形成血栓、冠状动脉痉挛以及远端小血管栓塞引起的急性或亚急性心肌供氧减少所致，是 ACS 中的常见类型。

1.3.2.3 **非 ST 段抬高型心肌梗死** 若 UA 伴有血清心肌坏死标志物水平明显升高，此时可确诊为 NSTEMI。UA 和 NSTEMI 是紧密相连的两种情况，二者的主要差别在于缺血是否严重到心肌损伤所产生的心肌坏死标志物足以被检测到。

1.4 **冠心病的流行病学** 该病多发生于中老年人群，男性多于女性，以脑力劳动者居多，是工业发达国家的流行病，已成为欧美国家最多见的病种，近 10 余年该病发病率在我国也有明显升高的趋势。冠心病发病率一般以心肌梗死发病率为代表，有明显的地区和性别差异。

1.4.1 **国际冠心病流行情况** 根据全球疾病负担国际合作研究 2017 年发布的报道，冠心病是全球第一位的死亡原因。全球因冠心病死亡人数估计为 892 万，年龄标化的冠心病死亡率为 142/10 万。全球冠心病年龄标化死亡率男性人群为 173/10 万，女性人群为 115/10 万。国际各地区比较显示，中亚地区人群的冠心病死亡率最高（336/10 万），而高收入亚太地区人群冠心病死亡率最低（45/10 万）。全球冠心病患病人数估计为 1.1 亿。年龄标化平均患病率为 1663/10 万（约为 1.7%）。近十几年来，冠心病死亡率在发达国家呈持续下降趋势，而在低中收入国家呈上升趋势。

1.4.2 **我国冠心病流行情况** 根据近期中国疾病控制中心的研究报告提供的数据，中国人群冠心病死亡在总死亡的比例 1990 年为 8.6%，2013 年增加至 15.2%；同期，冠心病死亡在所有心血管疾病死亡中的比例由 29% 增加至 37%。该研究估算，2013 年中国冠心病死亡总人数为 139.4 万，较 1990 年冠心病死亡人数增加了 90%。目前冠心病已经在我国六个省、直辖市 / 省级行政区成为首位的死亡原因。多项研究结果显示，随着老龄化进程的加速，我国冠心病的发病和死亡人数将持续增加。一项国际合作研究估计，2016 年中国 AMI 的发病人数已达 400 万左右，预计 2030 年 AMI 年发病人数将达到约 610 万。2017 年发布的《中国心血管病报告 2016》提供了 2013 年中国第五次卫生服务调查中冠心病患病率的调查结果，城市地区 15 岁以上人口冠心病的患病率为 1.2%,农村为 0.8%,城乡合计为 1%。China PEACE 研究对 2001-2011 年住院数据分析显示:AMI 住院率呈逐年上升趋势,但院内病死率无显著降低。同时,我国的研究显示,即使院内医疗水平进一步改善并降低住院患者的病死率,对我国冠心病死亡率的影响也有限,原因为大部分急性冠心病死亡发生于院外。因此,提高急性冠心病事件的院外急救能力颇为重要。

1.5 冠心病危险因素及预防 影响冠心病发病的危险因素自幼年开始,在不同的年龄组各种危险因素对机体所发挥的作用可能不同。自 20 世纪 50 年代开始,以美国 Framingham 研究为代表的流行病学研究已经确认了一系列冠心病的危险因素,包括年龄、吸烟、血压及总胆固醇(total cholesterol,TC)等,此后称之为"传统的危险因素"。随着循证医学的发展,人们对导致冠心病的危险因素又有了许多新的认识,这些新领域除解释了一些传统危险因素不能完全解释的冠心病发病机制问题外,还被用于冠心病的一级预防和二级预防。血脂有关成分、代谢相关因子、炎性相关因子、基因多态性和心理因素等被称为"新危险因素"。

冠心病的主要危险因素如下:

(1)高血压:无论收缩压还是舒张压的升高均会增加冠心病发病的发生风险。大量研究表明,高血压是冠心病的主要危险因素,无论单因素分析还是多因素分析均显示,收缩压和舒张压均与冠心病发病率显著相关,而且随着血压升高,冠心病的发病率和死亡率均呈上升趋势。即使血压处于正常高值(120~139/80~89mmHg),其危险性也高于普通人群。胡大一教授主持的一项中国人群的研究证实,在 >60 岁的人群中,收缩压与不良心血管事件及心血管死亡率具有更密切的联系。

(2)血脂异常:高 TC 血症、高甘油三酯血症与冠心病的发病均存在关联。TC 是动脉粥样硬化的重要组成物质,已经被大量的人群研究及动物实验所证实。Framingham 研究证实血 TC 水平为 200~220mg/dl 时,冠心病发生风险相对稳定,超过此限度,冠心病发生风险将随 TC 水平升高而增加。血 TC 分为不同组分,其中低密度脂蛋白胆固醇(low density lipoprotein cholesterol,LDL-C)与心血管疾病发生呈正相关,而高密度脂蛋白胆固醇(high density lipoprotein cholesterol,HDL-C)则与心血管疾病发生呈负相关。PROCAM 研究证实了总胆固醇与

HDL-C 的比值在预测冠心病发生风险中具有重要意义。高甘油三酯血症是冠心病的独立危险因素,Stockholm 等研究发现冠心病和甘油三酯的线性关系。但 2014 年的英国学会联合会(Joint British Societies,JBS)心血管疾病预防指南指出,当将血胆固醇、HDL-C 两种因素纳入综合分析时,高甘油三酯血症并不能增加冠心病的发生风险。

(3)糖尿病:糖尿病是冠心病发病的高危因素。2017 年美国心脏协会(American Heart Association,AHA)公布的资料显示,大约 2340 万美国成年人患有糖尿病,而估计有 760 万美国成年人有糖尿病但未得到诊断。至 2030 年,全球范围内糖尿病的患病率将升高至 7.7%。2010 年发表于《新英格兰医学杂志》的一项针对中国人群的大规模调查研究发现,9240 万中国成年人患有糖尿病(占人口比例的 9.7%)。宁光团队发表于 *JAMA* 的调查研究也显示中国 18 岁以上成人糖尿病患病率为 11.6%,城市高于农村。流行病学研究显示糖尿病患者易发生冠心病。Framingham 研究显示男性糖尿病患者冠心病发病率较非糖尿病患者高 2 倍,女性糖尿病患者冠心病发生风险则增加 4 倍。在糖尿病患者中,血糖水平的高低也与冠心病发生风险密切相关。1997 年芝加哥开展的大规模临床调查显示,糖负荷 1 小时后的血糖浓度和冠心病、脑卒中及全因死亡均呈显著正相关。

(4)肥胖和超重:肥胖在冠心病危险因素中的作用是被逐步发现的。Framingham 研究发现肥胖的 *OR* 仅为 1.01,基本可以认定为无直接关联。但后续的多项前瞻性研究证明,超重可增加冠心病发生风险,向心性肥胖更是冠心病的高危因素。实际上心血管疾病发生风险的增加不仅限于与重度肥胖有关,在"正常体重"范围上限时心血管疾病的发生风险就开始增加,随着体重的增加,危险逐步增大。

(5)吸烟:吸烟作为冠心病的重要危险因素之一已经达成基本共识。发达国家的吸烟率有所下降,但全球烟草使用量却在增加。在全球范围内,吸烟(包括二手烟)大约导致 630 万人死亡。冠心病发生风险与每天吸烟量以及烟龄有关。Framingham 研究发现每天吸烟大于、等于、小于 20 支烟的人群,其冠心病发生风险分别提高 7.25 倍、2.67 倍、1.43 倍。此外吸烟者心肌梗死发生风险较不吸烟者高出 1.5~2.0 倍。

(6)不良饮食习惯:不良饮食习惯包括过量的热量摄入导致的超重和肥胖,过多的胆固醇摄入引起血脂紊乱,过多的盐摄入导致血压不稳等。

（7）性别：冠心病发病存在性别差异。研究发现美国白人和非白人的男性冠心病发病率均高于女性，Framingham研究发现绝经女性冠心病发病率为非绝经女性的2倍。

（8）心理社会因素：心理社会因素包括环境应激源和个性特征模式两方面。暴露于应激源可以指急性的一次应激，也可以指高度紧张工作条件下的长期慢性紧张。个人应对环境紧张的行为反应包括抑郁等心理因素，还包括不健康的生活方式，如吸烟、不合理的饮食习惯、缺乏运动等。研究认为沮丧和敌意等情绪因素对冠心病发病率和死亡率的影响独立于传统危险因素之外。在实际临床工作中，当我们面对患者个体时，需从整体观点出发加以评价，当其危险因素可能包括了社会环境、工作状况、个人情绪反应以及生活方式等多方面时，全面改善这些危险因素可能会提高治疗效果。

（9）遗传因素：瑞典的一项针对2万对双生子的长期随访研究显示，以年龄计算的冠心病死亡相对危险度在单卵双生子中为双卵双生子的2倍，表明遗传因素对冠心病有较强的影响。如家族性高脂血症中载脂蛋白基因多态性对血脂水平的影响，血管紧张素转化酶基因多态性对支架术后再狭窄的反应过程等，均可能影响冠心病的发病及治疗过程。

（韩雅玲，赵冬，张权宇）

参考文献

[1] Roth GA, Johnson C, Abajobir A, et al. Global, Regional and National Burden of Cardiovascular Disease for 10 causes, 1990 to 2015[J]. JACC, 2017, 70(1):1-25.

[2] McAloon CJ, Boylan LM, Hamborg T, et al. The changing face of cardiovascular disease 2000-2012: An analysis of the world health organization global health estimates data[J]. Inter J Cardio, 2016, 224:256-264.

[3] Zhou M, Wang H, Zhu J, et al. Cause-specific mortality for 240 causes in China during 1990-2013: a systematic subnational analysis for the Global Burden of Diseases Study 2013[J]. Lancet, 2016, 387(10015):251-272.

[4] Stevens W, Peneva D, Li JZ, et al. Estimating the future burden of cardiovascular disease and the value of lipid and blood pressure

control therapies in China[J]. BMC Health Serv Res, 2016, 16: 175.

[5] Moran A, Gu D, Zhao D, et al. Future cardiovascular disease in China: markov model and risk factor scenario projections from the coronary heart disease policy model-china[J]. Cir Cardiovasc Qual Outcomes, 2010, 3(3): 243-252.

[6] 国家心血管病中心. 中国心血管病报告 2016[M]. 北京: 中国大百科全书出版社, 2017.

[7] Li J, Li X, Wang Q et al. Retraction and republication--ST-segment elevation myocardial infarction in China from 2001 to 2011 (the China PEACE-Retrospective Acute Myocardial Infarction Study): a retrospective analysis of hospital data[J]. Lancet, 2015, 385(9966): 441-451.

[8] Wang M, Moran AE, Liu J, et al. Cost-effectiveness of optimal use of acute myocardial infaction treatments and impact on coronary heart disease motality in China[J]. Cir Cardiovasc Qual Outcomes, 2014, 7(1): 75-85.

2　冠心病用药分类

2.1　改善缺血、减轻症状的药物　　改善缺血、减轻症状的药物应与预防心肌梗死和死亡的药物联合使用,其中一些药物,如β受体阻滞剂,同时兼具两方面的作用。目前改善缺血、减轻症状的药物主要包括β受体阻滞剂、硝酸酯类药物及钙通道阻滞剂 (calcium channel blocker,CCB)。

2.1.1　β受体阻滞剂　　β受体阻滞剂能够抑制心脏β肾上腺素能受体,从而减慢心率,减弱心肌收缩力,降低血压,减少心肌耗氧量和心绞痛发作,增加运动耐量。用药后要求静息心率降至55~60次/分,严重心绞痛患者如无心动过缓症状,可降至50次/分。如无禁忌证,β受体阻滞剂应作为稳定型心绞痛的初始治疗药物。β受体阻滞剂能够降低心肌梗死后稳定型心绞痛患者死亡和再梗死的风险。目前可用于治疗心绞痛的β受体阻滞剂有多种,给予足够剂量均能有效预防心绞痛发作。目前临床更倾向于使用选择性β₁受体阻滞剂,如美托洛尔、阿替洛尔及比索洛尔。同时具有α和β受体阻滞的药物,在慢性稳定型心绞痛的治疗中也有效。

　　伴严重心动过缓和高度房室传导阻滞、窦房结功能紊乱、明显支气管痉挛或支气管哮喘患者禁用β受体阻滞剂。外周血管疾病及严重抑郁均为应用β受体阻滞剂的相对禁忌证。慢性肺源性心脏病患者可谨慎使用高度选择性β₁受体阻滞剂。无固定狭窄的冠状动脉痉挛造成的缺血,如变异性心绞痛,不宜使用β受体阻滞剂,此时CCB是首选药物。推荐使用无内在拟交感活性的β受体阻滞剂。β受体阻滞剂的使用剂量应个体化,目前在住院和门诊治疗的患者中普遍未达到较为有效的治疗剂量,其使用方法应由较小剂量开始,逐渐增加,当达到上述静息心率时维持当前剂量。

2.1.2　硝酸酯类药物　　硝酸酯类药物为内皮依赖性血管扩张

剂,能够减少心肌耗氧量,改善心肌灌注,缓解心绞痛症状。硝酸酯类药物会反射性增加交感神经张力,使心率加快。因此,常联合负性心率药物如β受体阻滞剂或非二氢吡啶类CCB治疗慢性稳定型心绞痛。联合用药的抗心绞痛作用优于单独用药。舌下含服或喷雾用硝酸甘油可作为心绞痛发作时缓解症状用药,也可于运动前数分钟使用,以减少或避免心绞痛发作。长效硝酸酯药物用于降低心绞痛发作的频率和程度,并可能增加运动耐量。长效硝酸酯类药物不适宜治疗心绞痛急性发作,而适宜慢性长期治疗。每天用药时应注意给予足够的无药间期,以减少耐药性的发生。如劳力型心绞痛患者日间服药,夜间停药,皮肤敷贴片白天敷贴,晚上除去。《2013 ESC 稳定性冠状动脉疾病管理指南》指出稳定性冠状动脉疾病药物治疗推荐使用长效硝酸酯(Ⅱa)。

硝酸酯类药物是首选抗心肌缺血的血管扩张剂,能够通过降低心脏前后负荷,保护心脏;扩张冠状动脉,增加缺血区心肌供血量,缩小心肌梗死范围;降低心力衰竭发生率和心室颤动发生率。AMI 早期给予硝酸甘油静脉滴注,后期需使用口服制剂如 5- 单硝酸异山梨酯、单硝酸异山梨酯缓释制剂等继续治疗。硝酸酯类药物还可降低 SMI 发生率,缩短缺血发作的持续时间。《硝酸酯类在心血管疾病中规范化应用的专家共识》推荐,只要存在明确的缺血客观依据,均应使用硝酸酯类药物等进行抗缺血治疗。

硝酸酯类药物可舒张侧支循环动脉,增加缺血区域的血流供应,预防和逆转冠状动脉收缩和痉挛。对于稳定性冠状动脉疾病,硝酸酯类药物的治疗目的是预防和减少缺血事件的发生,提高患者生活质量。

硝酸酯类药物通过释放出外源性 NO,抑制血小板黏附聚集及动脉粥样硬化病变,具有抗栓、抗动脉粥样硬化的作用。

硝酸酯类药物连续应用 24 小时后可发生耐药,一旦发生耐药,不仅疗效减弱或缺失,而且可能造成内皮功能损害,对预后产生不良影响,因此长期使用硝酸酯类药物必须采用偏心给药的方法,保证提供每天 8~12 小时的无硝酸酯或低硝酸酯浓度。硝酸酯类药物的不良反应包括头痛、面部潮红、心率反射性加快及低血压,上述不良反应以短效硝酸甘油更明显。第 1 次舌下含服硝酸甘油时,应注意可能发生体位性低血压。使用治疗勃起功能障碍的药物——西地那非者 24 小时内不可应用硝酸甘油等硝酸酯类药物,以避免引起低血压,甚至危及生命。严重主动脉瓣狭窄或肥厚型梗阻性心肌病引起的心绞痛,不宜使用硝酸酯类药物,因为硝酸酯类药物可降低心脏前负荷,减少左心室容量,进一步增加左室流出道梗阻程度,而严重主动脉瓣狭窄患者应用硝酸酯类药物也因前负荷的降低而进一步减少每搏出量,有发生晕厥的风险。

2.1.3 钙通道阻滞剂

早期小规模临床研究,如 IMAGE、APSIS、TIBBS 及 TIBET 等比较了 β 受体阻滞剂与 CCB 在缓解心绞痛或增加运动耐量方面的疗效,但结果均缺乏一致性。比较 β 受体阻滞剂与 CCB 疗效的荟萃分析显示,在缓解心绞痛症状方面,β 受体阻滞剂较 CCB 更有效;而在改善运动耐量和改善心肌缺血方面,β 受体阻滞剂和 CCB 相当。二氢吡啶类(硝苯地平)和非二氢吡啶类 CCB(维拉帕米)同样有效,非二氢吡啶类 CCB 的负性肌力效应较强。CCB 通过改善冠状动脉血流和减少心肌耗氧量发挥缓解心绞痛的作用,对变异性心绞痛或以冠状动脉痉挛为主的心绞痛,CCB 是一线治疗药物。地尔硫草和维拉帕米能减慢房室传导,常用于伴有心房颤动或心房扑动的心绞痛患者。这两种药物不宜用于已有严重心动过缓、高度房室传导阻滞及病态窦房结综合征的患者。

长效 CCB 能够减少心绞痛发作,长期应用长效 CCB 的安全性在 ACTION 研究以及大规模降压试验——ALLHAT 研究和 ASCOT 研究中均得到了证实。

当稳定型心绞痛合并心力衰竭必须应用长效 CCB 时,可选择氨氯地平或非洛地平。β 受体阻滞剂和长效 CCB 联用较单药更有效。此外,两药联用时,β 受体阻滞剂还可减轻二氢吡啶类 CCB 引起的反射性心动过速不良反应。非二氢吡啶类 CCB 地尔硫草或维拉帕米可作为对 β 受体阻滞剂有禁忌患者的替代治疗。但非二氢吡啶类 CCB 和 β 受体阻滞剂的联用能使传导阻滞和心肌收缩力的减弱更明显,需特别警惕。老年人、已有心动过缓或左室功能不良患者应避免联用。所有 CCB 常见的不良反应包括外周水肿、便秘、心悸、面部潮红,低血压也时有发生,其他不良反应还包括头痛、头晕、虚弱无力等。

2.1.4 其他治疗药物

(1)代谢性药物:曲美他嗪通过调节心肌能源底物,抑制脂肪酸氧化,优化心脏能量代谢,改善心肌缺血及左心功能,缓解心绞痛。可与 β 受体阻滞剂等抗心肌缺血药物联用。常用剂量为 60mg/d,分 3 次口服。

（2）尼可地尔：尼可地尔是一种钾通道开放剂，其冠状动脉扩张作用与 ATP 敏感性 K 通道开放及鸟苷酸环化酶有关。通过双重冠状动脉扩张作用，有效扩张各级冠状动脉，尤其是冠状动脉微小血管，缓解冠状动脉痉挛，显著增加冠状动脉血流量。近年研究发现，尼可地尔开放心肌细胞线粒体上的 ATP 敏感性 K 通道，可以减轻缺血/再灌注对心肌的损伤，减少心肌水肿及梗死面积。静脉制剂对改善 ACS 患者胸痛症状、降低患者住院期间心血管事件发生风险，提高患者 180 天的左室射血分数均有效。推荐使用剂量为 4~6mg/h，48 小时内持续静脉应用，根据患者症状及血流动力学决定停药时间。对稳定型心绞痛治疗可能有效。常用剂量为 6mg/d，分 3 次口服。需要注意的是，正在服用具有磷酸二酯酶 5 阻断作用的勃起障碍治疗剂（枸橼酸西地那非、盐酸伐地那非水合物、他达拉非）的患者禁用。

2.1.5 减轻症状、改善缺血的药物治疗建议

（1）Ⅰ类：①使用短效硝酸甘油缓解和预防心绞痛急性发作（证据水平 B）；②使用 β 受体阻滞剂并逐步增加至最大耐受剂量，选择的剂型及给药次数应能 24 小时抗心肌缺血（证据水平 B）；③当不能耐受 β 受体阻滞剂或 β 受体阻滞剂作为初始治疗药物效果不满意时，可使用 CCB（证据水平 A）、长效硝酸酯类（证据水平 C）或尼可地尔（证据水平 C）作为减轻症状的治疗药物；④当 β 受体阻滞剂作为初始治疗药物效果不满意时，联用长效二氢吡啶类 CCB 或长效硝酸酯（证据水平 B）；⑤合并高血压的冠心病患者可应用长效 CCB 作为初始治疗药物（证据水平 B）。

（2）Ⅱa 类：当使用长效 CCB 单一治疗或联合 β 受体阻滞剂治疗效果不理想时，将长效 CCB 换用或加用长效硝酸酯类或尼可地尔，使用硝酸酯类，应注意避免发生耐药性（证据水平 C）。

（3）Ⅱb 类：可以使用代谢类药物曲美他嗪作为辅助治疗或作为传统治疗药物不能耐受时的替代治疗（证据水平 B）。

2.2 预防心肌梗死，改善预后的药物

2.2.1 阿司匹林
通过抑制环氧化酶和血栓烷 A2（TXA2）的合成发挥抗血小板聚集的作用，所有患者如无用药禁忌证均应服用。随机对照试验（randomized control trial，RCT）证实了慢性稳定型心绞痛患者服用阿司匹林可降低心肌梗死、脑卒中或

心血管性死亡的发生风险。阿司匹林的最佳剂量范围为75~150mg/d,其主要不良反应为胃肠道出血或对阿司匹林过敏。不能耐受阿司匹林的患者可改用氯吡格雷作为替代治疗。目前尚无指南推荐替格瑞洛可用于替代阿司匹林,必须在心血管医师指导下进行阿司匹林与氯吡格雷、阿司匹林与替格瑞洛之间的替代治疗。

2.2.2 **氯吡格雷** 为P2Y$_{12}$受体拮抗剂,为无活性前体药物,需经肝脏活化后通过选择性不可逆地抑制血小板ADP受体而阻断P2Y$_{12}$依赖激活的血小板膜糖蛋白(GP)Ⅱb/Ⅲa复合物,有效减少ADP介导的血小板激活和聚集。半衰期为6小时,常规剂量起效时间为2~8小时,主要用于近期心肌梗死患者、与阿司匹林联合用于ACS患者(包括支架置入后),用来预防动脉粥样硬化血栓形成事件,同时可用于阿司匹林有禁忌证的患者。该药起效快,顿服300~600mg后约2小时即可达到有效血药浓度。常用维持剂量为75mg,每天1次口服。其可用于对阿司匹林不耐受患者的替代治疗。

2.2.3 **替格瑞洛** 为新型P2Y$_{12}$受体拮抗剂,替格瑞洛为非前体药,无需经肝脏代谢激活即可直接起效,直接作用于血小板ADP受体。常规剂量起效时间为30分钟至4小时,平均半衰期为7.2小时,与氯吡格雷相比,其特点为起效快、抗血小板作用强、抗血小板作用可逆。既往1~3年前心肌梗死病史且合并至少一项以上缺血高危因素[>65岁、糖尿病、二次心肌梗死、冠状动脉多支病变、肾功能不全(肌酐清除率<60ml/min)]的患者,可考虑采用阿司匹林联合替格瑞洛(60mg,每日2次)12~30个月的长期治疗,治疗期间严密监测出血。既往有脑出血病史的患者禁用,对于氯吡格雷与替格瑞洛之间的转换与替代治疗,需在心血管医师指导下进行。

2.2.4 **抗凝药物** 稳定性冠心病心绞痛患者无需抗凝,选择经皮冠状动脉介入治疗(percutaneous coronary intervention,PCI)的稳定性冠心病患者需术中应用肝素,既需抗血小板又需抗凝的患者,可联用华法林或新型口服抗凝药物。对于NSTE-ACS患者,现有证据支持根据体重调整肝素剂量方案,静脉冲击量为60~70U/kg(最大量为5000U),然后以12~15U/(kg·h)(最大量为1000U)静脉点滴,逐渐调节以达到活化部分凝血活酶时间(activated partial thromboplastin time,APTT),目标值范围为50~75秒。应用低分子肝素治疗的ACS患者,Xa因子抑制的理想水平尚未确定。不推荐使用直接凝血酶抑制剂作为最初常规的抗凝治疗,但建议用于肝素诱导的血小板减少症(heparin-induced thrombocytopenia,HIT)的患者。对于 STEMI 患者,比伐芦定或肝素可作为急诊 PCI 术中抗凝、溶栓的辅助治疗和血栓高危患者的预防。

2.2.5 β 受体阻滞剂 多项荟萃分析显示,心肌梗死后患者长期接受 β 受体阻滞剂二级预防治疗,可降低相对死亡率 24%。具有内在拟交感活性的 β 受体阻滞剂心脏保护作用较差。需指出的是,目前仍被广泛使用的 β 受体阻滞剂——阿替洛尔,尚无明确证据表明其能够影响患者的死亡率。

2.2.6 他汀类药物 3- 羟基 -3 甲基戊二酰辅酶 A(HMG-CoA)还原酶抑制剂以降低血清、肝脏、主动脉中的 TC 及极低密度脂蛋白胆固醇、LDL-C 水平为主,具有降血脂、保护血管内皮细胞功能、稳定粥样斑块等作用。由 TC<4.68mmol/L(180mg/dl)开始,TC 水平与发生冠心病事件呈连续的分级关系,最重要的危险因素是 LDL-C。多项随机双盲的一级或二级预防临床试验表明,他汀类药物能有效降低 TC 和 LDL-C 水平,并因此减少心血管事件。他汀类药物治疗还有延缓斑块进展、稳定斑块及抗炎等有益作用。冠心病患者 LDL-C 的目标值应 < 1.8mmol/L(70mg/dl)。选择这一治疗目标还可扩展至基线 LDL-C< 2.60mmol/L(100mg/dl)的极高危患者。为达到更好的降脂效果,在他汀类药物治疗基础上,可加用胆固醇吸收抑制剂依折麦布(Ezetimibe)10mg/d。高甘油三酯血症或低高密度脂蛋白血症的高危患者可考虑联用降低 LDL-C 的药物和一种贝特类药物(非诺贝特)或烟酸类药物。高危或中度高危者接受降 LDL-C 药物治疗时,治疗强度应足以使 LDL-C 水平至少降低 30%~40%。

在应用他汀类药物时,应严密监测转氨酶及肌酸激酶等生化指标,及时发现药物可能引起的肝脏损害和肌病。采用强化降脂治疗时,更应注意监测药物的安全性。

2.2.7 血管紧张素转化酶抑制剂或血管紧张素 II 受体拮抗剂 血管紧张素转化酶抑制剂(angiotensin converting enzyme inhibitors,ACEI)是抑制血管紧张素转化酶活性的化合物。血管紧张素转化酶催化血管紧张素 I 生成血管紧张素 II(Ang II),后者是强烈的血管收缩剂和肾上腺皮质类醛固酮释放的激活剂。ACEI 通过抑制血管紧张素 II 的生物合成而控制高血压;

血管紧张素受体拮抗剂(angiotensin receptor blocker,ARB)选择性阻断血管紧张素受体 1(AT1),阻断了 Ang Ⅱ收缩血管、升高血压、促进醛固酮分泌、水钠潴留、交感神经兴奋等作用,产生与 ACEI 相似的降压作用。除有效降压外,ACEI 和 ARB 还具有心肾保护作用,可减少各类心血管事件的发生。HOPE 研究结果显示,雷米普利能使无心力衰竭的高危心血管疾病患者的主要终点事件(心血管死亡、心肌梗死和卒中)相对危险性降低 22%。EUROPA 研究结果显示,培哚普利能使无心力衰竭的稳定型心绞痛患者的主要终点事件(心血管死亡、非致死性心肌梗死及成功复苏的心搏骤停的联合发生率)的相对危险性降低 20%。PEACE 研究结果则显示,群多普利组患者主要终点事件(心脏死亡、非致死性心肌梗死及冠状动脉血运重建)的相对危险较安慰剂组仅降低 4%,差异无显著性。PEACE 研究中,安慰剂组患者年事件发生率低于 HOPE 研究和 EUROPA 研究,接受的基础治疗也更为充分。

对于稳定型心绞痛患者合并糖尿病、心力衰竭或左心室收缩功能不全的高危患者均应使用 ACEI。所有冠心病患者均能从 ACEI 治疗中获益,但低危患者获益可能较小。

2.2.8 改善预后的药物治疗建议

(1) Ⅰ类:①无用药禁忌(如胃肠道活动性出血、阿司匹林过敏或有不耐受阿司匹林的病史)者口服阿司匹林(证据水平 A);②所有冠心病稳定型心绞痛患者接受他汀类药物治疗,LDL-C 目标值 <2.60mmol/L(100mg/dl)(证据水平 A);③所有合并糖尿病、心力衰竭、左心室收缩功能不全、高血压、心肌梗死后左心室功能不全的患者,使用 ACEI(证据水平 A);④心肌梗死后稳定型心绞痛或心力衰竭患者使用 β 受体阻滞剂(证据水平 A)。

(2) Ⅱa 类:①有明确冠状动脉疾病的所有患者使用 ACEI(证据水平 B);②对于不能使用阿司匹林的患者,如阿司匹林过敏者,使用氯吡格雷作为替代治疗(证据水平 B);③有明确冠状动脉疾病的极高危患者(年心血管死亡率 >2%)接受强化他汀类药物治疗,LDL-C 目标值 <2.07mmol/L(80mg/dl)(证据水平 A)。

(3) Ⅱb 类:糖尿病或代谢综合征合并低 HDL-C 和高甘油三酯血症的患者接受贝特类或烟酸类药物治疗(证据水平 B)。

2.3 用于冠心病的相关中成药

冠心病在祖国中医领域中被

定义为"胸痹心痛"的范畴。中医学认为素体心肾阳气不足,导致胸阳不振;七情内伤导致气滞;饮食不节,劳伤过度,损伤脾胃,酿生痰浊;寒邪外袭,导致寒凝心脉。上述诸种病邪因素痹阻心脉而为胸痹心痛。其病机主要以心肾虚弱为本,以阳气虚为主,久病阳损及阴,阴阳俱虚。以气滞血瘀、寒凝、痰浊为标。祖国中医药博大精深,在冠心病改善症状以及治疗方面具有不可或缺的补充作用。但是中成药所含成分复杂,且市面所售品类繁多,建议对于药品的选择应在心血管医师指导下进行(相关内容请详见"冠心病相关中成药治疗"章节)。

(梁振洋,马颖艳,田孝祥,韩雅玲)

3　急性冠状动脉综合征

3.1　急性冠状动脉综合征的概念　ACS 是 20 世纪 80 年代提出的诊断概念,指冠状动脉内不稳定的动脉粥样斑块破裂或糜烂引起血栓形成所致的心脏急性缺血综合征,即急性心肌缺血引起的一组临床症状,包括 STEMI 与 NSTEMI(Q 波与非 Q 波)以及 UA。由于 NSTEMI 和 UA 有时在临床上难以鉴别,而治疗上并不需要严格区别,故合并为一个概念被提出。

ACS 的病理基础是冠状动脉内不稳定斑块的存在,继而发生了痉挛、破裂、出血及血栓形成,临床上很多患者会进展为明确的心肌梗死,甚至发生心脏性猝死。

3.2　急性冠状动脉综合征的诊断和鉴别诊断

3.2.1　诊断

(1) 提示 ACS 的胸痛特征:①胸痛为压迫性、紧缩性、烧灼感、刀割样或沉重感;②无法解释的上腹痛或腹胀;③放射至颈部、下颌、肩部、背部、左臂或双上臂;④“烧心”,胸部不适伴恶心和(或)呕吐;⑤伴持续性气短或呼吸困难;⑥伴无力、眩晕、头晕或意识丧失;⑦伴大汗。注意:①女性、糖尿病患者和老年患者有时症状不典型;②应除外创伤导致的胸痛;③分诊护士对有上述胸痛症状的患者应立即给予心电图(electrocardiogram,ECG)检查(表 3-1)。

(2) 提示非典型心绞痛特征:①胸痛为锐痛,与呼吸或咳嗽有关;②胸痛与转动身体或按压身体局部有关;③持续时间很短(≤15 秒);④上腹痛,类似消化道不良症状和孤立性呼吸困难,常见于老年人、女性、糖尿病和慢性肾脏疾病或痴呆症患者。注意:①非典型胸痛不能完全除外 ACS;②传统的危险因素预测急性缺血的价值有限,其价值低于临床症状、ECG 发现和心脏标志物。临床可通过病史、症状、体格检查、ECG 及心肌坏死标志物等检查诊断 ACS。该病应与主动脉夹层、张力性气胸和肺栓塞等疾病鉴别。ACS 患者可有典型的 ECG 及心肌坏死标志物变化(图 3-1)。

表 3-1　ACS 病情发展过程中 ECG 的变化

分期	时间(距冠状动脉闭塞)	心电图变化
超急性期	10 分钟至数小时	巨大高耸的 T 波或 ST 段呈直立型升高;此时易出现室性心动过速或心室颤动,若处置不当极易发生猝死
急性期	数小时至数天	从 ST 段弓背向上抬高呈单向曲线,到出现坏死性 Q 波,最后至 ST 段恢复到等电线而 T 波倒置
亚急性期	数天至数周	病理性 Q 波,T 波逐渐恢复或表现为慢性冠状动脉供血不足,如 ST 段升高持续 6 个月以上,可能合并心室壁瘤
陈旧期	数周后	残留病理性 Q 波,若为小面积心肌梗死,可不遗留病理性 Q 波

注:老年患者症状不典型,可表现为突发休克、严重心律失常、心力衰竭、上腹胀痛、呕吐或原有高血压但出现无原因性血压突然降低。故对于胸痛或胸闷较重且持久的老年患者,即使 ECG 无特征性改变,也应考虑 ACS 的可能,短期内进行复查。同时对于胸痛伴新发左束支或右束支传导阻滞也应即刻考虑介入评估。ACS:急性冠状动脉综合征;ECG:心电图

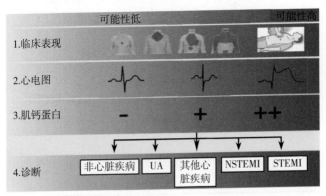

图 3-1　ACS 诊断及分类(参考 ESC 2015 年 NSTE-ACS 指南)

注:UA:不稳定型心绞痛;NSTEMI:非 ST 段抬高型心肌梗死;STEMI:ST 段抬高型心肌梗死;ACS:急性冠状动脉综合征

（3）2017 年 ESC STEMI 指南新增章节：1%~14% 的冠状动脉非阻塞性心肌梗死（myocardial infarction with non-obstructive coronary arteries，MINOCA）患者无阻塞性冠心病证据，在急诊冠状动脉造影时未显示出严重的冠状动脉狭窄，对这类患者进行额外的诊断测试来明确病因并给予适当的治疗是非常重要的，其可能与典型 STEMI 有所不同。非梗死型冠心病患者出现心肌缺血症状和 ST 段抬高或等同症状时不能排除动脉粥样硬化后血栓形成性疾病，那么 MINOCA 将是一种最大可能的诊断。新版指南指出 MINOCA 常见发病机制包括血管造影无法发现的破裂斑块、溃疡、侵蚀、夹层、氧供需失衡、冠状动脉内膜功能异常、心包疾病或 Takotsubo 综合征；根据心肌梗死的普遍定义，MINOCA 患者可以满足 1 型和 2 型心肌梗死标准（图 3-2）。由于 MINOCA 的冠状动脉并未堵塞，无需血运重建，而明确发病机制对于优化治疗和改善预后则具有重要作用。临床医师应积极探究发生 MINOCA 的潜在原因，推荐对其进行侵入性或非侵入性检查来辅助诊断并指导治疗。虽然 MINOCA 的预后很大程度上取决于病因，但其预后普遍不佳，1 年病死率约为 3.5%。需引起我们足够的重视，并根据 MINOCA 发生的潜在病因积极制订个体化的治疗策略。MINOCA 的诊断需同时符合 AMI 和非阻塞性冠状动脉的诊断标准，诊断标准见表 3-2。

表 3-2　冠状动脉非阻塞型心肌梗死的诊断标准

存在急性心肌梗死表现的患者应根据冠状动脉造影结果立即做出 MINOCA 诊断。诊断标准如下：

（1）符合 AMI 诊断标准

（2）冠状动脉造影显示非阻塞性冠状动脉定义为：在任何潜在的 IRA 中未发现阻塞性冠脉疾病，包括冠脉正常和轻度的冠脉粥样硬化

（3）无引起急性心梗临床表现的特殊临床疾病（如心肌炎和肺栓塞）

注：MINOCA：冠状动脉非阻塞型心肌梗死；AMI：急性心肌梗死；IRA：梗死相关动脉

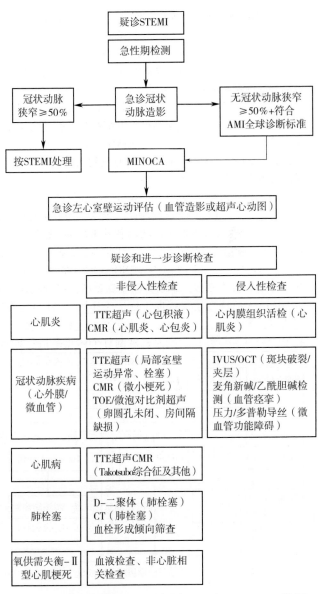

图 3-2　MINOCA 诊断流程图（引自 2017 年 ESC STEMI 指南）

注：CMR：心脏磁共振；IVUS：血管内超声；MINOCA：冠状动脉非阻塞型心肌梗死；OCT：光学相干断层成像；STEMI：ST 段抬高型心肌梗死；TOE：经食管超声心动图；TTE：经胸超声心动图

（4）NSTE-ACS 诊断和排除方案见图 3-3、图 3-4（引自中国2017 年 NSTE-ACS 指南）。

3.2.2　鉴别诊断

（1）非缺血性心血管源性胸痛（如主动脉夹层、主动脉瘤扩大、心包炎、肺栓塞等）。

（2）源于胸部、背部或上腹部不适的非心血管性病因包括：①肺源性（如肺炎、胸膜炎、气胸等）；②胃肠道源性（如胃食管反流、食管痉挛、消化道溃疡、胰腺炎、胆道疾病等）；③肌肉骨骼源性（肋骨软骨炎、颈椎神经根病变）；④精神障碍；⑤其他病因（镰状细胞危象、带状疱疹等）。

3.3　急性冠状动脉综合征的危险分层

3.3.1　低危患者　①既往无心绞痛发作，入院后心绞痛自动消失；②未应用或很少应用抗缺血治疗；③ ECG 正常；④心肌酶正常；⑤年龄 <40 岁的年轻患者。

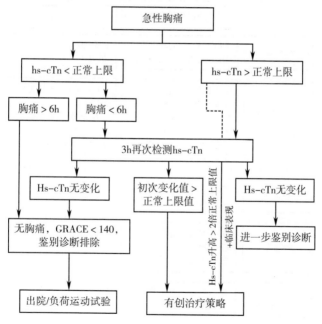

图 3-3　通过 hs-cTn 检测对 NSTE-ACS 患者进行 0h/3h 诊断和排除方案（参考 ESC2015 年 NSTE-ACS 指南）

注：hs-cTn：高敏肌钙蛋白；NSTE-ACS：非 ST 段抬高型急性冠状动脉综合征

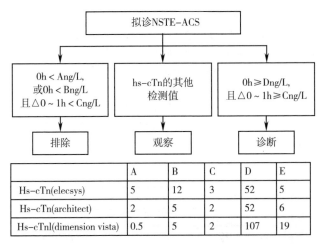

图 3-4　通过 hs-cTn 检测对 NSTE-ACS 患者进行 0h/1h 诊断和排除方案（参考 ESC2015 年 NSTE-ACS 指南）

注：0h/1h 指距首次血液检测的时间间隔；A、B、D 分别代表不同检测方法时的 hs-cTn 界值，C、E 代表 0~1h 血液检测 hs-cTn 的变化值；如果 hs-cTn 浓度极低（数值 A）或基线水平偏低（数值 B）且 1h 内检测值变化很小（数值 C）可排除 NSTEMI；如就诊时 hs-cTn 中等程度升高（数值 D）或在最初 1h 内 hs-cTn 值有明显变化（数值 E），则诊断 NSTEMI 可能性大；如 hs-cTn 不在上述数值范围内，需观察患者病情变化并再次复查 hs-cTn

3.3.2　中危患者　①新出现并进行性加重的心绞痛；②静息状态下出现的心绞痛或持续超过 20 分钟的心绞痛；③ ECG 显示无 ST 段改变；④无心肌酶的改变。

3.3.3　高危病患者　①静息性、持续超过 20 分钟的心绞痛；②心肌梗死后出现的心绞痛；③既往应用过积极的抗缺血治疗；④高龄患者；⑤缺血性 ST 段改变；⑥肌酸激酶同工酶（CK-MB）和（或）肌钙蛋白（TnT）水平升高；⑦血流动力学不稳定。

3.4　急性冠状动脉综合征的治疗策略

3.4.1　治疗原则和目标　UA 和 NSTEMI 的治疗原则为：迅速缓解症状；避免发生心肌梗死和死亡；改善预后和提高患者生活质量。

　　AMI 的治疗原则为：①尽快再灌注缺血心肌，防止梗死范围扩大，缩小心肌缺血范围；②及时处理恶性心律失常、心力衰竭、休克及各种并发症，防止猝死；③保护和维持心功能，提高患者的生活质量。

急救措施:发生疑似急性缺血性胸痛症状时应立即停止活动,休息,并尽早向急救中心呼救。无禁忌证的 ACS 患者应立即舌下含服硝酸甘油 0.3~0.6mg,每 5 分钟重复 1 次,总量不超过 1.5mg。对于 STEMI 患者,采用溶栓或 PCI 尽早开通梗死相关动脉,可明显降低死亡率,减少并发症,改善患者的预后。根据 2017 年 ESC 指南可考虑急诊 PCI 期间或出院前对非梗死相关血管(infarct related artery,IRA)病变行血运重建治疗(Ⅱ/a)(图 3-5)。

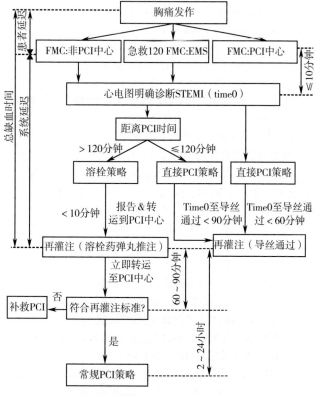

图 3-5 STEMI 患者就诊方式、缺血时间组成和再灌注策略选择流程(ESC 2017 年 STEMI 指南)

注:FMC:首次医疗接触;EMS:急救医疗系统;PCI:经皮冠状动脉介入治疗;STEMI:ST 段抬高型心肌梗死

3.4.2 STEMI 的治疗

3.4.2.1 住院后初始处理
所有 STEMI 患者入院后应立即给予 ECG、血压和血氧饱和度监测,动脉血氧饱和度(arterial oxygen saturation,SaO$_2$)<90% 或动脉血氧分压(arterial partial pressure of oxygen,PaO$_2$)<60mmHg 者给予吸氧;伴严重低氧血症者,需面罩加压给氧或气管插管并机械通气;镇痛治疗。STEMI 发生时,剧烈胸痛使患者交感神经过度兴奋,导致心动过速、血压升高和心肌收缩功能增强,从而增加心肌耗氧量,并易诱发快速性室性心律失常,应迅速给予有效镇痛剂,如吗啡 3mg 静脉注射,必要时每 5 分钟重复 1 次,总量不宜超过 15mg。不良反应包括恶心、呕吐、低血压和呼吸抑制。一旦出现呼吸抑制,可每隔 3 分钟静脉注射纳洛酮 0.4mg 拮抗(最多 3 次)。

3.4.2.2 溶栓治疗
STEMI 急性期行直接 PCI 已成为首选方法,但由于能够开展直接 PCI 的医院不多,当前尚难以普遍应用。溶栓治疗具有快速、简便、经济、易操作的特点,静脉溶栓仍然是较好的选择,不能开展急诊 PCI 的基层医院或急诊 PCI 禁忌的患者可首选静脉溶栓。

1984 年美国哈佛大学医学院的布列根和妇女医院心血管中心最先发现应用溶栓药物能够提高 STEMI 患者的住院期生存率。CAPTM 研究结果显示,STEMI 患者小于 2 小时进行溶栓治疗,死亡率低于直接 PCI;PRAGUE-2 研究则显示,STEMI 患者小于 3 小时进行溶栓,死亡率和直接 PCI 相当;在我国目前经济和医疗资源分布尚不均衡的条件下,特别是对于各种原因无法及时接受直接 PCI 治疗的患者,溶栓治疗仍是 STEMI 再灌注治疗必不可少的重要手段;且 2017 年欧洲心脏病学会(European Society of Cardiology,ESC)会议上报告的 EARLY-MYO 研究结果也表明,对于不能迅速接受直接 PCI 的低危 STEMI 患者,药物侵入策略安全有效,可实现早期完全再灌注(图 3-5)。

溶栓药物依据其化学结构的改进分为以下 4 个研发阶段。第一代溶栓药物以链激酶(SK)和尿激酶(UK)为代表。SK 可促使游离的纤溶酶原转变为纤溶酶溶解纤维蛋白,特点是溶栓能力强,缺点为特异性差、易发生出血、过敏等不良反应;第二代溶栓药物以组织型纤溶酶原激活剂(t-PA)为代表,包括重组人组织型纤溶酶激活剂(rt-PA)、尿激酶原(pro-UK)等,此类药物常与抗凝药物联用,溶栓能力较第一代溶栓药物进一步提高,且特异性好,不良反应少;第三代溶栓药物运用基因和蛋白质工程技术在其特异性溶栓等方面进行改进,代表药物包括:瑞替普酶(r-PA)、替奈普酶(TNK-tPA)等,特点为溶栓开通快速、有效率高、半衰期长等;第四代主要为血浆交联纤维蛋白降解产物PAI-1抑制剂,从海洋微生物中提取,可抑制血小板脱颗粒,使血浆中 t-PA 浓度升高,增强溶栓活性。特点是可口服、给药半衰期长、不良反应少,但目前仍处于试验阶段,尚未开发用于临床。

　　欧美国家 STEMI 再灌注治疗中溶栓与直接 PCI 的比例相当。国际上多项注册研究显示,虽然 PCI 治疗近年来增长迅速,但仍有接近 40% 的患者接受溶栓治疗。中国 STEMI 十年回顾性研究 China PEACE 研究结果显示至 2011 年直接 PCI 比例为 27.6%,溶栓比例为 27.4%,未接受再灌注治疗比例为 45%,与 2001 年数据相比,尽管支架 PCI 使用率显著提高,但未接受再灌注治疗患者的比例并无显著变化,再灌注比例仍然较低,溶栓治疗比例仅为 1/4,且 90% 选择的是证据不充分的 UK。但是随着急诊 PCI 技术在国内的普及推广,近年溶栓治疗受到忽视。2011 年中国急性心肌梗死规范化救治 1 期项目启动,在纳入的约 4400 例 STEMI 患者中,开展直接 PCI 的比例已达 82%,接受溶栓治疗者仅为 4%。主要研究者霍勇教授指出,我国医疗资源分布不平衡,很多地区不能开展急诊 PCI,基层医院应更多开展溶栓治疗,溶栓治疗在 STEMI 救治中仍具有重要地位,尤其经济不发达地区。FAST-MI 注册研究、FAST-PCI 研究、STREAM 研究以及中国的多项研究均显示,溶栓后实施早期 PCI 的患者30 天死亡率与直接 PCI 的患者差异无显著性,溶栓后早期常规PCI 的患者 1 年主要不良心血管事件(MACE)发生率有优于直接 PCI 的趋势。提示无条件直接 PCI 的患者溶栓治疗仍是较优的选择。

　　(1)溶栓治疗的适应证:① 2 个或 2 个以上相邻导联 ST 段抬高,或提示 STEMI 病史伴左束支传导阻滞(影响 ST 段分析),起病时间 <12 小时,年龄 <75 岁[美国心脏病学学会(American College of Cardiology,ACC)/ 美 国 心 脏 协 会(American Heart Association,AHA)指南、ESC 指南均列为 I 类适应证]。对前壁心肌梗死、低血压(收缩压 <100mmHg)或心率增快(>100 次 /分)患者治疗意义更大。② ST 段抬高,年龄 >75 岁,对此类患者,无论是否采取溶栓治疗,AMI 死亡的危险性均很大(ACC/AHA 指南列为 II a 类适应证)。2017 年 ESC 指南未将年龄列入溶栓禁忌证,建议优先选用纤维蛋白特异性溶栓药物。对于 75

岁及以上高龄患者,TNK-tPA 剂量减半使用。③ST 段抬高,发病时间 12~24 小时,溶栓治疗收益不大,但在有进行性缺血性胸痛和广泛 ST 段抬高并经过选择的患者中,仍可考虑溶栓治疗(ACC/AHA 指南列为Ⅱb 类适应证)。④高危心肌梗死,就诊时收缩压 >180mmHg 和(或)舒张压 >110mmHg,此类患者颅内出血的危险性较大,应认真权衡溶栓治疗的益处与出血性脑卒中的危险性。对这些患者应首先镇痛、降低血压(如应用硝酸甘油静脉滴注、β 受体阻滞剂等),将血压降至 150/90mmHg 时再行溶栓治疗,但是否能降低颅内出血的危险性尚未得到证实。对此类患者若有条件应考虑直接行经皮冠状动脉腔内成形术(percutaneous transluminal coronary angioplasty,PTCA)或支架置入术(ACC/AHA 指南列为Ⅱb 类适应证)。⑤虽有 ST 段抬高,但起病时间 >24 小时,缺血性胸痛已消失或仅有 ST 段压低者不主张采取溶栓治疗(ACC/AHA 指南列为Ⅲ类适应证)。

(2)溶栓治疗的禁忌证及注意事项(ESC 2017 年 STEMI指南):

绝对禁忌证:①既往任何时间发生过颅内出血或未知区域脑卒中;②近 6 个月发生过缺血性脑卒中;③中枢神经系统损伤、肿瘤或动静脉畸形;④近期有严重创伤 / 手术 / 头部损伤(近 2 月内);⑤近 1 个月内有胃肠道出血;⑥已知原因的出血性疾病(月经除外);⑦主动脉夹层;⑧24 小时内接受非可压迫性穿刺术(如肝脏活检、腰椎穿刺)。

相对禁忌证:①近 6 个月内发生短暂性脑缺血发作(TIA);②口服抗凝药物;③妊娠或产后 1 周;④难治性高血压[收缩压 >180mmHg 和(或)舒张压 >100mmHg];⑤进展期肝病;⑥感染性心内膜炎;⑦活动性消化性溃疡;⑧长时间或有创复苏。

(3)溶栓剂的使用方法:临床溶栓治疗应用促纤溶剂,使冠状动脉内新鲜血栓中的纤维蛋白降解,进而使血栓溶解,使闭塞的冠状动脉和缺血心肌恢复血流再灌注,以挽救濒死的心肌。常用的溶栓药物包括:UK、SK、rt-PA 、r-PA 、pro-UK。

UK:根据我国的几项大规模临床试验结果,目前建议剂量为 150 万 U 左右,于 30 分钟内静脉滴注,同时配合肝素皮下注射 7500~10 000U,每 12 小时 1 次,或低分子量肝素皮下注射(参照说明书),每日 2 次。

SK 或重组链激酶:根据国际上进行的几组大规模临床试验及国内研究,建议 150 万 U 于 1 小时内静脉滴注,同时配合肝素皮下注射 7500~10 000U,每 12 小时 1 次,或低分子量肝素皮下注射,每日 2 次。

rt-PA:国外较为普遍的用法为加速给药方案(即 GUSTO 方案),首先静脉注射 15mg,继之于 30 分钟内静脉滴注 0.75mg/kg(不超过 50mg),再于 60 分钟内静脉滴注 0.5mg/kg(不超过 35mg)。给药前静脉注射肝素 5000U,继之以 1000U/h 的速率静脉滴注,根据 APTT 结果调整肝素给药剂量,使 APTT 维持在 60~80 秒。鉴于东西方人群凝血活性可能存在差异,以及我国脑出血发生率高于西方人群,我国进行的 TUCC 试验证实,应用 50mg rt-PA(8mg 静脉注射,42mg 于 90 分钟内静脉滴注,配合肝素静脉应用,方法同上)也可取得较好疗效,出血需输血及脑出血发生率与 UK 无显著差异。

pro-UK:用于 STEMI 治疗,一次用量为 50mg。先将 20mg(4 支)注射用重组人尿激酶原以 10ml 生理盐水溶解后,3 分钟内静脉注射完毕,余 30mg(6 支)溶于 90ml 生理盐水,30 分钟内静脉滴注完毕。注意:加入生理盐水后轻轻翻倒 1~2 次,不可剧烈摇荡,以免注射用重组人尿激酶原溶液产生泡沫,降低疗效。治疗过程中同时使用肝素者,应注意肝素滴注剂量,并监测 APTT,APTT 应控制在肝素给药前的 1.5~2.5 倍为宜。

r-PA 推荐 18mg(10MU)+18mg(10MU)每次缓慢静脉注射 2 分钟以上,2 次间隔 30 分钟。注射时应使用单独的静脉通路,不能与其他药物混合给药,2 次静脉注射给药期间以生理盐水或 5% 葡萄糖维持管路通畅。

发病 3 小时内行溶栓治疗,其临床疗效与直接 PCI 相当。发病 3~12 小时行溶栓治疗,其疗效不及直接 PCI,但仍能获益。发病 12~24 小时,如仍有持续或间断的缺血症状和持续 ST 段抬高,溶栓治疗仍然有效。STEMI 发生后,血管开通时间越早,挽救的心肌越多。指南推荐预期首次医疗接触(first medical contact,FMC)至 PCI 延迟时间 >120 分钟,无溶栓禁忌证者,应选择溶栓治疗;当决定溶栓为再灌注策略后,推荐 STEMI 确诊后尽快启动溶栓治疗(最好在入院前开始溶栓)(ESC 2017 Ⅰ A 类推荐),并将从 "STEMI 诊断" 到溶栓药物应用的最长延迟时间设定为 10 分钟;溶栓成功后 2~24 小时内行冠状动脉造影,必要时对 IRA 行 PCI。

3.4.2.3 抗栓治疗

(1)抗血小板治疗:①阿司匹林:阿司匹林通过不可逆地抑

制血小板内环氧化酶-1 防止 TXA2 形成，从而阻断血小板聚集，为首选抗血小板药物。对不能耐受阿司匹林者，氯吡格雷可作为替代治疗。所有患者如无禁忌证，均应立即口服水溶性阿司匹林或嚼服肠溶阿司匹林 300mg，继以 100mg/d 长期维持。②氯吡格雷：为第二代抗血小板聚集药物，主要通过选择性地与血小板表面的 ADP 受体结合从而不可逆地抑制血小板聚集。目前对于 ACS 患者主张强化抗血小板治疗，即阿司匹林+氯吡格雷双联用药。在首次或再次 PCI 之前或当时应尽快服用氯吡格雷初始负荷量 300mg（拟直接 PCI 者最好服用 600mg）。住院期间，所有患者继续服用氯吡格雷 75mg/d。出院后，未置入支架的患者，应使用氯吡格雷 75mg/d 至少 28 天，条件允许者建议用至 1 年。因 ACS 接受支架置入［无论是接受裸金属支架还是药物洗脱支架（drug eluting stent，DES）］的患者，术后均应使用氯吡格雷 75mg/d，至少 12 个月。对阿司匹林禁忌者，可长期服用氯吡格雷。CLARITY-TIMI28 研究显示在阿司匹林和溶栓基础治疗上，与安慰剂组相比，加用氯吡格雷组 STEMI 患者主要终点事件相对风险降低 36%（$P<0.001$）。COMMIT-CCS2 研究对发病 24 小时内住院的中国 AMI 患者（93% 为 STEMI）进行研究，结果显示阿司匹林联合氯吡格雷 75mg/d 组较安慰剂组显著降低复合终点的相对风险 9%，同时显著降低死亡风险 7%，无论患者是否接受溶栓治疗均可获益。对于 ACS 患者，无论是否接受介入治疗，均可考虑双联抗血小板治疗（dual antiplatelet therapy，DAPT），疗程 12~36 个月；2017 年 ESC DAPT 指南推荐应用风险评分（PRECISE-DAPT 评分、DAPT 评分）评价不同 DAPT 疗程的获益和风险（Ⅱb，A）（PRECISE-DAPT 评分：www.precisedaptscore.com；DAPT 评分：www.daptstudy.org）。③替格瑞洛：是一种新型的环戊基三唑嘧啶类（CPTP）口服抗血小板药物，替格瑞洛为非前体药，无需经肝脏代谢激活即可直接起效，与 P2Y$_{12}$ADP 受体可逆性结合。PLATO 研究结果显示，替格瑞洛治疗 12 个月在不增加主要出血的情况下，较氯吡格雷进一步显著降低 ACS 患者的心血管死亡/心肌梗死/脑卒中复合终点事件风险达 16%，同时显著降低心血管死亡风险达 21%。有研究显示对于 STEMI 溶栓后转运 PCI 患者，PCI 术前使用替格瑞洛的血小板抑制优于氯吡格雷。TREAT 研究是一项国际多中心、开放标签、盲法评定、非劣性的 Ⅲ 期临床试验，入选 3799 例患者（中国入选 1249 例），一级终点结果显示在药物溶

栓的 STEMI 患者中,30 天内替格瑞洛组大出血发生风险非劣于氯吡格雷组。对于年龄低于 75 岁采用溶栓治疗的 STEMI 患者,可在溶栓治疗 24 小时内启用替格瑞洛进行抗血小板治疗。TWILIGHT 研究是一项国际多中心、前瞻性、双盲研究,拟入组 9000 例(中国入选 1029 例)成功接受择期或紧急 PCI 的患者,旨在探索替格瑞洛单药治疗的安全性和疗效,有望为患者的个体化治疗提供更多的选择。体内外研究均证实 P2Y$_{12}$ 受体是 TXA2 依赖的不可逆聚合途径的关键,研究显示,强效 P2Y$_{12}$ 受体抑制剂单药引发的血小板聚集抑制作用,对阿司匹林增强作用很小。基于替格瑞洛治疗给 ACS 患者带来的获益,国内外的相关指南均推荐,替格瑞洛用于 ACS 患者的抗血小板治疗。而在 ESC 的多个权威指南(2015 年 ESC NSTE-ACS 指南、2017 年 STEMI 指南、2017 DAPT 指南)中更是指出,只有在不能接受替格瑞洛治疗的患者中才能使用氯吡格雷,也充分显示了对于替格瑞洛进一步降低死亡率的认可。目前我国 STEMI 及 NSTEMI 指南对于替格瑞洛的使用均为ⅠB类推荐,2016 年替格瑞洛专家共识指出对于 STEMI 患者,缺血风险中、高危及计划行早期侵入性诊治的 NSTE-ACS 患者尽早使用替格瑞洛。该药起始剂量为单次负荷量 180mg(90mg×2 片),此后每次 1 片(90mg),每日 2 次。除非有明确禁忌,该药应与阿司匹林联用,对于行 PCI 的 ACS 患者,默认 DAPT 的疗程应为 12 个月;在高出血风险的患者(如 PRECISE-DAPT 评分≥25 分)应考虑 6 个月的 DAPT;在可耐受 DAPT 且无出血并发症的 ACS 患者可以考虑超过 12 个月的治疗,对于高危缺血心肌梗死患者,若耐受 DAPT 且无出血并发症,可考虑阿司匹林联用替格瑞洛 60mg,每日 2 次,用于 12 个月以上延长期治疗,维持 36 个月(ESC 2017 DAPT 指南Ⅱb/B)。对于行 PCI 的稳定性冠心病患者,在考虑了缺血风险和出血风险后,可考虑替格瑞洛替代氯吡格雷联合阿司匹林治疗(ESC 2017 DAPT 指南Ⅱb/C)。目前新版指南对于替格瑞洛已为ⅠA类推荐,但对于中国仍需结合临床实际、我国国情、个体差异而实施具体抗栓策略。口服 P2Y$_{12}$ 受体抑制剂间的转换策略推荐(ESC 2017 年 DAPT 指南)见图 3-6、图 3-7。④血小板糖蛋白Ⅱb/Ⅲa 受体拮抗剂:为强效抗血小板聚集药物,主要通过阻断血小板表面的血小板糖蛋白Ⅱb/Ⅲa 受体,抑制其与纤维蛋白原的交联,从而抑制血小板的聚集。中国临床常用制剂有替罗非班。可选择性用于有证据提示无复流或血栓负荷重的患者

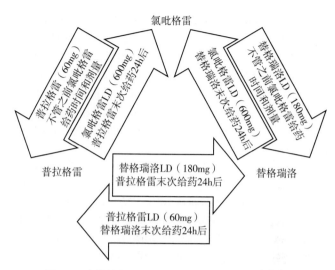

图 3-6 急性期口服 P2Y$_{12}$ 受体抑制剂间的转换流程

（参考 ESC2017 年 DAPT 指南）

注:LD:负荷剂量;ACS 患者由氯吡格雷向替格瑞洛转换是目前唯一有临床试验证据的

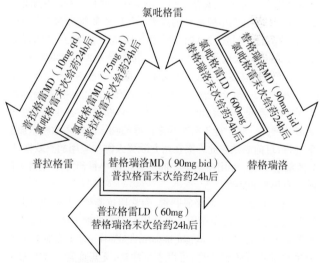

图 3-7 慢性期口服 P2Y$_{12}$ 受体抑制剂间的转换流程

（参考 ESC2017 年 DAPT 指南）

注:LD:负荷剂量;MD:维持剂量

和 P2Y$_{12}$ 受体拮抗剂未给予适当负荷量的患者。⑤加用西洛他唑的三联抗血小板治疗：PCI 术后患者，即使按照指南进行标准的 DAPT，仍有 10%~15% 的患者会发生血栓事件，在高危患者中，这一比例更高。实验室检查发现此类患者通常对常规抗血小板治疗药物反应低下，血小板活化及聚集得不到充分抑制，临床习惯将这一现象称为抗血小板药物抵抗。强化抗血小板治疗策略（如替格瑞洛）可能是解决抗血小板药物抵抗的最有效手段之一。

西洛他唑是选择性磷酸二酯酶Ⅲ抑制剂，具有抗血小板、扩血管、抑制平滑肌增殖等多种生物学活性。近年来，在 DAPT 基础上加用西洛他唑的三联抗血小板治疗方案由于显著降低血栓事件及高危病变 DES 后的再狭窄风险而受到关注。韩国 Asan 医学中心的 Park 医生于 2008 年公布了 DECLARE 系列研究的结果。DECLARE-LONG 及 DECLARE-DIABETES 两项多中心随机对照研究的入选对象分别是长病变及糖尿病且接受 DES 治疗的患者。发现与标准 DAPT 相比，三联抗血小板治疗可显著降低支架内再狭窄率及 MACE，且不显著增加出血事件，提示加用西洛他唑的三联抗血小板治疗对于改善高危患者 / 病变 DES 术后的长期疗效有益。另一项 DECLARE 注册研究结果表明，接受三联抗血小板治疗的患者 1 年的心肌梗死及支架血栓风险均显著低于接受 DAPT 者。沈阳军区总医院的一项单中心随机对照研究入选了 1212 例 ACS 并接受 PCI 治疗的患者，于 PCI 术后随机接受加用西洛他唑的三联或标准 DAPT，1 年的随访结果表明，三联组缺血事件（包括心源性死亡、心梗及脑卒中）发生率显著低于两联组（2.6%：5.1%，P=0.027），且出血发生率无显著增高。鉴于近年有关西洛他唑的临床研究多数在东亚国家进行，目前尚缺乏此方案在西方欧美人群中应用的有效性、安全性证据，因此加用西洛他唑的三联抗血小板治疗距离纳入指南还有很长的距离。

（2）抗凝治疗：①普通肝素：为常用抗凝药，主要通过激活抗凝血酶而发挥抗凝作用。在使用中需要监测 APTT。②低分子肝素（low molecular weight heparin，LMWH）：是从普通肝素中衍生出的小分子复合物，可以皮下注射，无需监测 APTT，使用方便，其疗效等于或优于普通肝素。临床常用制剂包括达肝素、依诺肝素和那屈肝素。对于急诊 PCI 围术期可考虑常规静脉注射依诺肝素抗凝（Ⅱa/A），同时联合抗血小板治疗。③直接凝血酶抑制剂:不依赖于抗凝血酶Ⅲ,直接抑制溶解状态或与血栓结合的凝血酶发挥抗凝作用。临床常用制剂包括水蛭素、水蛭素衍生物(比伐芦定)和合成的凝血酶抑制剂(阿加曲班)。比伐芦定是凝血酶直接、特异、可逆性的抑制剂,无论凝血酶处于血液循环中,还是与血栓结合,比伐芦定均可以其催化位点和阴离子结合位点发生特异性结合,直接抑制凝血酶的活性,而其作用特点是短暂、可逆的。比伐芦定是从水蛭素中提取的有效成分,在体内与细胞色素 P450 系统无相互作用,不与血浆蛋白和血红细胞结合,其代谢经由肾脏排泄,与剂量和性别无关,与肾小球滤过率(glomerular filtration rate,GFR)有关。肾功能正常时的比伐芦定半衰期为 25 分钟,轻度肾功能不全时[肾小球滤过率 60~89ml/(min·1.73m^2)]不影响其代谢,中度至重度肾功能不全会使其消除率下降约 20%,而透析患者则可下降 80%,所以使用比伐芦定时应适当减量并监测活化凝血时间(activated clotting time,ACT)。前期多项比较 ACS 患者对比比伐芦定与肝素的研究,结果并不一致。由沈阳军区总医院牵头的 BRIGHT 研究入选 2194 例 AMI 患者,30 天及 1 年时的临床结果显示,与单用普通肝素组及普通肝素联用替罗非班组相比,国产比伐芦定组患者术后出血事件明显减少,支架内血栓未见增加,患者临床缺血和出血的净效益得到改善,血小板减少的发生率也明显降低。与既往国际上发表的关于比伐芦定的其他著名临床研究相比,BRIGHT 研究充分反映了中国 AMI 治疗和急诊 PCI 临床实践的特点。而在 PCI 后,应用 PCI 时的高剂量延时静脉注射比伐芦定平均 3~4 小时这一新的治疗方法,避免了既往研究急诊 PCI 后立即停用比伐芦定导致支架内血栓风险增加这一弊端。新近 VILIDATE 研究发现,因心肌梗死行 PCI 治疗的患者接受比伐芦定较单一普通肝素治疗组,在 180 天的随访中全因死亡率、心肌梗死及主要出血发生率方面无显著降低。根据 MATRIX 等研究结果,2017 年 ESC 指南将比伐芦定的建议级别由Ⅰ级降低为Ⅱa级,但对于肝素诱导血小板减少症患者,仍维持Ⅰ级推荐,对于高龄、近期出血史、出血性脑卒中史、血小板水平偏低等出血高风险患者使用比伐芦定仍具有重要临床意义。④磺达肝癸钠是一种人工合成的、活化因子Ⅹ选择性抑制剂。其抗血栓活性是抗凝血酶Ⅲ(ATⅢ)介导的对因子Ⅹa选择性抑制的结果。通过选择性结合于 ATⅢ,磺达肝癸钠增强了(约 300 倍)ATⅢ对因子Ⅹa原来的中和活性。而对因子Ⅹa的中和作用阻断了凝血级联反应,并抑制了凝血酶的形成和血栓的增大。磺达肝癸钠不能灭活凝血酶(活化因子Ⅱ),并对血小板没有作用。不推荐在急诊 PCI 期间常规使用磺达肝癸钠(Ⅲ,B)。⑤口服抗凝剂治疗:STEMI 急性期后,下述情况需口服抗凝剂治疗:超声心动图提示心腔内有活动性血栓,口服华法林 3~6 个月;合并心房颤动者;不能耐受阿司匹林和氯吡格雷者,可长期服用华法林,维持国际标准化比值(INR)2~3。若需在阿司匹林和氯吡格雷的基础上加用华法林时,需注意出血的风险,严密监测 INR,缩短监测间隔。近年新型口服抗凝药联合标准双联抗血小板治疗的研究取得较多进展。RE-DUAL PCI 研究结果显示:合并房颤患者的 PCI 后抗栓,达比加群联合 P2Y$_{12}$ 受体拮抗剂治疗组的出血风险低于华法林联合 P2Y$_{12}$ 受体拮抗剂和阿司匹林三联治疗组,而抗缺血疗效相当,提示对此类患者可应用达比加群 150mg(高龄及高出血风险可用 110mg)加用 P2Y$_{12}$ 受体拮抗剂。

慢性肾脏病患者使用抗凝及抗血小板药物的剂量见表 3-3。

(3)抗心肌缺血

1)硝酸酯类药物:为首选抗心肌缺血的血管扩张剂。作用机制:①扩张静脉血管、动脉阻力血管、减轻心脏前后负荷,有利于保护心功能,对心室重构产生有益作用;②扩张冠状动脉,增加缺血区心肌供血量,早期应用可明显缩小心肌梗死范围;③降低心力衰竭发生率和心室颤动发生率。AMI 早期通常给予硝酸甘油静脉滴注 24~48 小时。对 AMI 伴发性心肌缺血、充血性心力衰竭或需处理的高血压患者更为适宜。静脉滴注硝酸甘油应由低剂量开始,即 10μg/min,可酌情逐渐增加剂量,每 5~10 分钟增加 5~10μg,直至症状控制、血压正常者动脉收缩压降低 10mmHg 或高血压患者动脉收缩压降低 30mmHg 为有效治疗剂量。在静脉滴注过程中如果出现明显心率加快或收缩压≤90mmHg,应减慢滴注速度或暂停使用。静脉滴注硝酸甘油的最高剂量以不超过 100μg/min 为宜,过高剂量可增加低血压的发生风险,对 AMI 患者同样是不利的。硝酸甘油持续静脉滴注的时限为 24~48 小时,开始 24 小时一般不会产生耐药性,后 24 小时若硝酸甘油的疗效减弱或消失可增加滴注剂量。静脉滴注二硝基异山梨酯的剂量范围为 2~7mg/h,起始剂量为 30μg/min,观察 30 分钟以上,如无不良反应可逐渐加量。静脉用药后可使用口服制剂如硝酸异山梨酯或 5- 单硝酸异山梨酯等继续治疗。硝酸异山梨酯常用口服剂量为 10~20mg/ 次,每日 3 次或 4 次,5-

表 3-3　慢性肾脏病患者使用抗栓药物的推荐剂量（ESC 2017 年 STEMI 指南）

药物	推荐		
	肾功能正常或 CKD 1-3 期 [eGFR≥30ml/(min·1.73m²)]	CKD 4 期 [eGFR 15~30ml/(min·1.73m²)]	CKD 5 期 [eGFR<15ml/(min·1.73m²)]
阿司匹林	负荷量 150~300mg，口服，维持剂量 75~100mg/d	无需剂量调整	无需剂量调整
氯吡格雷	负荷量 300~600mg，口服，维持剂量 75mg/d	无需剂量调整	无有效信息
替格瑞洛	负荷量 180mg，口服，维持剂量 90mg，2 次／天	无需剂量调整	不推荐
普拉格雷	负荷量 60mg，口服，维持剂量 10mg/d	无需剂量调整	不推荐
依诺肝素	1mg/kg 皮下注射，2 次／天；年龄≥75 岁的患者，0.75mg/kg 皮下注射，2 次／天	1mg/kg 皮下注射，1 次／天	不推荐
普通肝素	冠状动脉造影前：弹丸式静脉注射 60~70IU/kg（最大 5000IU），随后静脉滴注[12~15IU/(kg·h)，最大剂量 1000IU]，控制 APTT 为 1.5~2.5 倍正常值。PCI 治疗期间：静脉注射 70~100IU/kg（联合使用 GP Ⅱb/Ⅲa 苷抗剂时剂量调整为 50~70IU/kg）	无需剂量调整	无需剂量调整
磺达肝癸钠	2.5mg 皮下注射，1 次／天	eGFR<20ml/(min·1.73m²) 或透析时不推荐	不推荐

续表

药物	推荐		
	肾功能正常或 CKD 1~3 期 [eGFR≥30ml/(min·1.73m²)]	CKD 4 期[eGFR 15~30ml/(min·1.73m²)]	CKD 5 期[eGFR<15ml/(min·1.73m²)]
比伐芦定	弹丸式静脉注射 0.75mg/kg，静脉滴注 1.75mg/(kg·h)；若 eGFR 30~60mg/(kg·h)，静脉滴注剂量减至 1.4mg/(kg·h)	不推荐	不推荐
阿昔单抗	弹丸式静脉注射 0.25mg/kg，随后静脉滴注 0.125μg/(kg·min)（最大 10μg/min）	密切关注出血风险	密切关注出血风险
依替巴肽	弹丸式静脉注射 180μg/kg，随后 2.0μg/(kg·min) 静脉滴注 18 小时；若 eGFR<50ml/(min·1.73m²)，静脉滴注剂量减至 1.0μg/(kg·min)	不推荐	不推荐
替罗非班	弹丸式静脉注射 25μg/kg，随后 0.15μg/(kg·min) 静脉滴注	静脉滴注速度减少 50%	不推荐

注：APTT：活化部分凝血活酶时间；CKD：慢性肾脏病；eGFR：估算肾小球滤过率；GP：糖蛋白；IU：国际标准单位；PCI：经皮冠状动脉介入治疗

单硝酸异山梨酯片为 20~40mg/ 次，每日 2 次；5- 单硝酸异山梨酯缓释片为 30mg/d 或 60mg/d，每日 1 次。硝酸酯类药物的不良反应包括头痛、反射性心动过速和低血压等。该药的禁忌证为 AMI 合并低血压（收缩压≤90mmHg）或心动过速（心率>100次/分），下壁伴右心室梗死时即使无低血压也应慎用。

2）β 受体阻滞剂：β 受体阻滞剂通过负性肌力和负性频率作用，降低心肌需氧量和增加冠状动脉灌注时间，因而有抗缺血作用。因此在硝酸酯类制剂效果不佳时，若无禁忌证，应早期使用，优先选用无内源性拟交感活性的 β 受体阻滞剂，但剂量应个体化。高危及进行性静息性疼痛患者，先静脉使用，然后改为口服。中低危患者可以口服 β 受体阻滞剂。常用的口服 β 受体阻滞剂为美托洛尔，常用剂量为 25~50mg/ 次，每日 2 次或 3 次；阿替洛尔，6.25~25mg/ 次，每日 2 次。用药需严密观察，使用剂量必须个体化。β 受体阻滞剂治疗的禁忌证为：①心率 <60 次 / 分；②动脉收缩压 <100mmHg；③中、重度左心衰竭（≥Killip Ⅲ级）；④二、三度房室传导阻滞或 PR 间期 >0.24 秒；⑤严重慢性阻塞性肺疾病或哮喘；⑥末梢循环灌注不良。相对禁忌证为：①哮喘病史；②周围血管疾病；③胰岛素依赖性糖尿病。

3）CCB：对缓解冠状动脉痉挛有良好的效果，为变异型心绞痛的首选用药。也可作为持续性心肌缺血治疗的次选药物。不推荐使用短效二氢吡啶类 CCB。CCB 在 AMI 治疗中不作为一线用药。临床研究显示，无论是 AMI 早期或晚期、Q 波或非 Q 波心肌梗死、是否合用 β 受体阻滞剂，给予速效硝苯地平不能降低再梗死率和病死率，对部分患者甚至有害。因此，在 AMI 常规治疗中 CCB 被视为不宜使用的药物。①地尔硫䓬：对于无左心衰竭临床表现的非 Q 波 AMI 患者，服用地尔硫䓬可以降低再梗死率，有一定的临床益处。AMI 并发心房颤动伴快速心室率，且无严重左心功能障碍的患者，可静脉使用地尔硫䓬，缓慢注射 10mg（5 分钟内），随之以 5~15μg/（kg·min）维持静脉滴注，静脉滴注过程中需密切观察心率、血压变化，如心率低于 55 次 / 分，应减少剂量或停用，静脉滴注时间不宜超过 48 小时。AMI 后频发梗死后心绞痛者以及对 β 受体阻滞剂禁忌的患者使用该药也可获益。对于 AMI 合并左心室功能不全、房室传导阻滞、严重窦性心动过缓及低血压（≤90mmHg）者，该药为禁忌。②维拉帕米：在降低 AMI 的病死率方面无益处，但对于不适合使用 β 受体阻滞剂者，若左心室功能尚好，无左心衰竭的证据，在 AMI

数天后开始服用该药,可降低此类患者的死亡和再梗死复合终点的发生率。该药的禁忌证同地尔硫草。

4)尼可地尔:尼可地尔作为抗心肌缺血的首选治疗药物之一。作用机制:①通过开放 ATP 敏感性 K 通道及鸟苷酸环化酶活化双重作用扩张冠状动脉血管,尤其是冠状动脉微小血管,缓解冠状动脉痉挛,显著增加冠状动脉血流量。②通过开放心肌细胞线粒体上的 ATP 敏感性 K 通道,保护心肌线粒体,可以减少缺血/再灌注对心肌的损伤,减少心肌水肿及梗死面积。2005 年 *Circulation* 刊登一项纳入 368 例 AMI 患者的随机双盲研究,再灌注前即刻静脉注射 12mg 尼可地尔,并进行平均2.4 年的随访。结果显示尼可地尔改善 TIMI 血流 3 级及 ST 段回落,同时显著降低心血管死亡率及充血性心力衰竭发生率。2013 年一项基于 14 项 RCT 研究、纳入 1680 例 AMI 患者的荟萃分析证实:围 PCI 期应用尼可地尔有效降低慢血流发生风险43%(RR:0.57;95%CI:0.42~0.79),降低室性心律失常风险 47%(RR:0.53;95%CI:0.37~0.76),降低心肌梗死后心力衰竭发生率风险 59%(RR:0.41;95%CI:0.22~0.75)。AMI 早期可给予尼可地尔 6mg/h,静脉滴注 24~48 小时。对 AMI 伴再发性心肌缺血、充血性心力衰竭或需处理的高血压患者更为适宜。与硝酸酯类相比,尼可地尔给药后 24 小时持续有效,与硝酸酯类无交叉耐药,头痛发生率低(仅 3.6%),对血压无显著影响。

3.5　调脂治疗

他汀类药物除了能降低 TC、LDL-C、甘油三酯和升高HDL-C 外,还能稳定斑块,减轻斑块炎症,改善内皮功能,减少血小板性血栓沉积,降低基质金属蛋白酶活性,减少斑块血栓因子产生,防止组织因子释放(表 3-4)。因此应该及早应用,长期维持。由于亚洲及我国研究结果均显示 PCI 术前使用负荷剂量他汀不优于常规剂量,2016 年中国 PCI 指南不建议 PCI 术前使用负荷剂量他汀;但是对于所有无禁忌证的 STEMI 患者入院后应尽早开始他汀类药物治疗,且无需考虑胆固醇水平。他汀类治疗的益处不仅见于胆固醇升高患者,也见于胆固醇正常的冠心病患者。所有心肌梗死后患者都应该使用他汀类药物将低密度脂蛋白胆固醇水平控制在 1.8mmol/L(70mg/dl)以下,对于基础 LDL-C 在 1.8~3.5mmol/L 的患者应将其降低 50% 以上,在已达到他汀最大耐受剂量的情况下,如果 LDL-C 仍未达标,如高危患者 LDL-C>1.8mmol/L(70mg/dl),应加用其他调脂药物。

表 3-4　他汀类药物降胆固醇强度

高强度 （每日剂量可降低 LDL-C≥50%）	中等强度 （每日剂量可降低 LDL-C 25%~50%）
阿托伐他汀 40~80mg[*]	阿托伐他汀 10~20mg
瑞舒伐他汀 20mg	瑞舒伐他汀 5~10mg
	氟伐他汀 80mg
	洛伐他汀 40mg
	匹伐他汀 2~4mg
	普伐他汀 40mg
	辛伐他汀 20~40mg
	血脂康 1.2g

注:[*]阿托伐他汀 80mg 国人经验不足,须谨慎使用;LDL-C:低密度脂蛋白胆固醇

2016 年公布 GAUSS-3 研究结果证实新型 PCSK-9 抑制剂降低 LDL-C 的作用远胜于传统的他汀替代药依折麦布,同时 PCSK-9 抑制剂所引起的肌肉症状发生率更低,至于远期效果仍需进一步研究。2017 年 ACC 年会上 FOURIER 初步阳性研究结果的公布,更进一步证实 PCSK-9 的强效降脂效果,可降低 LDL-C 约 60%,中位随访 2.2 年后,主要和次要终点事件显著降低,临床心血管获益;对于动脉粥样硬化性心血管疾病患者可从 LDL-C 持续降低至低于目标值中获益。2016 年 ESC 指南推荐,对于顽固型高胆固醇血症者可给予联合治疗,其中他汀仍为一线药物,可联合依折麦布,二者联合治疗后仍有较高水平的 LDL-C 者,可考虑应用 PCSK-9 抑制剂;ACS 若患者存在他汀应用禁忌,可单独用 PCSK-9 抑制剂或 PCSK-9 抑制剂联合依折麦布(2016 ESC,Ⅱa/C);ACS 发生 4~6 周后应重新检测血脂,评估是否达到 LDL-C 靶目标;在使用调脂药物的同时,2016 年 ESC 血脂指南更重视对健康生活方式的改善、饮食营养的平衡以及疾病的预防。

临床常用制剂有瑞舒伐他汀、阿托伐他汀、普伐他汀、辛伐他汀及氟伐他汀。

其他调脂类药物包括:贝特类药物、缓释烟酸(不再推荐烟酸升高 HDL-C 水平)、胆固醇吸收抑制剂依折麦布、PCSK-9 抑制剂(已被批准用于家族性高胆固醇血症治疗,且 2016 年 ESC

血脂指南推荐级别为Ⅱb/C）等。

3.6　其他治疗（表 3-5）

（1）ACEI 和 ARB：可减少充血性心力衰竭的发生，降低病死率。如无禁忌证，所有 STEMI 患者均应给予 ACEI 长期治疗。如果患者不能耐受 ACEI，可考虑换用 ARB。ACEI 的禁忌证：①AMI 急性期动脉收缩压 <90mmHg；②临床出现严重肾衰竭（血肌酐 >265μmol/L）；③有双侧肾动脉狭窄病史者；④对 ACEI 制剂过敏者；⑤妊娠、哺乳期女性等。

（2）醛固酮受体拮抗剂：对 STEMI 后左心室射血分数（left ventricular ejection function，LVEF）≤40%、有心功能不全或糖尿病、无明显肾功能不全［血肌酐：男性≤221μmol/L（2.5mg/dl），女性≤177μmol/L（2.0mg/dl），血钾≤5mmol/L］的患者，应给予醛固酮受体拮抗剂。

（3）洋地黄制剂：AMI 24 小时内一般不使用洋地黄制剂。对于 AMI 合并左心衰竭的患者 24 小时后常规服用洋地黄制剂是否有益也一直存在争议。目前一般认为，AMI 恢复期在 ACEI 和利尿剂治疗下仍存在充血性心力衰竭的患者，可使用地高辛。对于 AMI 左心衰竭并发快速心房颤动的患者，使用洋地黄制剂较为适合，可首次静脉注射毛花苷 C 0.4mg，此后根据情况追加 0.2~0.4mg，然后口服地高辛维持。

（4）心肌代谢药物：包括维生素 C、辅酶 A、辅酶 Q10、1,6 二磷酸果糖、曲美他嗪和雷诺嗪、注射用磷酸肌酸钠等，可酌情选用。

（5）极化液：可能有助于挽救濒死心肌，防止梗死面积扩大，缩小缺血范围，可根据患者具体情况选用。

表 3-5　ST 段抬高型心肌梗死急性期、亚急性期及远期的常规治疗（ESC 2017 年 STEMI 指南）

推荐建议	推荐等级	证据水平
β 受体阻滞剂		
如无禁忌证，推荐心力衰竭和 / 或 LVEF≤40% 的患者口服 β 受体阻滞剂	Ⅰ	A
无禁忌证、急性心力衰竭表现且收缩压 >120mmHg 的直接 PCI 患者，就诊时应考虑静脉应用 β 受体阻滞剂	Ⅱa	A
所有无禁忌证患者住院期间及出院后应考虑常规口服 β 受体阻滞剂	Ⅱa	B

推荐建议	推荐等级	证据水平
低血压、急性心力衰竭、房室传导阻滞或严重心动过缓患者避免静脉应用 β 受体阻滞剂	Ⅲ	B
调脂治疗		
无禁忌证患者推荐尽早开始强化他汀治疗并长期应用	Ⅰ	A
基线 LDL-C 在 1.8~3.5mmol/L（70~135mg/dl）的患者推荐降至 <1.8mmol/L（70mg/dl）或降低至少 50%	Ⅰ	B
推荐所有 STEMI 患者就诊后尽早完善血脂检查	Ⅰ	C
接受最大剂量他汀治疗后 LDL-C 仍≥31.8mmol/L（70mg/dl）的高危患者，应考虑进一步治疗降低 LDL-C	Ⅱa	A
ACEI/ARB		
心力衰竭、左心室收缩功能障碍、糖尿病或前壁心肌梗死的患者推荐发病 24 小时内开始应用 ACEI	Ⅰ	A
心力衰竭和（或）左心室收缩功能障碍、尤其不能耐受 ACEI 类药物的患者，可选用 ARB 作为替代（缬沙坦较佳）	Ⅰ	B
所有无禁忌证的患者都应该考虑应用 ACEI	Ⅱa	A
MRA		
对于已接受 ACEI 和 β 受体阻滞剂治疗仍合并心力衰竭或糖尿病的患者，若无肾衰竭或高钾血症，推荐应用 MRA	Ⅰ	B

注：ACEI：血管紧张素转化酶抑制剂；ARB：血管紧张素Ⅱ受体拮抗剂；LDL-C：低密度脂蛋白胆醇；LVEF：左室射血分数；MRA：盐皮质激素受体拮抗剂；PCI：经皮冠状动脉介入治疗；STEMI：ST 段抬高型心肌梗死

3.7 不稳定型心绞痛及非 ST 段抬高型急性冠状动脉综合征的治疗

2017 年中国 NSTE-ACS 指南建议使用确定的风险评分模型进行预后评估(Ⅰ/B),并为治疗策略提供建议(表 3-6)。常用评分模型包括 GRACE 风险评分和 TIMI 风险评分;使用 CRUSADE 评分量化接受冠状动脉造影患者的出血风险(Ⅱb/B)。基于院内介入治疗的广泛应用及基础循证医学的优化药物治疗,2017 年 AHA 年会上公布的大型 SWEDEHEART 注册研究显示,在过去的 20 年,NSTEMI 患者的远期预后得到明显改善。

表 3-6　NSTE-ACS 患者危险分层及侵入性治疗策略
（中国 2017 年 NSTE-ACS 指南）

推荐建议	推荐等级	证据水平
建议对具有至少 1 条极高危标准的患者选择紧急侵入治疗策略(<2 小时): • 血流动力学不稳定或心源性休克 • 药物治疗无效的反复发作或持续性胸痛 • 致命性心律失常或心搏骤停 • 心肌梗死合并机械并发症 • 急性心力衰竭 • 反复 ST-T 波动态改变,尤其是伴随间歇性 ST 段抬高	Ⅰ	C
建议对具有至少 1 条高危标准的患者选择早期侵入策略(<24 小时): • 心肌梗死相关的肌钙蛋白上升或下降 • ST 段或 T 波的动态改变(有或无症状) • GRACE 评分 >140 分	Ⅰ	A
建议对具有至少 1 条中危标准(或无创检查提示症状或缺血反复发作)的患者选择侵入治疗策略(<72 小时): • 糖尿病 • 肾功能不全[eGFR<60ml/(min·1.73m^2)] • LVEF<40% 或慢性心力衰竭 • 早期心肌梗死后心绞痛 • PCI 史 • CABG 史 • 109 分 <GRACE 评分 <140 分	Ⅰ	A

推荐建议	推荐等级	证据水平
无上述任何一条危险标准和症状无反复发作的患者,建议在决定有创评估之前先行无创检查(首选影像学检查)以寻找缺血证据	I	A

3.7.1 一般治疗 UA 急性期卧床休息 1~3 天,持续心电监护,对于合并动脉血氧饱和度 <90%、呼吸窘迫或其他低氧血症高危特征的患者给予辅助氧疗。对于低危患者留院观察期间未再发生心绞痛,心电图无缺血改变,无左心衰竭的临床证据,留院观察 12~24 小时期间未发生 CK-MB 增高,肌钙蛋白正常,可留院观察 24~48 小时出院。对于中危或者高危患者,特别是 cTnT 或 cTnI 升高者,住院时间相对延长,内科治疗也应强化(诊断流程见图 3-3、图 3-4)。

UA/NSTEMI 标准的强化治疗应包括:抗缺血治疗、抗血小板治疗和抗凝治疗。有些患者经过强化的内科治疗,病情即趋于稳定。另一些患者经保守治疗无效,可能需要早期介入治疗。关于在 UA/NSTEMI 时使用他汀类药物治疗,目前已经有循证医学证据发现其对 ACS 患者有益,建议在 ACS 时尽早使用,并且指南提出积极有效的心脏康复治疗及预防尤为重要。

3.7.2 抗缺血治疗(表 3-7)

(1)硝酸酯类药物:硝酸酯类药物仅作为控制症状使用。在缓解心绞痛症状以及 ST 段恢复的治疗选择中,静脉硝酸酯类药物比舌下含服硝酸酯类药物更为有效。在严密的血压监测条件下,静脉硝酸酯的应用剂量可逐渐增大,直至症状缓解或高血压患者血压水平恢复至正常,在使用中必须严密注意不良反应(明显的头痛及低血压)。在近期已经使用了磷酸二酯酶抑制剂的患者中(24 小时内使用西地那非及伐地那非,48 小时内使用过他达拉非等),为防止严重低血压发生,不推荐使用硝酸酯类药物。

(2)β 受体阻滞剂:β 受体阻滞剂主要的作用机制是竞争性抑制循环系统儿茶酚胺的心肌兴奋作用,通过降低心率、血压以及心肌收缩力减少心肌细胞氧耗量。虽然 β 受体阻滞剂潜在的理论获益很大,但仍需根据患者实际情况谨慎使用。COMMIT/CCS-2 研究奠定了高剂量 β 受体阻滞剂在急性心肌梗死患者中的获益;推荐 β 受体阻滞剂在 NSTEMI 中使用的主要证据来自于 27 项早期临床研究的 Meta 分析,此研究发现心梗后 1 周内应用 β 受体阻滞剂可使死亡风险降低 13%。但是,接下来的 Meta 分析了 73 396 例患者的大型研究发现,住院期间使用 β 受体阻滞剂提高了 8% 住院期死亡风险。而另外一项纳入了 21 882 例 NSTEMI 患者的研究发现,心源性休克患者入院 24 小时内使用 β 受体阻滞剂可导致死亡风险增加。因此,鉴于 β 受体阻滞剂对左心功能的抑制作用,对于左心功能未知的患者应避免早期使用 β 受体阻滞剂。对于可能为 α 受体介导的冠状动脉痉挛患者及可卡因吸食者应避免应用 β 受体阻滞剂。

(3)尼可地尔:在缓解心绞痛症状以及 ACS 的治疗选择中,静脉应用尼可地尔比口服尼可地尔更为有效,可有效控制各类心绞痛症状,尤其是微血管性心绞痛。2005 年 *Circ J* 上一项研究发现,静脉应用尼可地尔可提高 UA 患者 PCI 治疗 180 天时的左心室射血分数;2009 年,*European Heart Journal* 上另一项纳入 408 例患者的随机对照双盲临床研究亦发现,对 UA 患者 PCI 术前静脉给予尼可地尔可显著减少慢 / 无复流现象,改善 180 天心功能,降低 1 年的血运重建率。与硝酸酯类相比,尼可地尔给药后 24 小时持续有效,与硝酸酯类无交叉耐药,头痛发生率低(仅 3.6%),对血压无显著影响。同时作为抗心肌缺血治疗药物,静脉应用尼可地尔不仅可以改善 UA 患者的心绞痛症状,还可以提高中长期预后。建议以 2mg/h 为起始剂量,可根据症状适当增减剂量,最大剂量不超过 6mg/h。

表 3-7 抗心肌缺血药物治疗(2017 年中国 NSTE-ACS 指南)

抗缺血药物	推荐
硝酸酯类	推荐舌下或静脉使用硝酸酯类药物缓解心绞痛。如患者有反复心绞痛发作,难以控制的高血压或心力衰竭,推荐静脉使用硝酸酯类药物(Ⅰ/C)
β 受体阻滞剂	存在持续缺血症状的 NSTE-ACS 患者,如无禁忌证,推荐早期应用(24 小时内)β 受体阻滞剂(Ⅰ/B),并建议继续长期使用,争取达到静息目标心率 55~60 次 / 分,除非患者心功能处于 Killip 分级Ⅲ级或以上(Ⅰ/B)

续表

抗缺血药物	推荐
CCB	持续或反复缺血发作,并且存在β受体阻滞剂禁忌的 NSTE-ACS 患者,二氢吡啶类 CCB 应作为初始治疗,但除外临床有严重左心室功能障碍,心源性休克,PR 间期 >0.24 秒或二、三度房室传导阻滞而未置入心脏起搏器的患者(Ⅰ/B) 在应用β受体阻滞剂和硝酸酯类药物后患者仍然存在心绞痛症状或难以控制的高血压,可加用长效二氢吡啶类 CCB(Ⅰ/C) 可疑或证实血管痉挛性心绞痛的患者,可考虑使用 CCB 和硝酸酯类药物,避免使用β受体阻滞剂(Ⅱa/B) 在无β受体阻滞剂治疗时,短效硝苯地平不能用于 NSTE-ACS 患者(Ⅲ/B)
尼可地尔	推荐用于对硝酸酯类不能耐受的 NSTE-ACS 患者(Ⅰ/C)
ACEI	所有 LVEF<40% 的患者,以及高血压、糖尿病或稳定的慢性肾脏病患者,如无禁证,应开始并长期持续使用 ACEI(Ⅰ/A) ACEI 不耐受的 LVEF<40% 的心力衰竭或心肌梗死患者,推荐使用 ARB(Ⅰ/A) 心肌梗死后正在接受治疗剂量的 ACEI 和β受体阻滞剂且合并 LVEF<40%、糖尿病或心力衰竭的患者,如无明显肾功能不全(男性血肌酐 >212.5μmol/L 或女性血肌酐 >170μmol/L)或高钾血症(K^+>5.0mmol/L),推荐使用醛固酮受体拮抗剂(Ⅰ/A)

3.7.3 抗血小板治疗(图 3-8)

(1)阿司匹林:阿司匹林通过抑制凝血酶 A2 抑制血小板活性。在不稳定型心绞痛患者中使用阿司匹林可显著降低心梗及死亡风险。一项 Meta 分析显示服用 2 年阿司匹林可降低 46% 的心血管不良事件。CURRENT-OASIS 7 研究共纳入了25 086 例 ACS 患者,结果发现高剂量(300~325mg/d)与低剂量(75~100mg/d)阿司匹林临床事件发生率无明显差别。推荐口服

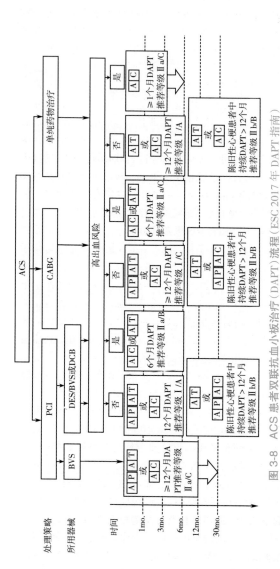

图 3-8 ACS 患者双联抗血小板治疗（DAPT）流程（ESC 2017 年 DAPT 指南）

注：A=阿司匹林，C=氯吡格雷，T=替格瑞洛，P=普拉格雷；ACS：急性冠脉综合征；BMS：裸金属支架；BVS：生物可吸收支架；CABG：冠状动脉旁路移植术；DCB：药物涂层球囊；DES：药物洗脱支架；PCI：经皮冠状动脉介入；DAPT：双联抗血小板治疗；高出血风险是指DAPT 过程中自发出血风险增高（例如 PRECISE-DAPT 评分≥25 分）

负荷剂量阿司匹林平片（150~300mg/次，非肠溶片），静脉剂量为 150mg/次。本药无需药物效应监测。

（2）P2Y$_{12}$ 抑制剂：①氯吡格雷：氯吡格雷是无活性的药物前体（300~600mg 负荷剂量，75mg/d 维持剂量），需要经过肝脏 P450 酶系统代谢产生活性物质以发挥其生物学效应。其活性代谢产物不可逆性抑制 P2Y$_{12}$ 受体进而影响 ADP 诱导的血小板聚集。与单用阿司匹林相比，包含了阿司匹林及氯吡格雷的 DAPT 能够显著降低 NSTEMI 患者的缺血事件。CURE 研究表明，与阿司匹林单药治疗相比，阿司匹林联合氯吡格雷双联抗血小板治疗显著降低 NSTE-ACS 患者主要终点事件发生率 20%（P<0.001），与单用阿司匹林相比，患者住院期间行 PCI 之前（中位时间：6 天）预先给予氯吡格雷 + 阿司匹林治疗（中位时间：10 天），可显著减少 PCI 后 30 天内主要终点事件发生率 30%。但氯吡格雷具有的个体反应差异造成的氯吡格雷抵抗值得注意。然而，有研究表明，根据血小板功能检测进行抗血小板治疗并不能改善 PCI 的预后，目前我国 NSTE-ACS 指南及最新 ESC 指南均不推荐常规进行血小板功能检测，同时指南也不推荐常规进行基因检测；对于经过筛选的出血或血栓高风险患者血小板功能及基因检测可作为临床参考，需结合临床个体化进行相关检测。②普拉格雷：普拉格雷也是一种前体药物（60mg 负荷剂量，10mg/d 维持），对 P2Y$_{12}$ 受体产生不可逆的抑制作用，其作用效果更快、更强。TRITON-TIMI 38 研究证明普拉格雷较氯吡格雷更好地降低了 15 个月不良心血管事件。但同时应用普拉格雷的出血事件增长 4 倍。推荐普拉格雷应用于氯吡格雷使用后仍有血栓事件发生的患者。本药禁用于有卒中病史及 TIA 病史的患者。TRITON-TIMI 38 研究发现本药对于年龄大于 75 周岁及体重小于 60kg 的患者无明显获益。新近发布的 TROPICAL 研究则指出 PCI 术后血小板功能检测（platelet function testing，PFT）指导的个体化抗血小板治疗方案（早期采用强效抗血小板药物普拉格雷，随后应用氯吡格雷）可行且安全；新指南指出对于冠脉解剖不明的 NSTE-ACS 患者及药物保守治疗的 ACS 患者不推荐应用。目前国内尚未上市。③替格瑞洛：是目前国内唯一上市的新型强效 P2Y$_{12}$ 受体抑制剂。替格瑞洛为口服可逆性 P2Y$_{12}$ 受体抑制剂（180mg 负荷剂量，90mg/次，口服，每日 2 次），半衰期 6~12 小时，也可影响腺苷酸回摄。替格瑞洛起效时间比氯吡格雷更短，停药后血小板功能恢复较快。替格瑞洛

可提高辛伐他汀的血药浓度,而地尔硫䓬则可能提高替格瑞洛的血药浓度,并延长半衰期。PLATO 研究中,18 624 例中高危的 ACS 患者分别接受氯吡格雷和替格瑞洛治疗,结果发现在 11 080 例患者的 NSTE-ACS 亚组中,心源性死亡率显著下降,但严重出血发生率未见显著升高。该药的不良反应包括非支气管痉挛所致的呼吸困难,无症状心室停搏以及尿酸增高,替格瑞洛相关的呼吸困难多于用药早期出现,多可耐受或 3 天内自行改善,由于停药或换药会使 ACS 高危患者获益减少,风险增加,故需谨慎。针对行 PCI 的 NSTE-ACS 患者的 APELOT 研究显示,双倍负荷剂量的替格瑞洛可早期有效抑制血小板聚集,同时并未增加出血风险。据 PEGASUS TIMI 54 结果及亚组分析公布的结果,2015 年欧洲 NSTE-ACS 指南和 2016 年 ACC/AHA 指南均进行了相应的更新,推荐延长高危 ACS 患者的 DAPT 疗程,可延长大于 12 个月,并且 2017 年 ESC 指南也不再推荐根据支架类型定义 DAPT 时长,更重视出血及缺血风险的评估,对于高危 ACS 患者同样给出更长的 DAPT 疗程,给出 PRECISE-DAPT 评分及 DAPT 评分来识别需延长 DAPT 疗程的缺血高危人群。④坎格瑞洛(Cangrelor):坎格瑞洛为静脉制剂[30μg/mg 负荷剂量,4μg/(mg·h)维持剂量],主要化学结构为 ATP 类似物,对 $P2Y_{12}$ 受体可逆且高亲和力结合,半衰期极短(<10 分钟)。坎格瑞洛是 ADP 诱导的血小板聚集高效抑制剂,且短时间内血小板功能可恢复正常。一项荟萃分析收纳了坎格瑞洛相关的三项临床研究,共入选 24 910 例未使用 $P2Y_{12}$ 受体抑制剂及 GPⅡb/Ⅲa 拮抗剂患者,分别对比了坎格瑞洛与标准治疗,坎格瑞洛与 600mg 氯吡格雷组(术后),坎格瑞洛与氯吡格雷(不区分术前术后),TIMI 大出血和小出血的联合指标较氯吡格雷相比升高,但出血患者均无需输血治疗,均为非致命性。可考虑用于未服用 $P2Y_{12}$ 受体抑制剂或不能使用口服制剂的患者。目前国内尚未上市。

(3) GPⅡb/Ⅲa 受体拮抗剂:静脉使用的 GPⅡb/Ⅲa 拮抗剂可通过阻断血小板纤维蛋白原交联阻止血小板聚集。一项纳入 6 项 RCT 研究共计 29 570 例 NSTEMI 患者的荟萃分析显示,GPⅡb/Ⅲa 拮抗剂与肝素相比能显著降低心血管不良事件,但 GPⅡb/Ⅲa 拮抗剂大出血有非统计学意义的少量增加。服用普拉格雷及替格瑞洛的患者不建议同时使用 GPⅡb/Ⅲa 拮抗剂。

（4）抗血小板药物预处理：对于明确诊断为 NSTEMI 的患者建议尽早应用 P2Y$_{12}$ 受体抑制剂，无需考虑后续是否行介入治疗。针对 NSTE-ACS 患者不推荐介入操作前预先应用普拉格雷，但对于准备接受保守治疗的患者，如无禁忌，推荐使用 P2Y$_{12}$ 受体抑制剂（优先推荐替格瑞洛）。

（5）口服抗血小板药物中断处理：中断口服抗血小板药物将会导致心血管不良事件再发的风险，特别是在推荐用药期间内中断药物使用的情况下。置入支架后在停药的 1 个月内中断双联抗血小板药物治疗，发生血栓的风险将大大增加，可以说中断双抗治疗是 DES 支架置入术后血栓形成的关键因素。近期 *Circulation* 上一项纳入瑞典药物处登记中 601 527 例大于 40 岁的受试者随访 3 年的研究发现，那些中断小剂量阿司匹林的患者，心血管事件发生率增加了 37%，而且这种风险在停药后即迅速增高，且随时间推移未下降。如果非心脏相关外科手术需要停止口服抗血小板药物治疗，BMS 至少用药 1 个月，新型 DES 至少用药 3 个月方可停药，同时，进行外科手术的医院必须具备随时准备实行介入手术的能力，以防止术中突发支架内血栓。如果必须马上进行突发的急诊外科手术（如神经外科手术），或者发生某操作相关的难以控制的大出血，在没有其他任何防止血栓发生的替代治疗的情况下，可考虑采用 LMWH 治疗，但目前缺乏有效的临床证据支持。在双联抗血小板治疗时尽可能继续服用阿司匹林。对于择期的非心脏相关外科手术，除非患者处于高血栓风险倾向，常规应在术前 5 天停用替格瑞洛和氯吡格雷，应在术前 7 天停用普拉格雷。决定停药策略最主要的因素包括：外科手术的类型、缺血风险、冠心病病变程度及起始发病时间、患者本人情况、距离上次 PCI 手术时间、支架类型等。对于准备接受非心脏相关手术的患者，应用 GP Ⅱb/Ⅲa 拮抗剂作为停用口服抗血小板药物后的桥接治疗措施可能使患者获益，对于拟接受冠状动脉旁路移植手术（coronary artery bypass graft，CABG）的患者来说，坎格瑞洛作为桥接治疗更为合适。① CABG 围术期：抗血小板治疗与 CABG 患者围术期及术后二级预防的效果密切相关。合理的抗血小板治疗能提高术后移植血管的通畅率，改善患者的生存率。2012 年欧洲胸外科医师协会心脏和非心脏手术患者抗血小板药物指南建议在术前由多学科（心内科、心外科、麻醉科、血液科）专家共同评估出血和缺血风险。阿司匹林可增加 CABG 围术期出血事件和输血需求，但与其他抗血小板药物相比程度较轻。2016年中国冠状动脉旁路移植术围术期抗血小板治疗共识专家组推荐除有严重出血风险的患者外,CABG术前不建议停用阿司匹林。小剂量(100mg)阿司匹林引起的出血风险较小,而对于ACS患者而言,阿司匹林与安慰剂对比可降低50%的主要缺血事件风险。因此,建议CABG围术期无须停用阿司匹林。如因特殊原因(如出血风险极高、无法输血等)必须停用阿司匹林,可在术前5天停用,术后出血风险降低后尽快(4~24小时内)恢复使用。CABG术前不停用$P2Y_{12}$抑制剂可显著增高围术期出血风险,但不影响生存率。紧急CABG无须考虑基础抗血小板治疗情况。择期CABG建议术前常规停用氯吡格雷或替格瑞洛5天;如患者存在缺血高危因素(如左主干或近端多支病变),可不停用$P2Y_{12}$抑制剂,但应密切关注出血的防治;出血和缺血风险均较高时,可于术前5天停用$P2Y_{12}$抑制剂,用静脉GP Ⅱb/Ⅲa抑制剂实施过渡治疗(桥接治疗),直至术前4小时停药。不建议应用LMWH或普通肝素作为桥接治疗。术后认为安全时应尽快(最好在24小时内)恢复$P2Y_{12}$抑制剂使用,不仅可降低死亡、心肌梗死及卒中风险,还可增加桥血管开通率(表3-8)。②PCI术后拟行非心脏外科手术者:PCI术后接受非心脏外科手术是MACE的独立危险因素。PCI术后6个月内行非心脏外科手术与MACE显著相关,其主要原因是为防止术中出血而提前中止了DAPT,而PCI术后6个月以上进行的非心脏外科手术并不显著增加MACE。对于PCI术后需行紧急非心脏外科手术者,无须考虑基础抗血小板治疗,必要时也可根据血小板功能检测结果推迟手术1~2天,以减少出血和输血风险;择期手术应推迟至DAPT疗程结束后(稳定患者6个月,ACS患者12个月),以减少缺血事件风险;根据指南ACS血运重建后,手术的最佳时间应延迟至球囊扩张后14天、金属裸支架置入30天、药物支架置入后1年。但如置入第二代药物支架,评估风险和获益后,等待时间可缩短至3~6个月。如手术无法推迟,不得不停用DAPT中的$P2Y_{12}$抑制剂,则应继续口服阿司匹林,并在术后尽快恢复$P2Y_{12}$抑制剂治疗,同时应由多学科共同充分权衡心血管缺血风险和手术出血风险,以制定最佳的抗栓策略。阿司匹林是有效的抗栓药物,既往的Meta分析及一些小样本的临床研究提示,阿司匹林可减少围术期心梗,甚至静脉血栓事件的发生,2014年发表于《新英格兰医学杂志》的POISE-2研究却观察到了与之相悖的结果,术前

推荐建议	推荐等级	证据水平
初次使用双联抗血小板药物(阿司匹林 + P2Y$_{12}$ 拮抗剂)拟行 PCI 的患者不推荐加用 OAC	III	C
对于需要抗凝治疗的患者,在 PCI 操作过程中可以加用抗凝药物,无需考虑前一次服用抗凝药物的时间间隔及服用维生素 K 拮抗剂后 INR 是否小于 2.5	I	C
围术期需要使用维生素 K 拮抗剂或者其他口服非维生素 K 拮抗剂治疗以保持抗凝治疗无中断	IIa	C
对于 NSTEMI 合并房颤,CHA$_2$DS$_2$-VASc 评分为 1 分(男性)或 2 分(女性)的患者,支架术后推荐使用含有新型 P2Y$_{12}$ 拮抗剂的双联抗血小板治疗替代术前的三联治疗	IIa	C
如果患者出血风险低(HAS-BLED≤2),推荐使用如下三联治疗:OAC,阿司匹林(75~100mg/d),氯吡格雷 75mg/d,共持续 6 个月;接下来 6 个月 OAC 加阿司匹林(75~100mg/d)或者 6 个月 OAC 加氯吡格雷 75mg/d	IIa	C
如果患者出血风险高(HAS-BLED≥3),推荐使用如下三联治疗:OAC,阿司匹林(75~100mg/d),氯吡格雷 75mg/d,共持续 1 个月;接下来 11 个月 OAC 加阿司匹林(75~100mg/d)或者 11 个月 OAC 加氯吡格雷 75mg/d,以上治疗策略适用于所有支架类型(BMS 或者新型 DES)。	IIa	C
部分患者(HAS-BLED≥3 和低支架血栓风险)推荐双联治疗:OAC+ 氯吡格雷 75mg/d,用以替代三联治疗	IIb	B
不推荐替格瑞洛或普拉格雷作为抗血小板药物组成三联抗栓治疗	III	C

续表

推荐建议	推荐等级	证据水平
患者造影或支架从桡动脉入路	I	A
对于服用 OAC 抗凝的患者,新一代 DES 优于 BMS	IIa	B
推荐 OAC 基础上加用一种抗血小板药物,至少服用 1 年	IIa	C

注:OAC:口服抗凝药物;三联治疗药物包括:阿司匹林+氯吡格雷+OAC

(马颖艳,翟恒博,张权宇,韩雅玲)

参考文献

[1] Ibanez B,James S,Agewall S,et al. 2017 ESC Guidelines for the management of acute myocardial infarction in patients presenting with ST-segment elevation[J]. European Heart Journal,2017,33(20):2569-2619.

[2] Valgimigli M,Bueno H,Byrne RA,et al. 2017 ESC focused update on dual antiplatelet therapy in coronary artery disease developed in collaboration with EACTS:The Task Force for dual antiplatelet therapy in coronary artery disease of the European Society of Cardiology(ESC)and of the European Association for Cardio-Thoracic Surgery(EACTS)[J]. European Heart Journal,2018 Jan 14;39(3):213-260.

[3] 中华医学会心血管病学分会. 非 ST 段抬高型急性冠状动脉综合征诊断和治疗指南(2016)[J]. 中华心血管病杂志,2017,45(5):359-376.

[4] Moccva Bilkova D,Motovska Z,Prochazka B,et al. Transportation to primary percutaneous coronary intervention,compared with on-site fibrinolysis,is a strong independent predictor of functional status after myocardial infarction:5-year follow-up of the PRAGUE-2 trial [J]. Eur Heart J Acute Cardiovasc Care,2014,3(2):105-109.

[5] Pu J,Ding S,Ge H,et al. Efficacy and Safety of a Pharmaco-Invasive Strategy With Half-Dose Alteplase Versus Primary Angioplasty in ST-Segment-Elevation Myocardial Infarction:EARLY-MYO Trial (Early Routine Catheterization After Alteplase Fibrinolysis Versus

Primary PCI in Acute ST-Segment-Elevation Myocardial Infarction）
［J］. Circulation,2017,136（16）:1462-1473.

[6] Li J,Li X,Wang Q,et al. ST-segment elevation myocardial infarction in China from 2001 to 2011（the China PEACE-Retrospective Acute Myocardial Infarction Study）:a retrospective analysis of hospital data ［J］. Lancet,2015,385（9966）:441-451.

[7] Danchin N,Coste P,Ferrieres J,et al. Comparison of thrombolysis followed by broad use of percutaneous coronary intervention with primary percutaneous coronary intervention for ST-segment-elevation acute myocardial infarction:data from the french registry on acute ST-elevation myocardial infarction（FAST-MI）［J］. Circulation, 2008,118（3）:268-276.

[8] Bhatl NS,Solhpour A,Balan P,et al. Comparison of in-hospital outcomes with low-dose fibrinolytic therapy followed by urgent percutaneous coronary intervention versus percutaneous coronary infarction alone for treatment of ST-elevation myocardial infarction ［J］. Am J Cardion,2013,111（11）:1576-1579.

[9] Armstrong PW,Gershlick AH,Goldstein P,et al. Fibrinolysis or primary PCI in ST-segmentelevation elevation myocardial infarction ［J］. N Engl J Med,2013,368（15）:1379-1387.

[10] Han YL,Liu JN,Jing QM,et al. The Efficacy and Safety of Pharmacoinvasive Therapy with Prourokinase for ST-Segment Elevation Myocardial Infarction Patients with Expected Long Percutaneous Coronary Intervention-Related Delay［J］. Cardiovasc Ther,2013,31（5）:285-290.

[11] Shen LH,Wan F,Shen L,et al. Pharmacoinvasive therapy for ST elevation myocardial infarction in China:a pilot study［J］. J Thromb Thrombolysis,2012,33（1）:101-108.

[12] Cuisset T,Deharo P,Quilici J,et al. Benefit of switching dual antiplatelet therapy after acute coronary syndrome:the TOPIC （timing of platelet inhibition after acute coronary syndrome） randomized study［J］. European Heart Journal,2017,10（24）: 2560-2570.

[13] Baber U,Dangas G,Cohen DJ,et al. Ticagrelor with aspirin or alone in high-risk patients after coronary intervention:Rationale and design of the TWILIGHT study［J］. Am Heart J,2016,182:125-

134.

[14] Serebruany V L, Cherepanov V, Kim M H, et al. Filing Sources after Oral P2Y12 Platelet Inhibitors to the Food and Drug Administration Adverse Event Reporting System(FAERS)[J]. Cardiology, 2017, 138(4):249.

[15] 韩雅玲. 替格瑞洛临床应用中国专家共识[J]. 中华心血管病杂志, 2016, 44(2):112-120.

[16] Erlinge D, Omerovic E, Fröbert O, et al. Bivalirudin versus Heparin Monotherapy in Myocardial Infarction[J]. N Engl J Med, 2017, 377(12):1132.

[17] Valgimigli M, Frigoli E, Leonardi S, et al. Bivalirudin or Unfractionated Herparin in Acute Coronary Syndromes[J]. N Engl J Med, 2015, 373(11):997-1009.

[18] Korjian S, Braunwald E, Daaboul Y, et al. Safety and efficacy of rivaroxaban for the secondary prevention following acute coronary syndromes among biomarker-positive patients:Insights from the ATLASACS 2-TIMI 51 trial[J]. Eur Heart J Acute Cardiovasc Care, 2017, [Epub ahead of print]

[19] 中华医学会心血管病学分会介入心脏病学组. 中国经皮冠状动脉介入治疗指南(2016)[J]. 中华心血管病杂志, 2016, 44(5):382-400.

[20] Nissen SE, Stroes E, Dent-Acosta RE, et al. Efficacy and Tolerability of Evolocumab vs Ezetimibe in Patients With Muscle-Related Statin Intolerance:The GAUSS-3 Randomized Clinical Trial[J]. JAMA, 2016, 315(15):1580-1590.

[21] Sabatine MS, Giugliano RP, Keech AC, et al. Evolocumab and Clinical Outcomes in Patients with Cardiovascular Disease[J]. N Engl J Med, 2017, 376(18):1713-1722.

[22] Alberico L, Catapano, Ian Graham, et al. 2016 ESC/EAS Guidelines for the Management of Dyslipidaemias[J]. Eur Heart J, 2016, 37:2999-3058.

[23] Garton M. COMMIT/CCS-2 studies[J]. Lancet, 2006, 368(9536):642.

[24] Sibbing D, Aradi D, Jacobshagen C, et al. Guided de-escalation of antiplatelet treatment in patients with acute coronary syndrome undergoing percutaneous coronary intervention(TROPICAL-ACS):

a randomised, open-label, multicentre trial. [J]. Lancet, 2017, 390 (10104): 1747.

[25] Liu H L, Wei Y J, Ding P, et al. Antiplatelet Effect of Different Loading Doses of Ticagrelor in Patients With Non-ST-Elevation Acute Coronary Syndrome Undergoing Percutaneous Coronary Intervention: The APELOT Trial[J]. Can J Cardiol, 2017: 1675-1682.

[26] Magnuson EA, Li H, Wang K, et al. Cost-Effectiveness of Long-Term Ticagrelor in Patients With Prior Myocardial Infarction: Results From the PEGASUS-TIMI 54 Trial[J]. J Am Coll Cardiol, 2017, 70(5): 527-538.

[27] Marc P, Bonaca MD, M. P. H, et al. Long-Term Use of Ticagrelor in Patients with Prior Myocardial Infarction[J]. N Engl J Med, 2015, 373(13).

[28] Sundstrm J, Hedberg J, Thuresson M, et al. Low-Dose Aspirin Discontinuation and Risk of Cardiovascular Events: A Swedish Nationwide, Population-Based Cohort Study[J]. Circulation, 2017, 136: 1183-1192.

[29] 冠状动脉旁路移植术围术期抗血小板治疗共识专家组. 冠状动脉旁路移植术围术期抗血小板治疗专家共识[J]. 中华胸心血管外科杂志, 2016, 32(1): 1-8.

[30] Bittl JA, Baber U, Bradley SM, et al. Duration of Dual Antiplatelet Therapy: A Systematic Review for the 2016 ACC/AHA Guideline Focused Update on Duration of Dual Antiplatelet Therapy in Patients With Coronary Artery Disease: A Report of the American College of Cardiology/American Heart Association Task Force on Clinical Practice Guidelines[J]. J Am Coll Cardiol, 2016, 68(10): 1116-1139.

[31] Devereaux PJ, Mrkobrada M, Sessler DI, et al. Aspirin in patients undergoing noncardiac surgery[J]. N Engl J Med, 2014, 370(16): 1494-1503.

[32] Graham M M, Sessler D I, Parlow J L, et al. Aspirin in Patients With Previous Percutaneous Coronary Intervention Undergoing Noncardiac Surgery[J]. Annals of Internal Medicine, 2017, 168(4): 237-244.

[33] Ziada KM, Abdel-Latif A, Charnigo R, et al. Safety of abbreviated

duration of dual antiplatelet therapy (6 months) following second-generation drug-eluting stents for coronary artery disease: A systematic review and meta-analysis of randomized trials[J]. Catheterization and Cardiovascular Interventions, 2016, 87(4): 722-732.

[34] Gwon HC, Hahn JY, Park KW, et al. Six-month versus 12-month dual antiplatelet therapy after implantation of drug-eluting stents: the Efficacy of Xience/Promus Versus Cypher to Reduce Late Loss After Stenting(EXCELLENT) randomized, multicenter study[J]. Circulation, 2012, 125(3): 505-513.

[35] Kim BK, Hong MK, Shin DH, et al. A new strategy for discontinuation of dual antiplatelet therapy: the RESET Trial(Real Safety and Efficacy of 3-month dual antiplatelet Therapy following Endeavor zotarolimus-eluting stent implantation)[J]. J Am Coll Cardiol, 2012, 60(15): 1340-1348.

[36] Feres F, Costa RA, Abizaid A, et al. Three vs twelve months of dual antiplatelet therapy after zotarolimus-eluting stents: the OPTIMIZE randomized trial[J]. JAMA, 2013, 310(23): 2510-2522.

[37] Colombo A, Chieffo A, Frasheri A, et al. Second-generation drug-eluting stent implantation followed by 6-versus 12-month dual antiplatelet therapy: the SECURITY randomized clinical trial[J]. J Am Coll Cardiol, 2014, 64(20): 2086-2097.

[38] Schulz-Schupke S, Byrne RA, Ten Berg JM, et al. ISAR-SAFE: a randomized, double-blind, placebo-controlled trial of 6 vs. 12 months of clopidogrel therapy after drug-eluting stenting[J]. Eur Heart J, 2015, 36(20): 1252-1263.

[39] Gilard M, Barragan P, Noryani AA, et al. 6-versus 24-month dual antiplatelet therapy after implantation of drug-eluting stents in patients nonresistant to aspirin: the randomized, multicenter ITALIC trial[J]. J Am Coll Cardiol, 2015, 65(8): 777-786.

[40] Valgimigli M, Campo G, Monti M, et al. Short-versus long-term duration of dual-antiplatelet therapy after coronary stenting: a randomized multicenter trial[J]. Circulation, 2012, 125(16): 2015-2026.

[41] Lee CW, Ahn JM, Park DW, et al. Optimal duration of dual antiplatelet therapy after drug-eluting stent implantation: a

randomized,controlled trial[J]. Circulation,2014,129(3):304-312.

[42] Palmerini T,Benedetto U,Bacchi-Reggiani L,et al. Mortality in patients treated with extended duration dual antiplatelet therapy after drug-eluting stent implantation:a pairwise and Bayesian network meta-analysis of randomised trial[J]. Lancet,2015,385(9985):2371-2383.

[43] Collet JP,Silvain J,Barthelemy O,et al. Dual-antiplatelet treatment beyond 1 year after drug-eluting stent implantation(ARCTIC-Interruption):a randomised trial[J]. Lancet,2014,384(9954):1577-1585.

[44] Mauri L,Kereiakes DJ,Yeh RW,et al. Twelve or 30 months of dual antiplatelet therapy after drug-eluting stents[J]. N Engl J Med,2014,371(23):2155-2166.

[45] Helft G,Steg PG,Le Feuvre C,et al. Stopping or continuing clopidogrel 12 months after drug-eluting stent placement:the OPTIDUAL randomized trial[J]. Eur Heart J,2016,37(4):365-374.

[46] Han Y,Xu B, Xu K, et al. Six Versus 12 Months of Dual Antiplatelet Therapy After Implantation of Biodegradable Polymer Sirolimus-Eluting Stent: Randomized Substudy of the I-LOVE-IT$_2$ Trial[J]. Circ Cardiovasc Interv, 2016, 9(2): e003145.

[47] Cannon CP, Bhatt DL, Oldgren J,et al. Dual antithrombotic therapy with dabigatran after PCI in atrial fibrillation[J]. N Engl J Med,2017,377(16):1513-1524.

4 稳定型冠状动脉疾病

4.1 概述 慢性稳定型心绞痛（chronic stable angina，CSA）是指由于心脏冠状动脉功能和（或）器质性病变引起的一系列与缺血或缺氧相关的可逆性心肌氧的供需失衡现象。临床上通常表现为短暂的胸部不适（心绞痛），包括稳定、无症状的 ACS 后的不同阶段，以及冠状动脉粥样硬化长期及静止状态等。多见于 40 岁以上的男性患者，以劳累、情绪激动、饱食、气候突变、急性循环衰竭等为常见诱因。在国外，50 岁男性 CSA 年发病率为 0.2%~0.35%，女性为 0.08%，而我国 CSA 确切发病率尚不清楚。已知目前中国 CSA 的流行状况有以下几个特点：①与国际相比发病率和病死率仍属较低水平；②发病率与病死率在逐年增加；③危险因素水平（包括人口老龄化加剧、人群血清胆固醇水平增高、高血压患病率增加和吸烟现象普遍等）仍在不断提高；④地区性差异明显。

4.2 慢性稳定型心绞痛的诊断与鉴别诊断 详尽的病史询问和全面的体格检查有非常重要的意义。对疑似或确诊的 CSA 患者均应行静息心电图检查，如无负荷试验禁忌证可以进一步行运动心电图或负荷试验，以帮助判断病情并进行冠心病的诊断或危险分层。当通过心电图或负荷试验无法诊断时，推荐采用超声心动图、心肌灌注扫描等进一步筛查，若存在负荷试验禁忌证或功能试验尚不能确定诊断或确定危险程度的患者，可选择冠状动脉 CT 血管造影（CT angiography，CTA）检查，不推荐常规采用 CTA 进行冠心病诊断或危险评估。经上述评估检查后怀疑严重冠心病的患者、左心室收缩功能低下或经无创检查无法下结论的患者，推荐行冠状动脉造影检查以进一步评估。对左心室收缩功能正常、无创性检查显示低危的患者，不推荐常规使用冠状动脉造影检查进一步评估。对于无症状、无创性检查无缺血证据的患者，亦不推荐采用冠状动脉造影检查进行危险评估(图 4-1)。

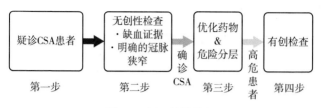

图 4-1　CSA 诊治流程

4.3　慢性稳定型心绞痛的病情评估　CSA 患者的病情可根据临床表现、负荷试验、左心室功能、心肌缺血成像、冠状动脉 CTA 及冠状动脉造影检查结果等进行综合评估。

4.3.1　临床评估　病史、症状、体征、心电图及实验室检查可为 CSA 病情评估提供重要信息;心绞痛发作频率以及诱发心绞痛发作的活动量是冠状动脉病变程度及其预后的预测因素。外周血管疾病、糖尿病患者预后不良。心电图有陈旧性心肌梗死、完全性左束支传导阻滞、左室肥厚、二度以上房室传导阻滞、心房颤动、分支阻滞者,其发生心血管事件的危险性更高。

4.3.2　负荷试验　根据运动时间、ST 段压低程度和运动中出现心绞痛的程度,对患者进行危险分层。

　　Duke 运动平板评分[运动时间(分钟)−5×ST 段下降(mm)−(4× 心绞痛指数)]具有重要价值。其中心绞痛指数定义为:运动中未出现心绞痛计 0 分,运动中出现心绞痛计 1 分,因心绞痛终止运动试计 2 分。Duke 评分≥5 分属低危,1 年平均病死率为 <1%;−10~4 分为中危,1 年平均病死率为 1%~3%;≤−11 分属高危,1 年平均病死率为 3%。75 岁以上老年患者 Duke 评分不适用。

　　超声负荷试验具有很好的阴性预测价值,负荷试验阴性者心肌梗死或死亡年发生率 <0.5%,负荷试验引起室壁运动异常加重者提示危险性高。核素检查也是主要的无创危险分层手段,运动时心肌灌注正常者预后良好,其心脏性猝死、心肌梗死的年发生率 <1%,与正常人群相似;运动时出现灌注异常者属高危患者,其每年病死率 >3%,血运重建治疗能改善此类患者的预后。

4.3.3　左心室功能　左心室功能是长期生存率的预测因子,左室射血分数 LVEF<35% 的患者年病死率 >3%。合并三支血管

病变的稳定型心绞痛男性患者,如心功能正常,5 年存活率可达
93%;如心功能减退,则 5 年存活率仅为 58%。

4.3.4　单电子发射 CT 成像
缺血心肌范围 >10% 为高危患者,
缺血范围在 1%~10% 为中危患者,不存在缺血者为低危患者。

4.3.5　冠状动脉 CT 血管造影
冠状动脉 CTA 显示存在近段狭
窄的三支病变、左主干和左前降支近段病变者为高危患者;冠状
动脉大血管近段明显狭窄,但不属于高危类型者为中危患者;低
危患者为 CTA 显示正常冠状动脉或仅有斑块形成者。

4.3.6　冠状动脉造影
冠状动脉造影是预测预后的重要指标,
对无创检查提示高危的患者,应行冠状动脉造影。冠状动脉正
常者 12 年的存活率为 91%,单支病变者为 74%、双支病变者为
59%,三支病变者为 50%,左主干病变预后不良。左前降支近端
病变对存活率的影响也比较大,血运重建治疗可降低病死率。

4.4　慢性稳定型心绞痛的治疗原则
CSA 的治疗原则为缓解症状、改善预后、阻止病情进展。包
括调整生活方式、控制危险因素、循证药物治疗、血运重建、患者
教育等(图 4-2)。

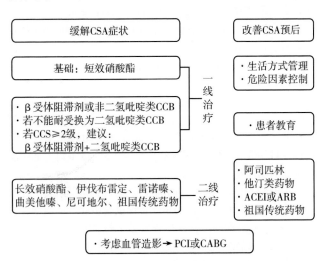

图 4-2　CSA 治疗策略

4.4.1　建议健康的生活方式
戒烟限酒、健康饮食、有规律的体
育活动、体重和血脂管理、控制血压及血糖。

4.4.2　循证药物治疗
见表 4-1、表 4-2。

表 4-1　改善 CSA 症状药物推荐

药物		中国推荐级别	ACC/AHA 推荐级别	ESC 推荐级别
短效硝酸酯类		Ⅰ/B	Ⅰ/B	Ⅰ/B
β 受体阻滞剂		Ⅰ/B	Ⅰ/B	Ⅰ/B
CCB	non-DHP	Ⅰ/A	Ⅰ/B	Ⅰ/A
	DHP	Ⅰ/B	Ⅱa/B	Ⅰ/A
长效硝酸酯类		Ⅰ/B	Ⅰ/B	Ⅱa/B
雷诺嗪		Ⅱa/A	Ⅱa/B	Ⅱa/B
伊伐布雷定		Ⅱa/B	–	Ⅱa/B
尼可地尔		Ⅱa/B	–	Ⅱa/B
曲美他嗪		Ⅱb/B		Ⅱb/B

表 4-2　改善 CSA 预后药物推荐

药物	中国指南推荐级别	ACC/AHA 推荐级别	ESC 推荐级别
阿司匹林	Ⅰ/A	Ⅰ/A	Ⅰ/A
他汀类药物	Ⅰ/A	Ⅰ/A	Ⅰ/A
ACEI/ARB	Ⅰ/A	Ⅰ/A	Ⅰ/A

4.4.3　血运重建　对于 CSA 患者,治疗的主要目的是改善预后和缓解症状。血运重建的价值要从这两方面进行全面评价。对不同临床特征(包括病史、症状、辅助检查指标等)、不同危险度(包括危险因素数量、冠状动脉病变情况、心脏及全身合并疾病等)的患者,治疗方法的选择、达到的治疗目的以及治疗效果也可能不同。PCI 治疗详见《中国经皮冠状动脉介入治疗指南(2016)》。

4.5　药物的选择和合理使用　CSA 的药物治疗原则:①缓解心绞痛 / 心肌缺血;②预防危险事件。

4.5.1　缓解心绞痛/心肌缺血治疗的药物　包括一线治疗药物:β 受体阻滞剂、CCB、短效硝酸酯类药物;二线治疗药物:长效硝酸酯类药物、伊伐布雷定、尼可地尔、雷诺嗪、曲美他嗪等其他抗心肌缺血药物,可根据患者的并发症和耐受性,必要时将二线药物用作一线治疗药物。

(1)硝酸酯类药物:硝酸酯类药物可选择性地扩张心外膜下大的传输动脉,也可预防或逆转冠状动脉的收缩或痉挛,舒张侧支循环动脉,使侧支循环血流增加,改善缺血区域的血流供应,扩张因粥样硬化而狭窄的冠状动脉。但硝酸酯类药物对微动脉不产生舒张效应。对于 CSA,其治疗的主要目标是预防和减少缺血事件的发生,提高患者生活质量。依托于 2010 年《硝酸酯在心血管疾病中规范化应用的专家共识》及 2014《硝酸酯类药物静脉应用建议》等相关指南,本指南在硝酸酯类药物应用中进行如下推荐:短效硝酸酯类药物与 β 受体阻滞剂联合进行抗缺血治疗,二者可相互取长补短,相得益彰。硝酸酯类药物降低后负荷后,反射性地增加交感神经紧张度,引起心动过速,β 受体阻滞剂可予以抵消;β 受体阻滞剂显著减慢心率后,可能增加左心室容量、舒张末期压力和室壁张力,从而增加心肌氧耗,应用短效硝酸酯类药物可克服这一不利因素。因此,二者联用较单独用药可发挥更大的抗缺血效果。对于无心绞痛的患者应避免常规应用硝酸酯类药物。舌下含服或喷雾用硝酸甘油仅作为心绞痛发作时缓解症状的用药,也可在运动前数分钟使用,以规避心绞痛发作风险。可间隔 5 分钟重复用药,最多 3 次,如疼痛仍未能缓解可静脉给药。长效硝酸酯类药物用于降低心绞痛发作的频率和程度,可能增加患者的运动耐量,但不适宜用于心绞痛急性发作的治疗。长期、持续使用硝酸酯类药物时应注意预留足够的无药间期,以减少耐药性的发生。硝酸酯类药物的不良反应包括头痛、面色潮红、心率反射性加快和低血压,以应用短效硝酸甘油时最为明显。第 1 次含服硝酸甘油时,应注意发生体位性低血压的可能。如应用磷酸二酯酶 -5 抑制剂者(如西地那非),24 小时内不能应用硝酸甘油等硝酸酯类药物,避免引起低血压,危及患者生命安全。对因严重主动脉瓣狭窄或梗阻性肥厚型心肌病引起的心绞痛,不宜使用硝酸酯类药物,因为硝酸酯类药物可降低心脏前负荷,减少左室容量,进一步增加左室流出道梗阻程度,而严重主动脉瓣狭窄患者应用硝酸酯类药物也因前负荷的降低,而进一步减少心搏出量,存在造成患者晕厥甚至猝死的风险。

常用硝酸酯类药物情况见表 4-3。

表 4-3 常用硝酸酯类药物

药物名称	给药途径	起效时间	作用持续时间	剂量	用药须知
硝酸甘油	舌下含服	2~3 分钟	20~30 分钟	0.3~0.6mg/次，最大 1.5mg，5 分钟后可重复含服	可能出现头痛、头晕、低血压，避免用于严重低血压、贫血、机械性梗阻性心力衰竭，外伤性及出血性颅内高压者，舌下含服需保证舌下黏膜湿润
	喷剂	2~3 分钟	20~30 分钟	0.4mg/次舌下喷用，5 分钟后可重复使用	
	静脉制剂	立即	连续静脉滴注 12~24 小时即耐药	5~200mg/min	
硝酸异山梨酯	舌下含服	3~5 分钟	1~2 小时	2.5~15mg/次，5~10 分钟后可重复含服	
	平片	15~40 分钟	4~6 小时	5~80mg/次，每日 2~3 次	
	缓释制剂	60~90 分钟	10~14 小时	40mg/次，每日 1~2 次	
	静脉制剂	立即	连续静脉滴注 12~24 小时易耐药	1.25~5.0mg/h 每日 2 次	
单硝酸异山梨酯	平片	30~60 分钟	3~6 小时	10~20mg/次，每日 2 次	
	缓释制剂	30~60 分钟	10~14 小时	30~60mg/次，每日 1 次	

（2）β受体阻滞剂：只要无禁忌证，β受体阻滞剂应作为CSA的初始治疗首选药物之一。心肌缺血面积较大（>10%）且无症状的患者则必须使用β受体阻滞剂。β受体阻滞剂能阻断心脏β肾上腺素能受体合成，减慢心率、减弱心肌收缩力、降低血压、减少心肌耗氧量及心肌缺血发作，增加患者运动耐量。特别适用于伴有高血压、既往有心肌梗死病史或左心室功能不全的患者。建议优先使用选择性β₁受体阻滞剂。用药后要求静息心率降至55~60次/分，严重心绞痛患者如无心动过缓症状，可降至50次/分。对于CSA患者临床首选的β₁受体阻滞剂，常用药物包括美托洛尔、比索洛尔、阿替洛尔，宜从小剂量开始（即目标剂量的1/4），若患者能够耐受，逐渐增加至目标剂量：比索洛尔10mg/次，每日1次；美托洛尔50~100mg/次，每日2次（缓释片200mg/次，每日1次）；阿替洛尔25~50mg/次，每日2次。给药剂量应个体化，可根据患者症状、心率及血压随时调整药物剂量，撤药或停药过程应渐进缓慢。

常用肾上腺素能拮抗药物见表4-4。

（3）CCB：若β受体阻滞剂改善症状不明显或患者不能耐受，建议应用CCB。血管痉挛性CSA建议使用CCB和硝酸酯类药物，避免使用β受体阻滞剂。CCB分为二氢吡啶类和非二氢吡啶类，均可用于CSA治疗。长效二氢吡啶类CCB因其能阻断钙离子内流，升高血浆一氧化氮（NO）含量，改善血管内皮细胞功能，抑制血管平滑肌细胞增殖，延缓动脉粥样硬化病变的病理生理进程，因而其可作为CSA患者的初始治疗药物之一；血压正常的CSA患者可首选β受体阻滞剂，必要时可换用或加用二氢吡啶类CCB。当CSA患者合并高血压时，可应用长效CCB作为初始治疗药物。若病情需要且患者能够耐受，上述剂量可加倍。非二氢吡啶类CCB中，地尔硫䓬或维拉帕米可作为对β受体阻滞剂有禁忌证患者的替代治疗，但β受体阻滞剂加用维拉帕米和地尔硫䓬通常不会增强疗效，并可能会造成心动过缓。值得重视的是，目前国内外指南推荐使用具有明确临床研究证据的长效二氢吡啶类CCB，避免使用短效CCB。

常用CCB类药物见表4-5。

表 4-4 常用肾上腺素能拮抗药物

药物分类	药物名称	起始剂量	目标剂量	达峰时间	半衰期	用药须知
选择性β₁受体阻滞剂	美托洛尔	酒石酸美托洛尔片:12.5~25mg/次,bid	50~100mg/次,bid	1~2小时	3~4小时	高度房室传导阻滞,严重心动过缓,心力衰竭急性期,支气管痉挛性疾病,周围血管病患者禁忌
		琥珀酸美托洛尔缓释片:47.5mg/次,qd	47.5~190mg/次,qd	3~7小时	12~24小时	
	比索洛尔	2.5mg/次,qd	2.5~10mg/次,qd	3~4小时	10~12小时	可能掩盖甲亢和低血糖表现
	阿替洛尔	6.25~12.5mg/次,qd	25~50mg/次,qd	2~4小时	6~10小时	
α₁和β受体阻滞剂	阿罗洛尔	5mg/次,bid	5~15mg/次,bid	2小时	10~12小时	长期应用者避免突然停药,在1~2周内逐渐减量停药
	卡维地洛	12.5mg/次,qd	12.5~25mg/次,bid	1小时	6~7小时	
	拉贝洛尔	100mg/次,bid	200~400mg/次,bid	1~2小时	5.5小时	

表 4-5 常用 CCB 类药物

药物分类	药物名称	剂型	起始剂量	目标剂量	达峰时间	半衰期	用药须知
二氢吡啶类 CCB	硝苯地平	平片	10mg/次,tid	10~30mg/次,tid	0.5~1 小时	1.7~3.4 小时	可出现头痛、面部潮红、血管源性水肿、便秘、心功能恶化、心动过缓
		缓释片	10mg/次,bid	10~20mg/次,bid	1.6~4 小时	1.7~3.4 小时	
		控释片	30mg/次,qd	30~60mg/次,qd	6~12 小时	1.7~3.4 小时	非二氢吡啶类 CCB 可导致:房室分离,房室传导阻滞,心动过缓,窦房结功能障碍
	氨氯地平	苯磺酸氨氯地平	2.5mg/次,qd	2.5~10mg/次,qd	6~12 小时	35~50 小时	
		左旋氨氯地平	2.5mg/次,qd	2.5~5mg/次,qd	6~12 小时	35~50 小时	短效二氢吡啶类 CCB 药物存在增加心血管意外风险
	拉西地平	平片	4mg/次,qd	4~8mg/次,qd	0.5~1.5 小时	8~10 小时	
	非洛地平	缓释片	2.5mg/次,qd	2.5~10mg/次,qd	2.5~5 小时	10~22 小时	失代偿性心力衰竭患者禁用二氢吡啶类 CCB
苯硫䓬类 CCB	地尔硫䓬	平片	30mg/次,bid~tid	30~90mg/次,bid~tid	1~2 小时	3.5 小时	
		缓释片	90mg/次,qd	90mg/次,qd~bid	6~11 小时	3.5 小时	
苯烷胺类 CCB	维拉帕米	平片	120mg/次,qd~bid	120~240mg/次,qd~bid	5~7 小时	12 小时	

（4）其他抗心肌缺血药物：①三甲氧苄嗪（曲美他嗪）：能部分抑制耗氧多的游离脂肪酸氧化，促进葡萄糖氧化，利用有限的氧产生更多 ATP，增加心脏收缩力；减少缺血再灌注时细胞内离子的改变：减少酸中毒及钙超载，从而达到优化线粒体能量代谢、保护心肌细胞的作用，缓解心肌缺血和心绞痛，增强患者的运动耐量。可与 β 受体阻滞剂等抗心肌缺血药物联用。常用剂量为 20mg/ 次，每日 3 次。②伊伐布雷定：能抑制心脏去极化期 If 钾离子通道，显著延长心脏动作电位的时间间隔，降低窦房结的节律性，降低静息心率和运动心率，减少心肌耗氧量。推荐用于不能耐受 β 受体阻滞剂的患者，或使用 β 受体阻滞剂后心率仍 >60 次 / 分的患者，常用剂量为 5mg/ 次，每日 2 次，3~4 周后改为 7.5mg/ 次，每日 2 次。③尼可地尔：是一种 ATP 敏感性钾通道开放剂，同时具有类硝酸酯作用，对于症状顽固的患者推荐使用尼可地尔。与硝酸酯类药物不同的是，尼可地尔还可治疗冠状动脉微循环障碍。常用剂量为 5mg/ 次，每日 3 次。④雷诺嗪：能使心肌由利用脂肪酸代谢产能变为利用葡萄糖代谢产能，使心脏能够利用氧做更多的功，并降低心绞痛发作的可能性。常用剂量为 30~60mg/ 次，每日 3 次。

其他缓解 CSA 症状药物见表 4-6。

表 4-6　其他缓解 CSA 症状药物

药物名称	给药途径	建议剂量和用法	主要不良反应
曲美他嗪	口服	20mg/ 次，每日 3 次	头晕、食欲不振、皮疹
伊伐布雷定	口服	5mg/ 次，每日 2 次，3~4 周后改为 7.5mg/ 次，每日 2 次	窦性心动过缓；一过性视觉症状（幻视、视物模糊等）
尼可地尔	口服	5mg/ 次，每日 3 次	头痛、面部潮红、心悸
雷诺嗪	口服	30~60mg/ 次，每日 3 次	头痛、眩晕、疲乏

4.5.2　预防危险事件治疗的药物

（1）抗血小板治疗药物：对于 CSA 患者，长期、低剂量服用阿司匹林可降低心肌梗死、脑卒中或心血管性死亡的发生风险。有禁忌证患者除外，建议每天服用低剂量阿司匹林（75~150mg，常用每日 100mg)。不能耐受阿司匹林的患者可改用氯吡格雷。同时建议,实施介入性血运重建术后的 CSA 患者应终身服用阿司匹林(每日 75~150mg,常用每日 100mg)。依据 2017 ESC 的 DAPT 指南推荐,置入裸金属支架的患者应至少坚持服用不少于 1 个月的 DAPT(阿司匹林 + 氯吡格雷或替格瑞洛),置入 DES 的患者应将 DAPT 疗程延长至 12 个月。

(2)他汀类药物:脂代谢紊乱是 CSA 的重要危险因素。CSA 患者应积极纠正脂代谢紊乱。其中 LDL-C 的作用尤其重要,其每增加 1%,不良冠状动脉事件的发生风险增加 2%~3%,故调脂治疗的首要目标是降低 LDL-C 水平。只要无禁忌证,CSA 患者应接受积极的降低 LDL-C 治疗,应尽量将 CSA 患者的血浆 LDL-C 控制于 1.8mmol/L 以下,或至少较基础值降低 50%。若采用强化降脂治疗,应严密监测转氨酶及肌酸激酶等生化指标,及时发现药物可能引起的肝脏损害和肌病。其他控制血脂的药物还包括贝特类、烟酸类及选择性胆固醇抑制剂等,但鉴于其在各大 CSA 相关治疗指南中均未进行详尽描述,且无大型临床相关研究支持,故本指南不作具体推荐。

常用他汀类药物见表 4-7。

(3)ACEI/ARB:所有 CSA 伴高血压、糖尿病、LVEF<40%、合并慢性肾脏病(chronic kidney disease,CKD)的患者,如无禁忌,均应接受 ACEI;不能耐受 ACEI 时改用 ARB。对 CSA 合并其他血管病变患者,ACEI 或 ARB 治疗也是合理的。

常用 ACEI 和 ARB 类药物见表 4-8 和表 4-9。

(4)感冒疫苗接种:对无症状缺血性心脏病患者推荐每年接种感冒疫苗。鉴于目前缺乏循证证据,不推荐其他治疗以试图减低心肌梗死或死亡风险(如更年期女性激素替代疗法、维生素 C、维生素 E、β 胡萝卜素、叶酸或维生素 B_6、维生素 B_{12}),也不推荐用大蒜素、辅酶 Q_{10} 等降低无症状缺血性心脏病患者的心血管风险和改善预后。

(5)卡纳单抗(Canakinumab):商品名为 Ilaris,中文名为人抗白介素 -1β 单克隆抗体,目前已经有相当多的研究证实,炎症以及炎症通路相关炎性介质是诱导动脉粥样硬化及相关血管病变的重要危险因素。同样,在冠心病的发生、发展、恶化过程中,炎症也起到了至关重要的推动作用。迄今,已有一些针对炎症通路或炎症介质与冠心病的药物研究正在开展。评估标准治疗

表 4-7 常用他汀类药物

药物名称	给药途径	建议剂量和用法	主要不良反应
洛伐他汀	口服	25~40mg/次，每晚 1 次	肌病和肝脏不良反应，其他少见不良反应还有胃肠反应、皮肤潮红、头痛等
辛伐他汀	口服	推荐的起始剂量为 20~40mg/次，每晚 1 次，建议剂量范围为每天 5~80mg，剂量应根据基础 LDL-C 水平进行个体化调整。调整剂量应间隔 4 周或以上	
阿托伐他汀	口服	推荐的起始剂量为 10mg/次，每晚 1 次，最大剂量为 80mg/d，剂量应根据基础 LDL-C 水平进行个体化调整。调整剂量应间隔 4 周或以上	
瑞舒伐他汀	口服	推荐的起始剂量为 5mg/次，每晚 1 次，最大剂量为 20mg/d，剂量应根据基础 LDL-C 水平进行个体化调整。调整剂量应间隔 4 周或以上	
普伐他汀	口服	推荐的起始剂量为 10~20mg/次，每晚 1 次，最大剂量为 40mg/d，剂量应根据基础 LDL-C 水平进行个体化调整。调整剂量应间隔 4 周或以上	
氟伐他汀	口服	推荐的起始剂量为 20~80mg，剂量应根据基础 LDL-C 水平进行个体化调整，建议剂量范围为每天 20~80mg，剂量应根据基础 LDL-C 水平进行个体化调整。调整剂量应间隔 4 周或以上	
匹伐他汀	口服	1~2mg/次，每晚 1 次	

表 4-8 常用 ACEI 类药物

药物名称	起始剂量	目标剂量	达峰时间	半衰期	用药须知
卡托普利	12.5mg/次,tid	12.5~75.0mg/次,tid	1.0~1.5 小时	2 小时	主要不良反应:刺激性干咳、低血压、血管神经源性水肿、头痛、高血钾、低血钾、肾功能损伤
贝那普利	5mg/次,qd	5~40mg/次,qd	2~4 小时	11 小时	妊娠、双侧肾动脉狭窄、肾功能恶化(血肌酐 >225mmol/L)、高血钾者禁忌
福辛普利	10mg/次,qd	10~40mg/次,qd	3 小时	12 小时	避免用于主动脉狭窄或流出道梗阻,以及肾血管疾病者
依那普利	5mg/次,qd	5~40mg/次,qd	1 小时	11 小时	使用前、使用期间应评估肾功能
培哚普利	4mg/次,qd	4~8mg/次,qd	2~4 小时	30~120 小时	
雷米普利	2.5mg/次,qd	2.5~10mg/次,qd	1 小时	13~17 小时	
赖诺普利	5mg/次,qd	5~40mg/次,qd	6~8 小时	12 小时	
咪达普利	2.5mg/次,qd	2.5~10mg/次,qd	2 小时	8 小时	

表 4-9 常用 ARB 类药物

药物名称	起始剂量	目标剂量	达峰时间	半衰期	用药须知
奥美沙坦	20mg/次，qd	20~40mg/次，qd	1~2 小时	13 小时	主要不良反应：低血压、血管神经源性水肿、头痛、高血钾、低血钠、肾功能损伤
厄贝沙坦	150mg/次，qd	150~300mg/次，qd	1~1.5 小时	11~15 小时	妊娠、双侧肾动脉狭窄、肾功能恶化（血肌酐 >225mmol/L）高血钾者禁忌
坎地沙坦	4mg/次，qd	4~8mg/次，qd	3~4 小时	9 小时	避免用于主动脉瓣狭窄或流出道梗阻，以及肾血管疾病者
氯沙坦	25mg/次，qd	25~100mg/次，qd	3~4 小时	6~9 小时	使用前、使用期间应评估肾脏功能
替米沙坦	20mg/次，qd	80mg/次，qd	0.5~1 小时	>20 小时	
缬沙坦	80mg/次，qd	80~160mg/次，qd	2 小时	9 小时	
阿利沙坦	80mg/次，qd	80~240mg/次，qd	1.5~2.5 小时	10 小时	
依普罗沙坦	600mg/次，qd	600~1200mg/次，qd	1~3 小时	5~7 小时	

(服用他汀类药物)联合每3个月皮下注射一次不同剂量(50mg、150mg 或 300mg)卡纳单抗的疗效及其安全性和耐受性。中位随访时间为 3.7 年。主要终点是首次发生主要不良心血管事件(死亡、非致命性心肌梗死、非致命性卒中)的时间。研究证实,接受中等剂量卡纳单抗(150mg)能显著降低 15% 的心血管不良事件率(包括心性或卒中引起的死亡风险)。

CANTOS 研究有效地推动了冠心病炎症假设的发展,但是研究中卡纳单抗的获益尚不足以支持其在既往心梗患者中常规使用,除非我们获得更多的安全有效性证据,或者该药进行价格调整以实现更好的经济有效性。

(6)祖国传统医药:在治疗 CSA 药物方面,祖国医药也做出了特殊而重要的贡献,已经有相当多的研究证实了传统医药在治疗甚至改善 CSA 患者预后拥有值得期待的疗效。虽然中成药可用于治疗 CSA,但尚需大样本、随机对照的长期循证医学研究证实。本书依据 CSA 相关的祖国医药中进行过针对性研究的药物做一些简单推荐,以供读者进行选择。

通心络是在"脉络 - 血管系统"概念基础上,发现遍布全身的"脉络 - 血管系统病"有共同的发病机制和病理演变规律,因其所处部位不同而分别表现为心、脑、周围血管等不同疾病,中医均称之为"络病"。通心络为"脉络 - 血管系统病"的代表方药,治中有防,防中有治,防治结合,开辟了不同于活血化瘀防治心脑血管病的新途径。主要药理学作用为:①调脂抗炎抗凝,保护血管内皮;②稳定逆转斑块,解除血管痉挛;③保护微小血管,改善心脑缺血。一项对 11 298 例冠心病患者的 Meta 分析中,通心络组 5929 例,其他药物组 5369 例。结果显示,通心络治疗心血管病疗效确切,具有良好安全性。韩雅玲院士对通心络改善急性冠脉综合征患者氯吡格雷抵抗的随机、双盲、多中心临床研究显示,通心络可以提高 PCI 术后 1 个月 PRU 达标率,降低出血风险,改善患者术后 6 个月的预后,降低临床不良事件发生率。

冠心舒通胶囊是在民间验方基础上研发的国家三类新药,收录于《中华人民共和国药典》(2015 版)。研究表明,冠心舒通胶囊可以减少缺血后心肌组织的炎症反应和心肌细胞的凋亡,抑制动脉粥样硬化斑块的形成和进展,稳定易损粥样斑块,且具有抗血小板聚集及抗动脉收缩作用。杨兴华等对 11 项临床对照研究、共 1708 例冠心病患者进行 Meta 分析,发现对于稳定型心绞痛的患者,加用冠心舒通胶囊可改善心绞痛症状,实现改善患者生存质量和减轻临床症状的治疗目标,同时无明显的不良反应。中国中西医结合学会等 2017 年发布的《经皮冠状动脉介入治疗围术期心肌损伤中医诊疗专家共识》显示冠心舒通胶囊具有活血化瘀、通经活络、行气止痛的功效,适用于痰瘀互阻的患者。

复方丹参滴丸是新型滴丸制剂,由丹参、三七、冰片组成,具有活血化瘀、通痹止痛之功效,是高效、速效、安全的治疗冠心病的中药制剂。秦培森等观察 84 例冠心病患者口服复方丹参滴丸和地奥心血康的效果,心电图改善率及心绞痛缓解有效率均显著。诸多临床试验也观察到复方丹参滴丸与异山梨酯比较,近期(4 周)或者远期(12 周)均可得到良好的临床疗效。

麝香保心丸是在宋代《太平惠民和剂局方》之名方苏合香丸的基础上,运用现代药理研究方法研制而成的一种治疗冠心病的中成药,具有芳香开窍、理气止痛的功效,在冠心病的急性发作期和稳定期均有较好的疗效。其通过改善血管内皮细胞功能及抑制血管炎症反应,稳定粥样硬化斑块,促进毛细血管再生,抑制血管平滑肌细胞(vascular smooth muscle cell, VSMC)的异常增殖、心肌纤维化而发挥疗效。

参芍片 / 胶囊是由人参茎叶皂苷和白芍两味药组成,人参为君药,白芍为臣药,两者共奏益气养阴、活血止痛之功。现代药理研究显示,人参茎叶皂苷可有效改善冠脉血流量,降低外周血管阻力及心肌耗氧量,抗血小板聚集,改善微循环,清除氧自由基,抑制脂质过氧化损伤,抗疲劳,增强心肌收缩力,并保护心肌细胞。白芍主要提取物为芍药苷,能有效抑制血小板凝聚,扩张冠状动脉,抑制冠脉痉挛,对抗心肌缺血,提高心肌细胞抗缺氧能力。参芍片 / 胶囊在冠心病心绞痛的临床应用中取得较好的效果。陈硕等分析 12 篇 RCT 文章的 Meta 分析,共纳入 1915 例冠心病心绞痛患者。结果提示:参芍片 / 胶囊对心绞痛症状($OR=2.90, 95\%CI\ 2.16\sim3.90, P<0.00001$)和心电图改善($OR=2.10, 95\%CI\ 1.67\sim2.64, P<0.00001$)的临床有效率均明显高于对照组(异山梨酯或者地奥心血康等),无严重不良反应发生。

速效救心丸是我国科研人员研制的中药方剂,有 20 余年的应用历史。其可以充分地将辛香走窜的力量发挥出来,以达到活血行气、开窍醒神及化瘀止痛的目的。主要适用于冠心病、高血压等疾病的治疗,临床疗效确切,且长期服用安全可靠。现代药理研究结果表明,速效救心丸可扩张冠状动脉,促使血管平滑肌得到舒张,可抗心肌缺血,不断保护心肌细胞,此外,其还能抑制粥样动脉硬化的形成,明显降低血液黏度,解痉镇痛。

CSA 相关祖国传统药物类药物见表 4-10。

表 4-10　CSA 相关祖国传统药物类药物

药物名称	成分	给药途径	建议剂量和用法	包装(每盒)	主要不良反应
通心络	人参、水蛭、全蝎、赤芍、蝉蜕、土鳖虫、蜈蚣、檀香、降香、乳香(制)、酸枣仁(炒)、冰片	口服	2~4 粒/次,每日 3 次	30 粒	个别患者用药后可出现胃部不适
冠心舒通胶囊	广枣、丹参、丁香、冰片、天竺黄	口服	3 粒/次,每日 3 次,4 周为一疗程	36 粒/60 粒	偶见恶心、胃部不适
麝香保心丸	人工麝香、人参提取物、人工牛黄、肉桂、苏合香、蟾酥、冰片	口服	1~2 丸/次,每日 3 次	42 粒	偶有麻舌感
复方丹参滴丸	丹参、三七、冰片	口服	10 丸/次,每日 3 次,4 周为 1 个疗程;或遵医嘱	180 丸	偶见胃肠道不适
丹蒌	瓜蒌皮、薤白、葛根、川芎、丹参、赤芍、泽泻、黄芪、骨碎补、郁金	口服	5 片/次,每日 3 次,饭后服用	45 片	不详

续表

药物名称	成分	给药途径	建议剂量和用法	包装（每盒）	主要不良反应
速效救心丸	川芎、冰片	含服	4~6粒/次，每日3次；急性发作时，10~15粒/次	60粒	不明确
参芍胶囊	人参茎叶皂苷、白芍	饭后口服	4粒/次，每日2次	24粒/48粒	忌辛辣、生冷、油腻食物；感冒发热患者不宜服用

（赵昕）

参考文献

[1] Ohman EM. Chronic stable angina[J]. New England Journal of Medicine, 2016, 374(12): 1167-1176.

[2] 中华医学会心血管病学分会. 慢性稳定性心绞痛诊断与治疗指南[J]. 中华心血管病杂志, 2007, 35(3): 195-203.

[3] Myers WO, Marshfield WI, Davis K, et al. Surgical survival in the coronary artery surgery study(CASS)registry[J]. The Annals of thoracic surgery, 1985, 40(3): 245-260.

[4] Daly LE, Mulcahy R, Graham IM, et al. Long term effect on mortality of stopping smoking after unstable angina and myocardial infarction[J]. Br Med J(Clin Res Ed), 1983, 287(6388): 324-326.

[5] Selvin E, Marinopoulos S, Berkenblit G, et al. Meta-analysis: glycosylated hemoglobin and cardiovascular disease in diabetes mellitus[J]. Annals of internal medicine, 2004, 141(6): 421-431.

[6] UK Prospective Diabetes Study(UKPDS)Group. Effect of intensive blood-glucose control with metformin on complications in overweight patients with type 2 diabetes(UKPDS 34)[J]. The Lancet, 1998, 352(9131): 854-865.

[7] Grady D, Herrington D, Bittner V, et al. Cardiovascular disease outcomes during 6.8 years of hormone therapy: Heart and Estrogen/progestin Replacement Study follow-up(HERS II)[J]. Jama, 2002,

288（1）：49-57.

[8] 中国成人血脂异常防治指南制订联合委员会. 中国成人血脂异常防治指南［J］. 中华心血管病杂志，2007，35（5）：390-419.

[9] Sattar N，Murray HM，McConnachie A，et al. C-reactive protein and prediction of coronary heart disease and global vascular events in the Prospective Study of Pravastatin in the Elderly at Risk（PROSPER）［J］. Circulation，2007，115（8）：981-989.

[10] Yusuf S，Sleight P，Pogue J，et al. Effects of an angiotensin-converting-enzyme inhibitor，ramipril，on cardiovascular events in high-risk patients［J］. The New England journal of medicine，2000，342（3）：145-153.

[11] European Trial on Reduction of Cardiac Events with Perindopril in Stable Coronary Artery Disease Investigators. Efficacy of perindopril in reduction of cardiovascular events among patients with stable coronary artery disease：randomised，double-blind，placebo-controlled，multicentre trial（the EUROPA study）［J］. The Lancet，2003，362（9386）：782-788.

[12] PEACE Trial Investigators. Angiotensin-converting-enzyme inhibition in stable coronary artery disease［J］. N Engl j Med，2004，2004（351）：2058-2068.

[13] Boden WE，O'rourke RA，Teo KK，et al. Optimal medical therapy with or without PCI for stable coronary disease［J］. New England journal of medicine，2007，356（15）：1503-1516.

[14] Savonitto S，Ardissino D，Egstrup K，et al. Combination therapy with metoprolol and nifedipine versus monotherapy in patients with stable angina pectoris results of the international multicenter angina exercise（IMAGE）study［J］. Journal of the American College of Cardiology，27. 2（1996）：311-316.

[15] Rehnqvist N，Hjemdahl P，Billing E，et al. Effects of metoprolol vs verapamil in patients with stable angina pectoris：The Angina Prognosis Study in Stockholm（APSIS）［J］. European Heart Journal，1996，17（1）：76-81.

[16] von Arnim T，TIBBS Investigators. Medical treatment to reduce total ischemic burden：total ischemic burden bisoprolol study（TIBBS），a multicenter trial comparing bisoprolol and nifedipine［J］. Journal of the American College of Cardiology，1995，25（1）：231-238.

[17] Fox K M, Mulcahy D, Findlay I, et al. The Total Ischaemic Burden European Trial (TIBET) Effects of atenolol, nifedipine SR and their combination on the exercise test and the total ischaemic burden in 608 patients with stable angina[J]. European Heart Journal, 1996,17(1):96-103.

[18] Poole-Wilson PA, Lubsen J, Kirwan BA, et al. Effect of long-acting nifedipine on mortality and cardiovascular morbidity in patients with stable angina requiring treatment (ACTION trial): randomised controlled trial[J]. The Lancet, 2004,364(9437):849-857.

[19] Nissen SE, Tuzcu EM, Libby P, et al. Effect of antihypertensive agents on cardiovascular events in patients with coronary disease and normal blood pressure: the CAMELOT study: a randomized controlled trial[J]. Jama, 2004,292(18):2217-2225.

[20] ALLHAT Collaborative Research Group. Major cardiovascular events in hypertensive patients randomized to doxazosin vs chlorthalidone: the antihypertensive and lipid-lowering treatment to prevent heart attack trial (ALLHAT)[J]. JAMA, 2000,283:1967-1975.

[21] Dahlöf B, Sever PS, Poulter NR, et al. Prevention of cardiovascular events with an antihypertensive regimen of amlodipine adding perindopril as required versus atenolol adding bendroflumethiazide as required, in the Anglo-Scandinavian Cardiac Outcomes Trial-Blood Pressure Lowering Arm (ASCOT-BPLA): a multicentre randomised controlled trial[J]. Lancet, 2005,366(9489):895-906.

[22] Fox K, Ford I, Steg PG, et al. Relationship between ivabradine treatment and cardiovascular outcomes in patients with stable coronary artery disease and left ventricular systolic dysfunction with limiting angina: a subgroup analysis of the randomized, controlled BEAUTIFUL trial[J]. European heart journal, 2009,30(19):2337-2345.

[23] 中华医学会心血管病学分会,中华心血管病杂志编辑委员会. 经皮冠状动脉介入治疗指南(2009)[J]. 中华心血管病杂志, 2009,37(1):4-25.

[24] Perk J, De Backer G, Gohlke H, et al. European Guidelines on cardiovascular disease prevention in clinical practice (version

2012）：The Fifth Joint Task Force of the European Society of Cardiology and Other Societies on Cardiovascular Disease Prevention in Clinical Practice（constituted by representatives of nine societies and by invited experts）［J］. Atherosclerosis, 2012, 223（1）:1-68.

[25] 黄峻, 李勇, 等. β肾上腺素能受体阻滞剂在心血管疾病应用专家共识［J］. 中华心血管病杂志, 2009, 37（3）:195-207.

[26] 中华医学会心血管病学分会. 中华心血管病杂志编辑委员会. 血管紧张素转换酶抑制剂在心血管病中应用中国专家共识［J］. 中华心血管病杂志, 2007, 35（2）:1.

[27] 孙宁玲, 吴兆苏, 王文, 等. 二氢吡啶类钙通道阻滞剂在慢性稳定性冠心病中应用中国专家共识［J］. 中国心血管杂志, 2012, 17（4）:241-244.

[28] 胡大一, 郭艺芳, 孙艺红. 稳定性冠心病患者血糖管理的中国专家共识（修订版讨论稿）［J］. 心脑血管病防治, 2010, 10（1）:10-15.

[29] Fihn SD, Blankenship JC, Alexander KP, et al. 2014 ACC/AHA/AATS/PCNA/SCAI/STS focused update of the guideline for the diagnosis and management of patients with stable ischemic heart disease［J］. The Journal of Thoracic and Cardiovascular Surgery, 2015, 149（3）:e5-e23.

[30] Münzel T, Meinertz T, Tebbe U, et al. Efficacy of the long-acting nitro vasodilator pentaerithrityl tetranitrate in patients with chronic stable angina pectoris receiving anti-anginal background therapy with beta-blockers: a 12-week, randomized, double-blind, placebo-controlled trial［J］. European heart journal, 2013, 35（14）:895-903.

[31] Werdan K, Ebelt H, Nuding S, et al. Ivabradine in combination with metoprolol improves symptoms and quality of life in patients with stable angina pectoris: a post hoc analysis from the ADDITIONS trial［J］. Cardiology, 2016, 133（2）:83-90.

[32] Belsey J, Savelieva I, Mugelli A, et al. Relative efficacy of antianginal drugs used as add-on therapy in patients with stable angina: a systematic review and meta-analysis［J］. European journal of preventive cardiology, 2015, 22（7）:837-848.

[33] Arnold SV, Mcguire DK, Spertus JA, et al. "Effectiveness of

ranolazine in patients with type 2 diabetes mellitus and chronic stable angina according to baseline hemoglobin A 1c[J]. American heart journal,2014,168,(4):457-465.

[34] Mancini GBJ,Gosselin G,Chow B,et al. Canadian Cardiovascular Society guidelines for the diagnosis and management of stable ischemic heart disease[J]. Canadian Journal of Cardiology,2014, 30(8):837-849.

[35] Werdan K,Ebelt H,Nuding S,et al. Ivabradine in combination with beta-blockers in patients with chronic stable angina after percutaneous coronary intervention[J]. Advances in therapy, 2015,32(2):120-137.

[36] Capodanno D,Angiolillo DJ. Canakinumab for secondary prevention of atherosclerotic disease[J]. Expert opinion on biological therapy,2017,18(2):215-200.

[37] Nerlekar N,Harper RW. Canakinumab for Atherosclerotic Disease [J]. The New England journal of medicine,2018,378(2):196.

[38] 王丽娟,张莉. 麝香保心丸治疗老年稳定性心绞痛的临床疗效 [J].临床合理用药杂志,2017,10(21):47-48.

[39] 彭仁聪,马培容,张翎. 麝香保心丸对稳定型心绞痛患者血小板聚集的影响[J].临床医药文献杂志(电子版),2017,4(11): 2156-2157.

[40] 王君,田林. 麝香保心丸联合双抗药物治疗稳定型心绞痛疗效观察[J].医药卫生(全文版),2016(11):252.

[41] 王勇,武建胜. 冠心舒通胶囊治疗冠心病稳定型心绞痛心血瘀阻型患者的临床观察[J].中医药临床杂志,2015,27(5):666-668.

[42] 贾文侠,魏丰贤. 冠心舒通胶囊治疗稳定型心绞痛疗效与安全性的 Meta 分析[J].西部中医药,2017,30(8):67-70.

[43] 沈明锋. 复方丹参滴丸治疗稳定型心绞痛随机对照试验的系统评价[J].现代诊断与治疗,2014(16):3662-3663.

[44] 赵汝峰. 复方丹参滴丸治疗稳定型冠心病心绞痛效果分析[J]. 现代诊断与治疗,2016,27(10):1934-1935.

5 微血管性心绞痛

　　1967 年、1973 年分别由 Likoff 和 Kemp 等报道的一组患者临床表现为心绞痛样发作,但冠状动脉造影完全正常,因该组患者在研究中为 X 组,此后,凡有以上特点的患者均被称为心脏 X 综合征。早期的 Kemp"X 综合征"指临床表现为典型的心绞痛样胸痛、而冠状动脉造影未见明显狭窄的综合征。1987 年 Canoon、Epstein 等人提出"微血管性心绞痛"(microvascular angina,MVA),也称冠状动脉微循环功能不全(microvascularcoronary dysfunction,MCD),是指冠状动脉微循环障碍导致心肌缺血而引发的临床综合征。MVA 发病女性多于男性,尤其是绝经后女性高发,有学者提出雌激素与 MVA 发病密切相关,基础研究也提示雌激素与血管活性、内皮功能相关,随访研究发现 MVA 预后较好,少数人可能有束支传导阻滞、心肌梗死或心功能恶化。

5.1　微血管性心绞痛的定义　　MVA 是指患者具有劳力性心绞痛或类似心绞痛样的不适症状,自发或诱发心绞痛可有心肌缺血的客观检查证据,但冠状动脉造影结果未见冠状动脉病变的一组临床综合征。MVA 根据临床症状可以分为 2 类,稳定型 MVA 主要或仅表现为由劳力诱发的较为典型的心绞痛症状,胸痛持续时间大于 15~20 分钟,使用硝酸甘油后无明显改善,不稳定型 MVA 是由冠状动脉微循环异常引起的初发或恶化性心绞痛,具体表现为胸痛时间延长、频率增高、静息状态或轻微劳力即可触发,必须排除冠状动脉痉挛以及一过性血栓栓塞引起的心绞痛。这一类型的 MVA 在临床上常被初诊为"ACS",但冠状动脉造影结论不支持冠状动脉狭窄。

5.2　微血管性心绞痛的病因与机制　　目前认为 MVA 的可能机制与 MCD、心脏自主神经功能失调、雌激素水平不足、冠状动脉慢血流、血管痉挛等有关。其中,MCD 被认为是导致 MVA 的主要原因。

5.2.1 内皮功能不全及冠状动脉微循环障碍

内皮细胞功能障碍是 MVA 的重要机制。内皮细胞通过释放收缩和舒张因子改变冠状动脉血管的扩张程度,影响心脏血管的管腔容量,进而引起冠状动脉微循环的改变,引发 MVA 相关的胸痛及 ST 段改变。因此,血管活性物质,如内皮素 -1 等收缩因子及一氧化氮(NO)等舒张因子的紊乱引起的舒缩功能失调是内皮功能不全的重要原因。如何监测冠状动脉微循环功能成为一项亟待解决的难题。冠状动脉微血管阻力异常引起冠状动脉血流应答障碍,导致无法用心外膜冠状动脉缺血解释的心肌灌注不足。但心脏影像学检查无法直接观察到直径 <500μm 的微血管,因此,研究冠状动脉微循环系统主要通过冠状动脉血流量或冠状动脉血流储备(coronary flow reserve,CFR)等功能指标进行评估。通常认为冠状动脉血流量在注射乙酰胆碱(acetylcholine,Ach)后增加 50% 以上为正常。非内皮依赖性冠状动脉循环功能主要通过冠状动脉或静脉内注射腺苷来评估。冠状动脉受腺苷刺激后 CFR>2.5 为正常,CFR<2.5 则提示冠状动脉微循环功能障碍。

5.2.2 炎性因子

炎性因子可能是冠状动脉微循环障碍的重要原因之一。炎性因子可以激活内皮细胞分泌功能和引发血管内皮功能异常,导致促炎细胞因子、细胞黏附分子、生长因子等表达增加,加重冠状动脉微循环障碍。MVA 患者的 C 反应蛋白(C reactive protein,CRP)、白介素、胞间黏附分子等炎症指标的含量较正常人显著增加。而 CRP 水平升高与 MVA 患者胸痛时间延长、平板运动试验阳性及 ST 段压低次数增多相关。

5.2.3 心脏自主神经系统失调

心脏自主神经功能失调引发的微循环异常也是导致 MVA 的可能机制。交感神经系统激活引发缩血管物质增加,也可提高阻力小动脉对缩血管物质的敏感性。MVA 患者的去甲肾上腺素分泌水平显著增高,而此类血管活性因子的释放增加引起的血管收缩不全,可能与冠状动脉微循环功能障碍相关。迷走神经末梢释放的 Ach 可增强 NO 对血管内皮的扩张作用,迷走神经张力下降时,NO 与肾上腺素能之间的负性调节作用减弱,使得缩血管作用增强。

5.2.4 雌激素水平紊乱

雌激素可能通过多种途径参与血管内皮功能及冠状动脉微循环的保护作用。雌激素生成不足可能是 MVA 的病因之一。雌激素具有促平滑肌松弛、扩张血管及潜在的抗氧化应激损伤的作用,可减少活性氧系列,如超氧化物阴离子形成,从而减少 NO 的清除,保护血管舒张功能,达到抗心肌缺血的作用。曾有研究发现,对 MVA 的绝经后女性皮下注射雌激素,可减轻胸痛症状及减少发作频率。但雌激素是否具有直接调控冠状动脉血管内皮细胞功能以及对男性 MVA 患者的作用尚不清楚。

5.2.5 **冠状动脉慢血流综合征** 慢血流综合征是指除严重的冠状动脉狭窄、痉挛、各种栓塞、溶栓治疗术后、冠状动脉介入术后等情况,冠状动脉造影未发现明显狭窄病变而远端血流灌注延迟的现象。冠状动脉慢血流综合征的患者静息状态下血管阻力升高,导致静息状态下反复出现胸痛症状,但微血管对舒血管物质刺激反应正常,因此患者的 CFR 很可能正常或仅有轻度异常。目前,慢血流综合征的发病机制仍不清楚。有组织学研究显示,此类患者有心肌纤维肥大伴小动脉纤维肌性增生肥厚、内皮细胞肿胀变形引起的微小动脉管腔狭窄等表现。异常血液流变学在血流过缓中的作用不可忽视,如血液黏度增加可引发症状及心外膜下冠状动脉痉挛,更易出现"微血管痉挛"现象,即出现心绞痛症状、心电图缺血性改变但无心外膜下冠状动脉痉挛表现。

5.2.6 **神经内分泌及代谢因素** MVA 可能与痛阈异常、神经内分泌因子改变、胰岛素抵抗等因素相关。有研究发现,微血管性患者的疼痛敏感性增高、疼痛阈值下降,可能与自主神经功能失调和皮层激活、内源性阿片肽分泌水平改变相关。也有研究发现,胰岛素抵抗患者 MVA 发病率偏高,而进行胰岛素增敏治疗可改善心绞痛症状。MVA 的发病机制复杂多样,多方面、个体化探讨其发病机制尤为重要。

5.3 **微血管性心绞痛的临床表现** MVA 的主要临床表现为发作性胸痛,而胸痛的表现差异很大,可表现为典型劳力性心绞痛、非典型性胸痛,有稳定型心绞痛,也有不稳定型心绞痛和持久的静息型胸痛,也包含了对服用硝酸甘油治疗无效的胸痛,其胸痛持续时间最长可达 1~2 小时,胸痛症状可随活动强度增加,静息状态下胸痛发作的频率强度也可呈增强状态,心电图可正常,亦可有非特异性 ST-T 段改变及运动试验阳性改变。

5.4 **微血管性心绞痛的诊断及鉴别诊断**

（1）主要或仅由劳力诱发的典型稳定心绞痛症状。

（2）心肌缺血或冠状动脉微循环功能障碍的诊断依据:需至少包含≥1个证据,①日常发作或诱发的典型胸痛过程中出现的具有诊断意义的 ST 段压低;②心肌负荷灌注显像中出现可逆的灌注充盈缺损;③通过更先进的诊断技术,如心脏磁共振成像（cardiac magnetic resonance imaging,CMR）、PET、多普勒超声等,记录到的负荷相关的冠状动脉血流灌注异常;④短暂心肌缺血的代谢证据（心脏 PET、MRI 或有创检查等）。

（3）冠状动脉造影提示正常或接近正常（造影提示心外膜冠状动脉血管壁不规则或管腔不连续的轻度狭窄,其狭窄程度 <20%）。

MVA 的鉴别诊断包括食管疾病、肺纵隔疾病、胆道疾病、神经骨骼肌肉疾病、功能性或精神性胸痛、非冠状动脉性心脏疾病及血管疾病等。

5.5 微血管性心绞痛的药物治疗

5.5.1 β受体阻滞剂 此类药物使用后可减慢心率,降低血压,使心肌收缩力减弱而降低耗氧量,发挥抗心绞痛的作用。该药目前为治疗 MVA 的首选药物之一,特别是针对静息状态时心率快或低劳动强度的患者。

5.5.2 硝酸酯类药物 硝酸酯类药物可通过释放 NO 进一步激活鸟苷酸环化酶,最终引起血管扩张等生物学效应。硝酸酯类药物对于 MVA 患者有一定的缓解症状的作用,但尚缺乏大规模的临床随机对照试验证据。有研究发现,约 42% 的患者口服硝酸酯类药物可在一定程度上缓解 MVA 心绞痛。目前,硝酸酯类药物对于 MVA 心绞痛的治疗作用尚不明确,临床证据不足,需谨慎使用。

5.5.3 血管紧张素转化酶抑制剂 此类药物通过减少血管紧张素Ⅱ的释放和减少内皮缓激肽的降解产生抗缩血管及抗细胞凋亡的作用。ACEI 可以提高 MVA 患者活动耐量、内皮功能、冠状动脉血流指数以及减少患者的心绞痛发作频率。有研究发现,喹那普利可减少女性 MVA 患者心绞痛发作频率及改善冠状动脉血流指数,尤其是 CFR 低值的患者获益更大。

5.5.4 他汀类药物 此类型药物可改善内皮功能,调节 MVA 患者内皮依赖性血管的舒张,以减轻临床症状。有研究发现,联用他汀类及 CCB 效果更佳,其机制与双药联用显著提升了 NO 水平及减少内皮素 -1 的释放相关。

5.5.5 尼可地尔 是钾通道阻滞剂,具有开放 K_{ATP} 通道和硝酸酯类双重作用机制。有研究显示,尼可地尔可有效改善各类心绞痛症状,总有效率达71.8%,包括对MVA亦有良好效果,并能持续改善预后,治疗后随访2.5年,终点事件(冠心病死亡、非致死性心肌梗死或由于心源性胸痛计划外住院的复合终点)减少17%(P=0.014)。与硝酸酯类相比,给药后24小时持续有效,与硝酸酯类无交叉耐药,头痛发生率低(仅3.6%),对血压无显著影响。尼可地尔对青光眼及严重的肝肾功能障碍患者禁用。

5.5.6 钙通道阻滞剂 此类型药物主要抑制L-型钙离子通道,通过减轻细胞内钙瞬变降低细胞活性,使细胞产生负性变时、变力、变传导作用,进而减少外周血管阻力,产生降压、舒张血管等生物学效应。CCB对于MVA的有效性目前尚缺乏大规模临床对照试验结果。对于MVA患者心绞痛症状控制不佳时,非二氢吡啶类CCB或二氢吡啶类CCB可作为主要的治疗药物。

5.5.7 其他药物 前列地尔、镇痛药物、激素、雷诺嗪、三环类抗抑郁药、黄嘌呤衍生物等在改善MVA患者症状上均有一定的作用。其中前列地尔有扩张冠状动脉血管、抑制血小板聚集、保护血管内皮的作用,能够增加冠状动脉血流量,在缓解心绞痛的同时有效改善心肌缺血,增加心肌灌注。对于难治性MVA患者可应用精神类药物丙米嗪来缓解胸痛症状,雌激素不仅可通过脂代谢调节发挥心血管保护作用,还有抗氧化和扩张血管作用,雌激素对心血管有利的报道仅限于女性,所以雌激素替代治疗可作为绝经后妇女患者的用药选择之一。

5.5.8 中成药 研究表明,冠状动脉慢血流时在冠状动脉内应用丹参多酚酸盐可使冠状动脉血流明显增加,但未达到正常水平。也有研究表明,麝香保心丸等药物可以改善冠状动脉慢血流,改善患者的西雅图评分,并显著降低患者心肌微血管阻力,增加冠状动脉血流储备,改善冠状动脉微循环。应用通心络胶囊也可以缓解冠状动脉微血管疾病的心绞痛。以上用药中单一药物应用对MVA的治疗效果均不稳定且效果不确切,但对于多药联用,多靶点治疗等疗法目前尚需进一步的机制研究和大规模临床研究证实。另外有研究表明,舌下含服麝香通心滴丸可以快速改善冠状动脉慢血流患者的冠状动脉血流状况,同时不影响基础血压、心率与肝肾功能。

5.6 微血管性心绞痛的非药物治疗手段 因本病的药物治疗效果有限,需要非药物治疗手段进行补充,故将以下非药物治疗手段列举,供临床实践工作参考。MVA患者往往因为久治不愈、疗效不佳等经历会伴有焦虑、惊恐、沮丧等不良情绪,可针对其不良情绪采取心理干预措施(必要时可加用精神类药物),对提高疗效、加速患者的康复有益。此外,还有认知行为疗法、增强型体外反搏疗法、经皮电神经刺激或脊髓电刺激、星状神经节阻滞术等可能有助缓解患者疼痛感,提高生活质量。

(韩雅玲,张效林,张权宇)

参考文献

[1] Likoff W,Segal BL,Kasparian H. Paradox of normal selective coronary arteriograms in patients considered to have unmistakable coronary heart disease[J]. N Engl J Med,1967,276(19):1063-1066.

[2] Kemp HG. Left ventricular function in patients with the anginal syndrome and normal coronary arteriograms[J]. Am J Cardiol,1973,32(3):375-376.

[3] Cannon RO,Watson RM,Rosing DR,et al. Angina caused by reduced vasodilator reserve of the small coronary arteries[J]. J Am Coll Cardiol,1983,2(6):1359-1237.

[4] Sullivan AK,Holdright DR,Wright CA,et al. Chest pain in women:clinical,investigative,and prognostic features[J]. Bmj,1994,308(6933):883-886.

[5] Jespersen L,Hvelplund A,Abildstrom SZ,et al. Stable angina pectoris with no obstructive coronary artery disease is associated with increased risks of major adverse cardiovascular events[J]. Eur Heart J,2012,33(6):734-744.

[6] Lanza GA,Crea F. Primary coronary microvascular dysfunction:clinical presentation,pathophysiology and management[J]. Circulation,2010,121(21):2317-2325.

[7] Kamlesh K,Bairay Meiz CN. Microvascular coronary dysfunction in women—pathophysiology,diagnosis,and management[J]. Curr Probl Cardiol,2011,36(8):291-318.

[8] Nugent L,Mehta PK,Bairey Merz CN,et al. Gender and microvascular angina[J]. J Thromb Thrombolysis,2011,31(1):37-46.

[9] CeminR,Erlicher A,Fattor B,et al. Reduced coronary flow reserve and parasympathetic dysfunction in patients with cardiovascular syndrome X[J]. Coron Artery Dis,2008,19(1):1-7.

[10] Gori T, Fineschi M. Two coronary "orphan" diseases in search of clinical consideration: coronary syndromes X and Y[J]. Cardiovasc Ther, 2012, 30(2): e58-e65.

[11] Jones E, Eteiba W, Merz NB. Syndrome X and microvascular coronary dysfunction[J]. Trends Cardiovasc Med, 2012, 22(6): 161-168.

[12] Marinescu MA, Loffler AI, Ouellette M, et al. Coronary microvascular dysfunction, microvascular angina, and treatment strategies[J]. JACC Cardiovasc Imaging, 2015, 8(2): 210-220.

[13] Sütsch G, Oechslin E, Mayer I, et al. Effect of diltiazem on coronary flow reserve in patients with microvascular angina[J]. Int J Cardiol, 1995, 52(2): 135-143.

[14] Merz CN, Olson MB, Mcclure C, et al. A randomized controlled trial of low-dose hormone therapy on myocardial ischemia in postmenopausal women with no obstructive coronary artery disease: Results from the national institutes of health/national heart, lung, and blood institute-sponsored women's ischemia syndrome evaluation (WISE)[J]. Am Heart J, 2010, 159(6): 987.

[15] 李蓓, 毛莉, 陈荣鸾. 麝香保心丸对心脏 X 综合征患者的疗效观察[J]. 中西医结合心脑血管病杂志, 2009, 7(1): 88-89.

[16] 刘紫燕, 殷旭光, 李振龙. 通心络胶囊治疗心脏 X 综合征的疗效观察[J]. 中西医结合心脑血管病杂志, 2013, 11(11): 1390-1391.

[17] Löffler AI, Bourque JM. Coronary Microvascular dysfunction, microvascular angina, and management[J]. Curr Cardiol Rep, 2016, 18(1): 1.

6 无症状性心肌缺血

6.1 无症状性心肌缺血的定义 无症状性心肌缺血(silent myocardial ischemia,SMI)亦可称作"无痛性心肌缺血"或"隐匿性心肌缺血",在临床上指有明确的客观证据证实发生了心肌缺血(如心肌血流灌注提示缺血、心肌代谢异常,心电图提示缺血、左室功能下降等),但患者未见明显胸痛或与心肌缺血相关的主观症状的临床表现。这些患者经冠状动脉造影或死亡后尸检,几乎均证实冠状动脉主要分支存在明显狭窄病变。SMI 在冠心病中非常普遍,且心肌缺血可造成心肌可逆性或永久性损伤,并引起心绞痛、心律失常、泵衰竭、急性心肌梗死或猝死。研究显示,SMI 是稳定型心绞痛病死率重要的独立预测因子。因此,其作为冠心病的一个独立类型,已越来越引起人们的重视。根据 Cohn 等 2003 年发表在 *Circulation* 上的文章建议,SMI 可分为以下几种类型:①完全 SMI,即既往无冠心病病史,也无冠心病症状,但存在 SMI,其在人群中的发生率高达 5%。②心肌梗死后 SMI,即心肌梗死后仍有 SMI 发作。大多数冠心病患者属这一类型,仅有一小部分患者心肌缺血发作伴随着症状。③心绞痛伴 SMI。

6.1.1 完全无症状性心肌缺血 本型在人群中的发生率高达5%,患者从未出现胸痛或等同症状,但通过冠状动脉造影证实,其主要冠状动脉分支存在≥50% 的狭窄,心电图等检查证实有心肌缺血的客观证据。这类患者具备传统冠心病高危因素,如高血压、高脂血症、糖尿病、肥胖、吸烟、家族史等。本型 SMI 发病多出现在心率较慢时,如休息或睡眠期间,发作持续时间多为几分钟到 1 个多小时。约 3/4 的患者自发性 SMI 出现在日常生活中非体力活动或脑力活动时,动态心电图表现为一过性 ST 段压低。因本型 SMI 50% 的情况下心肌缺血发生于心率较慢时,提示 SMI 的发作是由于冠状动脉供血减少,与心肌对氧的需求增加关联不大。SMI 的患者常以猝死、心肌梗死为首发临床表现,发作具有明显的昼夜规律,以上午最为常见。

6.1.2　心肌梗死后的无症状性心肌缺血　SMI 在急性心梗恢复期发生频率较急性期更高。急性心肌梗死后 SMI 发生率为 30%~100%,其中 20%~30% 的患者在低运动负荷或心肌梗死后心脏康复的运动负荷评估时即出现无症状性心电图 ST 段压低。急性心肌梗死后 SMI 对患者预后的心血管事件有一定预测价值。

6.1.3　心绞痛伴无症状性心肌缺血　心绞痛伴 SMI 指患者在心绞痛发作后出现的持续 SMI。约有 2/3 的心绞痛患者在 Holter 检查时记录到了无症状下的心电图 ST 段压低,本类型的发病率亦较高:劳力型心绞痛 56%,自发型心绞痛 71%,混合型心绞痛 71%,变异型心绞痛 79%。60%~67% 的慢性稳定型心绞痛患者动态心电图监测可发现 ST 段下移,在不稳定型心绞痛患者中 SMI 的比例更高,约 40% 心绞痛患者在药物治疗下仍然有无症状性 ST 段压低,或者在运动试验中被发现存在持续性的无痛 ST 段压低。

SMI 病情可能发展为心肌梗死或猝死,但预后与无症状无关,而是受到心肌缺血持续时间、冠脉病变位置、心功能等因素影响。心肌缺血 >60 分钟时,心肌梗死发生率显著升高,左冠脉主干病变、侧支病变、运动量诱发心肌缺血者更易发生心肌梗死和猝死。左心功能不全者比心功能正常者预后更差。

6.2　无症状性心肌缺血的可能机制　SMI 是由于冠状动脉循环不畅而出现心肌缺血,但不会发生心绞痛,患者也无其他不适症状。SMI 的发病机制可以从心绞痛症状产生的病理生理学机制进行阐述。心肌缺血首先可导致代谢改变(如钾丢失、乳酸堆积),其次是心肌舒张和收缩功能异常,迷走神经传导系统进行疼痛信号的感知及传导,最后是中枢神经系统发出疼痛信号。此机制上的任何关键节点出现问题都会影响心绞痛症状的产生。其主要发生机制如下:

6.2.1　血浆内啡肽升高　以内啡肽为基础的个体间痛阈的差异可能是缺血心肌无痛机制中的重要因素之一。SMI 患者血浆中内啡肽浓度高于有症状性心肌缺血者,内啡肽是一种很强的镇痛物质,内啡肽拮抗剂可使 SMI 患者产生缺血症状。这说明血浆内啡肽浓度增加导致痛阈升高是引起心肌缺血无痛的原因之一,其具体的机制尚需进一步研究。

6.2.2 致痛物质未达到痛阈 心肌缺血是否产生疼痛等症状，与缺血程度、缺血范围、缺血发展速度以及缺血的持续时间等因素有关。从心肌氧供需不平衡发展到心绞痛，其间有一个无症状期，称之为缺血裂隙（ischemic gap）。某些一过性心肌缺血发作，如果心肌缺血的范围小、程度轻及持续时间短，由于缺血情况未达到产生心绞痛的阈值，可不产生心绞痛症状；缺血心肌所释放的缓激肽、前列腺素及 5- 羟色胺等致痛物质未达到痛阈值而表现为无痛性。

6.2.3 疼痛信号神经的改变对心绞痛的影响 研究表明，SMI 患者对疼痛的耐受程度较高。个体对疼痛耐受程度的差异可能是 SMI 的发生机制。如糖尿病神经病变、心脏去神经、冠状动脉旁路移植手术后、心肌梗死等感觉传入通路中断所引起的该系统损伤以及患者的精神状态和其他因素，均可导致疼痛信号传导的改变，使患者对疼痛不敏感。

6.3 无症状性心肌缺血的诊断 SMI 以客观检查为主要诊断依据。动态心电图检测是较为方便可靠的诊断方法之一，可连续记录日常生活中的发作频度、持续时间、缺血程度，以及缺血与心律失常的关系。其他方法例如心电图运动试验、多巴酚丁胺负荷试验、放射性核素心肌显像等亦可证实 SMI 的存在。冠状动脉造影、冠状动脉血管内超声（intravenous ultrasound, IVUS）可确切地观察冠状动脉管腔和管壁的变化。

6.3.1 动态心电图 动态心电图可监测心肌缺血在日常生活中的持续时间、频度、缺血程度、动态变化规律、与日常生活活动的关系等，是目前公认的用于监测 SMI 的最简单而常用的方法。动态心电图还可观察心肌缺血时心电图改变出现在哪些导联，计算 ST 段压低的程度（ΣST）可初步估计冠状动脉病变的范围与程度。

动态心电图诊断 SMI 的标准为：① R 波为主的导联，J 点后 80 毫秒 ST 段水平型或下斜型下移 ≥0.1mV，或上斜型下移 ≥0.2mV，持续时间 ≥30 秒或 ≥30 次心跳；②原有 ST 段下移者应在原基础上再下移 ≥0.1mV，持续时间 ≥30 秒或 ≥30 次心跳；③若为 ST 段抬高，则 ST 段抬高应 ≥0~0.15mV，持续时间 ≥30s 或 ≥30 次心跳。

6.3.2 心电图运动试验 心电图运动试验用于检测平时心电图正常而存在有 SMI 危险因素的人群。心电图运动试验诊断心肌缺血的阳性标准为：①运动中或运动后 J 点后 80ms ST 段呈水平型或下斜型下移≥0.1mV,或上斜型下移≥0.2mV;②运动中或运动后J点后60ms ST段呈水平型或弓背向上型抬高≥0.1mV;③运动中或运动后出现收缩压下降≥10mmHg,或出现室性奔马律,新的心尖部全收缩期杂音,或心率不升(<120次/分),且除外病态窦房结综合征或未停服β受体阻滞剂者;④U波倒置。

终止指征:①在无病理性Q波导联ST段抬高>1.0mm(V₁或aVR除外);②收缩压下降>10mmHg且伴有其他缺血证据;③中度至重度心绞痛;④中枢神经系统症状,如共济失调、眩晕、晕厥;⑤低灌注体征,如发绀、面色苍白;⑥持续性室性心动过速;⑦检查心电图或收缩压在技术上发生困难;⑧患者要求终止。单纯性期前收缩、新发生的轻度心绞痛等,不再作为绝对终止指标。

需要注意的是,部分患者检查过程中由于运动量不足,未达到目标心率而提前终止试验可能造成假阴性结果,需要进行鉴别。

6.3.3　负荷超声心动图　目前,临床上较为常用的为多巴酚丁胺负荷超声心动图试验。阳性标准为:①出现2个或新增2个节段性室壁运动、室壁增厚率异常;②心电图上出现ST段压低≥0.2mV,或出现严重的心律失常。超声心动造影的三维成像可显示梗死、缺血心肌的部位、面积、大小、局部心功能等,对心肌缺血的诊断有重要价值,进行心肌超声造影检查时,灌注正常的心肌组织呈现造影剂增强效应,缺血区域出现造影剂灌注缺损,二者形成明显的分界线,三维成像可以对灌注缺损区单独提取并进行立体显示,直观地了解灌注缺损区的空间分布。

6.3.4　核素心肌灌注显像　核素心肌灌注显像常用的显像剂主要是$^{99}Tc^m$-甲氧基异丁基异腈($^{99}Tc^m$-MIBI)。局部心肌摄取核素的量与冠状动脉血流成正比。另外^{18}F-FDG PET/CT心肌代谢显像是用^{18}F-FDG测定心肌组织的糖代谢来评估患者的心肌活力,是目前公认的心肌活性测定的金标准。

其他检查措施还包括:冠状动脉钙化积分、多排螺旋CT、冠状动脉磁共振成像、冠状动脉造影等。

6.4　无症状性心肌缺血的预防及治疗

6.4.1　预防　对于SMI患者,有效控制冠心病危险因素十分重要。严密监控糖尿病、高血压及高脂血症,戒烟酒、合理饮食等措施可预防SMI。临床医生应对SMI患者定期随访,必要时可做心电图、冠脉 CT 等,以指导其合理用药。

6.4.2　治疗　SMI 的治疗与有症状性心肌缺血治疗原则相同,包括药物治疗、介入治疗及外科手术。治疗原则上包括了扩张冠状动脉、抑制 β 受体信号传导通路活性、减慢心率,减轻心肌细胞氧耗,降低血小板活性,降脂及保护血小板内皮功能等。药物种类包括:硝酸酯类药物、β 受体阻滞剂、CCB、抗血小板药物及他汀类药物。硝酸酯类药物可减少 SMI 发生率及缺血发作的持续时间,β 受体阻滞剂和 CCB 可减少缺血发作次数和持续时间,以减少缺血性心律失常的发生,进一步提高患者存活率;长期服用阿司匹林及他汀类调脂药物可将血脂控制在满意水平,保护血管内皮功能,稳定动脉粥样斑块并防止 SMI 进一步恶化。中医理论中活血化瘀类的药物对于 SMI 的症状控制具有一定的辅助作用。目前 ASIST(the atenolol silent ischemia study)研究,TIBIT(total ischemia burden European myocardial ischemia)等临床试验均证实了 β 受体阻滞剂、硝酸酯类药物、CCB 对于 SMI 治疗有效,虽然目前尚未有研究证实上述药物治疗可改善 SMI 患者的预后,但 SMI 与有症状的心肌缺血用药方案相同,该方案可有效改善心肌缺血的症状及预后,对于 SMI 患者来说目前还应采用类似药物治疗,而对于已经发展为缺血性心脏病或出现心力衰竭症状的患者,应使用改善心力衰竭预后的药物。

(韩雅玲,张权宇)

参考文献

[1] Droste C,Roskamm H. Experimental pain measurement in patients with asymptomatic myocardial ischemia[J]. J Am Coll Cardiol, 1983,1(3):940-945.

[2] Cohn PF,Fox KM,Daly C. Silent myocardial ischemia[J]. Circulation,2003,108(10):1263-1277.

[3] Oldroy KG,Harvey K,Gray CE,et al. Beta endorphin release in patients after spontaneous and provoked acute myocardial ischaemia [J]. Br Heart J,1992,67(3):230-235.

[4] Rutter M,Wahid ST,McComb JM,et al. Significance of silent ischemia and microalbuminuria in predicting coronary events in asymptomatic patients with type 2 diabetes[J]. J Am Coll Cardiol, 2002,40(1):56-61.

[5] Bugaenko VV. Comparative characteristics of the diagnostic methods

in silent myocardial schemia[J]. Lik Sprava,2005,(1-2):10-23.

[6] Hirzel HO,Leutsyler R,Krayenbuehl HP. Silent myocardial ischemia:hemodynamic changes during dynamic exercise in patients with proved coronary artery despite absence of angina pectoris[J]. J Am Coll Cardiol,1985,6(2):275-284.

[7] Mannering D,Cripps T,Leech G,et al. The dobutamine stress test as an alternative to exercise testing after acute my ocardial infarction[J]. Br Heart J,1988,59(5):521.

[8] Pozzoli MMA,Fioretti PM,Ilmer B et al. Comparative diagnosis value of exercise digital echocardiography vs 99m Tc-MIBI SPECT for the diagnosis of coronary artery disease in patients with normal ECG at rest[J]. Circulation,1990(82):743.

[9] Mulcahy D,Keegan J,Cunningham D,et al. Circadian variation of total ischaemic burden and its alteration with anti-anginal agents[J]. Lancet,1988,332(8614):755-759.

[10] Egstrup K. Randomized double-blind comparison of metoprolol, nifedipine,and their combination in chronic stable angina:effects on total ischemic activity and heart rate at onset of ischemia[J]. Am Heart J,1988,116(4):971-978.

[11] Stone PH,Gibson RS,Glasser SP,et al. Comparison of propranolol, diltiazem,and nifedipine in the treatment of ambulatory ischemia in patients with stable angina[J]. Circulation,1990,82(6):1962-1972.

[12] Andrews TC,Raby K,Barry J,et al. Effect of cholesterol reduction on myocardial ischemia in patients with coronary disease[J]. Circulation,1997,95(2):324-328.

7 冠心病特殊合并症

7.1 冠心病合并高血压

7.1.1 概述

冠心病合并高血压患者,降压治疗的目的是最大限度地降低长期心血管发病和死亡的总体风险。流行病学研究证实,血压水平与冠心病风险在病因学方面关系密切,二者的相关呈连续性。研究证实:对于 50 岁以下人群,舒张压是缺血性心脏病的主要危险因素,而对于 60 岁以上人群,收缩压更为重要;值得注意的是,在 60 岁以上人群中,舒张压与冠心病发生风险呈负相关,而脉压成为冠心病最主要的预测因素。一项最新涵盖 42 项研究、144 220 例患者的荟萃分析结果显示:平均收缩压与心血管疾病和死亡风险之间呈线性关系,其中平均收缩压为 120~124mmHg 的风险最小。另有数据显示,在存在心血管病风险的患者中,平均血压降低至 130/80mmHg,心血管并发症发生率可降低 25%,全因死亡率可降低 27%。多项 RCT 与回顾性研究均已证实:高血压患者的降压治疗可以迅速降低心血管风险,如收缩压下降 10mmHg(或舒张压下降 5mmHg)与中年人群心源性死亡发生风险降低 50%~60% 相关,老年人群中也同样存在此类获益。我国现有高血压患者 2.7 亿,高血压防控总体形势仍十分严峻。2010 年中国因高血压死亡共计 204.30 万例,占全部死亡的 24.60%。2013 年高血压直接经济负担占我国卫生总费用的 6.61%。作为迄今为止我国覆盖最广、规模最大的高血压管理现况调查,2017 年发表于 *Lancet* 上的 China PEACE 研究入选了来自中国 31 个省约 170 万 35~75 岁成人,研究定义高血压为收缩压≥140mmHg,或舒张压≥90mmHg,结果显示,在进行年龄性别调整后,高血压患病、知晓、治疗及控制的标化率分别为 37.2%、36.0%、22.9% 及 5.7%,可见,我国的高血压防治工作仍任重道远。2017 年 11 月 13 日 ACC 和 AHA 公布了新 1 版《美国成人高血压预防、检测、评估和管理指南》,针对高血压有了新定义(表 7-1)、新的降压目标值和干预切点,针对血压的管理更积极,给心血管病的一级预防带来更大的挑战。

表 7-1 2017 年《美国成人高血压预防、检测、评估和管理指南》高血压新定义

收缩压 (mmHg)		舒张压 (mmHg)	2014 年 JNC 8	2017 年
<120	且	<80	正常血压	正常血压
120~129	且	<80	高血压前期	血压升高
130~139	或	80~89	高血压前期	高血压 1 级
140~159	或	90~99	高血压 1 级	高血压 2 级
≥160	或	≥100	高血压 2 级	高血压 2 级

7.1.2 降压治疗原则 治疗冠心病合并高血压的用药原则为:在生活方式干预的基础上,既要控制血压以减少心脏负担,又要扩张冠状动脉以改善心肌血液供应,即"降压又护心"。在剂量选择方面,《中国高血压防治指南(2017 年修订版)》指出一般高血压患者应从常规剂量开始,而老年人仍从低剂量开始用药。具体药物治疗原则包括:

(1)常规剂量开始(老年人小剂量开始):不达标者加量至足量。

(2)合理联合用药:不同作用机制的联合处方、复方制剂。

(3)尽量用长效降压药:每天口服 1 次,维持 24 小时。

(4)个体化。

而 2017 年《美国成人高血压预防、检测、评估和管理指南》进一步以危险因素为分级细化的降压原则,强化血压管理,强调更早启动治疗、更低的血压达标水平改善临床预后。

7.1.3 降压治疗的启动 2017 年《美国成人高血压预防、检测、评估和管理指南》指出:已发生心血管疾病的患者或 10 年心血管病风险≥10% 的患者,平均血压≥130/80mmHg 即应启动药物治疗。无心血管病且 10 年心血管病风险 <10% 的患者,平均血压≥140/90mmHg 即启动药物治疗(表 7-2)。

表7-2 2017年《美国成人高血压预防、检测、评估和管理指南》
药物降压时机推荐

推荐建议	推荐等级	证据水平
有心血管病的患者，如果平均收缩压≥130mmHg或舒张压≥80mmHg，需要使用降压药物作为心血管病的二级预防。对于没有心血管病但动脉粥样硬化心血管病10年风险≥10%的患者，如果平均收缩压≥130mmHg或舒张压≥80mmHg，也需要使用降压药物作为心血管病的一级预防	I	收缩压：A 舒张压：C-EO
对于没有心血管病但动脉粥样硬化心血管病10年风险<10%的患者，如果平均收缩压≥140mmHg或舒张压≥90mmHg，推荐使用降压药物作为一级预防	I	C-LD

7.1.4 血压目标管理 《中国高血压防治指南（2017年修订版）》推荐，高血压合并冠心病患者目标血压<140/90mmHg。在JNC 7中，分别为无并发症的高血压患者（目标血压<140/90mmHg）与糖尿病和CKD等心血管病高危人群（目标血压<130/80mmHg）推荐了不同的目标值。但JNC 8认为上述建议缺乏充分依据，为心血管风险水平增高的高血压患者进行更为严格的血压控制可能不会使患者更多获益。因此，JNC 8仅根据年龄对降压目标值进行了区分：≥60岁患者血压目标值为<150/90mmHg，<60岁患者（≥18岁）血压目标值为<140/90mmHg。糖尿病和CKD患者的降压目标值同样为<140/90mmHg。2015年3月31日，AHA/ACC/美国高血压学会（American Society of Hypertension, ASH）联合发布《冠心病患者高血压治疗联合声明》，对不同情况的患者进行了具体推荐（表7-3）。2017年《美国成人高血压预防、检测、评估和管理指南》认为，确诊心血管病或10年心血管病风险≥10%的患者，血压控制目标为<130/80mmHg；无心血管病或心血管病高危因素者，将血压控制在<130/80mmHg也是合理的（表7-4）。

表 7-3 2015 年《冠心病患者高血压治疗联合声明》降压目标值

降压目标值（mmHg）	适合条件	推荐等级	证据水平
<150/90	年龄 >80 岁	Ⅱa	B
<140/90	冠心病	Ⅰ	A
	ACS	Ⅱa	C
	心力衰竭	Ⅱa	B
<130/90	冠心病	Ⅱb	C
	心肌梗死后、卒中 / TIA	Ⅱb	C
	颈动脉疾病、PAD		
	腹主动脉瘤		

注：ACS：急性冠脉综合征；TIA：短暂性脑缺血发作；PAD：外周动脉疾病

表 7-4 2017 年《美国成人高血压预防、检测、评估和管理指南》降压目标值

推荐建议	推荐等级	证据水平
成年人确诊心血管病或 10 年心血管病风险 ≥10%，血压控制目标为 <130/80mmHg	Ⅰ	收缩压：B-R 舒张压：C-EO
对于没有心血管病但动脉粥样硬化心血管病 10 年风险 <10% 的患者，如果平均收缩压 ≥140mmHg 或舒张压 ≥90mmHg，推荐使用降压药物作为一级预防	Ⅱb	收缩压：B-NR 舒张压：C-EO

7.1.5 药物推荐

（1）2014 年 JNC 8：2014 年 JNC 8 对于冠心病合并高血压的降压治疗推荐 β 受体阻滞剂和 ACEI/ARB 作为首选，降压同时可降低心肌氧耗，改善心肌重构，鉴于 CCB 具有抗心绞痛及抗动脉粥样硬化的作用，推荐心绞痛患者联用 β 受体阻滞剂和 CCB。不推荐联用 ACEI 和 ARB。①β 受体阻滞剂：主要通过抑制过度激活的交感神经活性，抑制心肌收缩力，减慢心率而发挥降压作用，降低心肌氧耗。其改善冠心病预后的大型 RCT 证据包括 MAPHY 研究、MERIT-HF 研究等。Olsson

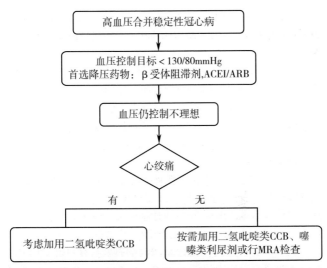

图 7-1 高血压合并稳定性冠心病患者的管理

注：ACEI：血管紧张素转化酶抑制剂；ARB：血管紧张素Ⅱ受体拮抗剂；CCB：钙通道阻滞剂；MRA：磁共振血管成像

CCB：CCB 分为二氢吡啶类和非二氢吡啶类。CCB 可单独使用，也可与 β 受体阻滞剂联合使用。二氢吡啶类 CCB 是有效的抗心绞痛药物。高血压且存在持续性心绞痛者联合应用 β 受体阻滞剂和二氢吡啶类 CCB 可以有效降低血压，缓解心绞痛。研究表明马来酸左旋氨氯地平联用 β 受体阻滞剂治疗稳定型心绞痛可增加疗效，并减少不良反应。

7.1.6 药物使用注意事项

（1）二氢吡啶类 CCB：应选用长效制剂，因短效 CCB 虽然也能降低血压，但常会加快心率，增加心脏耗氧。常见不良反应包括心悸、面红、头痛及下肢水肿等，有时也会出现牙龈增生。非二氢吡啶类 CCB 在慢性稳定型心绞痛患者中可作为首选用药，但由于其抑制心脏收缩和传导功能，二至三度房室传导阻滞、心力衰竭患者禁用，且在使用前应详细询问患者病史，进行心电图检查，并于用药 2~6 周复查心电图。

（2）β 受体阻滞剂：常见不良反应包括疲乏、肢体冷、激动不安、胃肠不适等，还可能影响糖脂代谢。二至三度房室传导阻滞、哮喘患者禁用。长期使用者突然停药可发生反跳现象，即撤药综合征。

（3）ACEI:虽然各种 ACEI 作用机制相同,总体上可能具有类效应。各种 ACEI 与组织中血管紧张素转化酶（ACE）结合的亲和力不同、药代动力学特性也有差别,因此可能导致组织浓度的明显差异和不同的临床效果。ACEI 最常见不良反应为持续性干咳,多见于用药初期,症状较轻者可坚持服药,不能耐受者可改用 ARB。其他不良反应包括低血压、皮疹,偶见血管神经性水肿及味觉障碍。ACEI/ARB 长期应用可能导致血钾水平升高,应定期监测血钾和血肌酐水平。禁忌证为双侧肾动脉狭窄、高钾血症及妊娠期女性。

（4）利尿剂:应用时应监测循环血量,避免利尿导致血容量不足,诱发或加重冠状动脉灌注不足。

（5）单药或联合用药的目的均是使血压达标,当血压未达标时应由低强度变更至高强度降压或联合用药使血压达标。

（赵迎新,申华,许晓晗,程宇婧,周玉杰）

7.2 冠心病合并心力衰竭

7.2.1 概述 心力衰竭是一种发病率和死亡率高并可造成沉重经济负担的综合征,患者一旦出现心力衰竭症状,其 1 年生存率为 50%~60%,5 年生存率与恶性肿瘤相当。心力衰竭的病因有多种,其中冠心病和高血压占大多数,尤其是冠心病心肌梗死存活的患者,由于冠状动脉介入治疗的普及,AMI 血运重建治疗使心肌梗死患者的存活率大大提高。因此,心肌梗死后心室重构造成慢性心力衰竭的发病率大大提高。弗莱明翰研究显示,1971-2000 年心力衰竭发病率增加,其中心肌梗死后心力衰竭发病率增加是主要原因之一。多项研究报道,心力衰竭患者中合并冠心病者占 23%~73%,经冠状动脉造影证实的冠心病约占新发心力衰竭患者的 50%。冠心病可因心绞痛而限制运动耐量,也可因发生心肌梗死而导致进一步的心肌损伤,故应根据相应指南治疗基础冠心病,改善预后。

冠心病导致的心力衰竭以左心衰竭为主,随着病情进展可累及右心而致全心衰竭,也可直接引起右心衰竭,如右室心肌梗死引起的急性右心衰竭。根据超声测得的左室射血分数（LVEF）数值,心力衰竭既可为射血分数降低性心力衰竭（heart failure with reduced ejection fraction,HFrEF）,也可为射血分数保留性心力衰竭（heart failure with preserved ejection fraction,HFpEF）。

7.2.2 冠心病合并急性心力衰竭

7.2.2.1 发病机制 出现心力衰竭的冠心病患者可以表现为ACS或非ACS。心肌损伤在ACS患者通常是心力衰竭的主要原因,因心肌大片状坏死或损伤,丧失有效的收缩能力,导致心室肌整体收缩功能显著降低。欧洲心力衰竭调查Ⅱ研究中,42%的新发心力衰竭患者可归因于ACS。而在非ACS患者,心肌损伤则可能是心力衰竭恶化的结果。急性心力衰竭时,升高的左心室舒张末压可导致心内膜下心肌缺血;神经激素的过度激活可通过增加心肌收缩力和由内皮功能障碍引起的冠状动脉灌注降低而加重心肌缺血。另外,合并冠心病的急性心力衰竭患者往往存在冬眠或顿抑的心肌,这些因素最终均导致心肌损伤。在慢性心力衰竭的基础上,严重的冠状动脉狭窄所致的可逆性心肌缺血发作可能引起一过性心功能恶化。应激或自发性缺血时一过性左心室功能不全会加重冠心病合并心力衰竭患者的症状。此外,心肌氧供失调也可导致心肌细胞凋亡,即使在没有明确缺血事件的情况下,也可能促进左心室功能不全的进展。

7.2.2.2 诊断及评估 根据明确的冠心病病史或在典型胸痛症状的基础上出现严重的呼吸困难、气喘、咳粉红色泡沫样痰、双肺湿啰音、心音低钝、舒张期奔马律等典型临床症状和体征,不难作出诊断。但临床症状不典型、重症合并其他并发症的患者诊断可能有一定困难,需要完善实验室标志物、心电图、影像和超声等检查以明确诊断。

评估时应尽快明确:①容量状态;②循环灌注是否不足;③是否存在急性心力衰竭的诱因和(或)并发症。

急性心力衰竭严重程度分级,主要包括 Killip 法、Forrester法和临床程度床边分级 3 种方法。

(1) Killip 法(表 7-8):主要用于 AMI 患者,根据临床表现和血流动力学状态分级。这种分级方法在 AMI 患者中常用,有助于判断心肌受累面积和患者预后,同时对是否选择积极再通治疗具有指导价值,分级越严重,再通治疗的获益越明显。

(2) Forrester 法:适用于监护病房及有血流动力学监测条件的病房、手术室。该分级方法对判断预后和指导治疗具有重要价值,但因需要有创性监测,故并未被广泛应用。

(3) 临床程度床边分级(表 7-9):由 Forrester 法修改而来,主要根据末梢循环(灌注)和肺部听诊的情况分级,无需特殊的监测条件,适用于一般门诊和住院患者。

表 7-8　急性心肌梗死的 Killip 法分级

分级	症状与体征
Ⅰ	无心力衰竭,无肺部啰音,无 S3
Ⅱ	有心力衰竭,双肺中下部有湿啰音,占肺野下 1/2,可闻及 S3
Ⅲ	严重心力衰竭,有肺水肿,湿啰音遍布双肺(超过肺野 1/2)
Ⅳ	心源性休克

表 7-9　急性心力衰竭的临床程度床边分级

分级	肢体皮肤	肺部啰音
Ⅰ(A 组)	温暖	无
Ⅱ(B 组)	温暖	有
Ⅲ(L 组)	寒冷	无
Ⅳ(C 组)	寒冷	有

7.2.2.3　药物治疗　与非 ACS 表现的急性心力衰竭患者相比,临床实践指南对 ACS 发病的心力衰竭患者的处理策略更加规范,但二者在临床表现和处理方面有较多相同之处,最主要的区别在于冠心病合并 ACS 的急性心力衰竭患者心肌酶水平多明显升高,需抗凝及早期血管再通治疗。

治疗的目标:缓解充血和(或)心输出量降低的症状,达到正常血容量,去除诱发因素,优化口服抗心力衰竭药物治疗,识别能进行冠状动脉血管再通治疗的患者,鉴别血栓栓塞的危险因子,进行患者及家庭成员的心力衰竭防治教育等。

治疗前快速评估:心率、血压、肝肾功能[尤其是估算肾小球滤过率(eGFR)]、电解质水平、既往用药史及过敏史,保证用药治疗期间发挥最大作用的同时尽可能地避免药物不良反应的发生。

(1)一般治疗:迅速开通静脉通道,心电、血压及血氧饱和度监测。严格限钠(2.0g/d);中度低钠血症(血清钠 <130mmol/L)或其他液体潴留的患者每日液体摄入量应 <2000ml;保持每天出入量负平衡约 500ml,严重肺水肿者水负平衡为 1000~2000ml/d。

(2)氧疗:可缓解急性左心衰竭引起的低氧血症,减少肺泡渗出和肺水肿,减少做功。视病情给予高流量吸氧(吸氧浓

度 >50%）、面罩吸氧或无创呼吸机辅助治疗,若病情严重出现呼吸节律异常,随时准备行气管插管 / 切开接有创呼吸机辅助治疗。

（3）体位:如患者因呼吸困难不能平卧,立即嘱患者取半卧位或坐位,双腿下垂以减少回心血量。

（4）吗啡:一般用于严重急性心力衰竭的早期阶段,特别是患者出现不安和呼吸困难时,不仅可镇静,减少躁动所带来的心脏负担,合并 ACS 时还可镇痛,同时也可降低心率、舒张小血管,减轻心脏负担。用法:吗啡 5~10mg 缓慢静脉注射,必要时间隔 15 分钟重复给药,共 2~3 次。如患者极度呼吸困难伴大汗,血压偏低时可先予吗啡皮下注射 3~5mg,观察 3~5 分钟症状有无加重。部分患者使用吗啡后会出现呕吐,注意避免呕吐物误吸。伴明显和持续的低血压、休克、意识障碍、慢性阻塞性肺疾病（chronic obstructive pulmonary disease, COPD）等患者禁忌使用吗啡。

（5）利尿剂:通过排钠排水减轻心脏的容量负荷,对缓解淤血症状,减轻水肿效果显著,是心力衰竭治疗中最常用的药物。但对于有低灌注表现的急性心力衰竭患者,在保证足够的灌注前,应避免使用利尿剂。为了增强利尿作用,可联合袢利尿剂、噻嗪类利尿剂及醛固酮受体拮抗剂,但应注意避免低钾血症、肾功能不全及低血容量。长期使用利尿剂也容易出现电解质紊乱,特别是高血钾或低血钾均可导致严重后果,应注意监测血钾、血钠水平变化。用法:最初静脉注射的剂量至少应与在家中口服剂量相等,如呋塞米 20~40mg 或托拉塞米 10~20mg 静脉注射,2 分钟内注完,10 分钟内起效;如用药半小时后症状未缓解,肺部啰音未减少,加大利尿剂用量,静脉注射后静脉滴注维持,呋塞米最大剂量为 400mg/d,托拉塞米最大剂量为 200mg/d。

（6）血管扩张剂:可降低左、右心室充盈压和全身血管阻力,同时降低收缩压,从而减轻心脏负荷。收缩压水平是评估该类药物是否适宜的重要指标,收缩压 >110mmHg 的患者通常可安全使用;收缩压为 90~110mmHg 时应谨慎使用;收缩压 <90mmHg 时禁忌使用。合并二尖瓣或主动脉瓣狭窄的患者,应慎用血管扩张剂。①硝酸酯类药物:在不减少每搏输出量和不增加心肌耗氧的情况下能减轻肺淤血,可快速减轻心肌缺血和改善冠状动脉灌注,特别适用于 ACS 合并心力衰竭的患者。硝酸甘油静脉滴注起始剂量为 10~20μg/min,每 5~10 分钟递增

5~10μg/min,控制收缩压为 90~100mmHg。如连续应用数天,需每天增加剂量,以减轻其耐药性。②硝普钠:适用于严重心力衰竭、原有后负荷增加以及伴肺淤血或肺水肿患者。宜从小剂量 10μg/min 开始,可酌情逐渐增加剂量至 50~250μg/min,静脉滴注,疗程不应超过 72 小时,使用过程中应注意避光、密切监测患者血压及肝肾功能。③重组人脑利钠肽(rhBNP):通过扩张静脉和动脉(包括冠状动脉)有效降低心脏前、后负荷,同时具有排钠利尿作用,抑制肾素 - 血管紧张素 - 醛固酮系统(RAAS)和交感神经系统活性,阻止急性心力衰竭演变中的恶性循环,可改善充血性心力衰竭患者的血流动力学障碍,延缓心肌重构。用法:奈西立肽,先给予负荷剂量 1.5~2.0μg/kg,缓慢静脉注射,继以 0.01μg/(kg·min)静脉滴注;也可不用负荷剂量而直接静脉滴注。疗程一般为 3 天,不超过 7 天。

(7)正性肌力药:可缓解组织低灌注所致的症状,保证重要脏器血液供应,适用于低心排血量综合征,如伴症状性低血压(≤85mmHg)或心输出量降低伴循环淤血的患者。需要注意的是,冠心病合并心力衰竭患者应用正性肌力药可能有害,因为正性肌力药本身的血管扩张特性或其与血管扩张剂联用导致的血压下降和(或)心率增快,可降低冠状动脉灌注,对患者不利。①洋地黄类药物:能轻度增加心输出量,降低左心室充盈压和改善症状。用法:毛花苷 C 0.2~0.4mg 缓慢静脉注射,2~4 小时后可再用 0.2mg,伴快速心室率的心房颤动患者可酌情适当增加剂量。AMI 急性期患者 24 小时内不宜使用洋地黄类药物。②多巴胺:2~5μg/(kg·min)静脉滴注,有利于改善急性心力衰竭的病情。小剂量[<3μg/(kg·min)]有选择性地扩张肾动脉,促进利尿作用;大剂量[>5μg/(kg·min)]应用有正性肌力作用和血管收缩作用;>10μg/(kg·min)时可增加左心室后负荷和肺动脉压,对患者不利。③多巴酚丁胺:短期应用可增加心输出量,改善外周灌注,缓解症状。用法:起始剂量为 2~3μg/(kg·min)静脉滴注,最高可用至 20μg/(kg·min)。常见不良反应包括心律失常和心动过速,偶可因加重心肌缺血而出现胸痛。正在应用β受体阻滞剂的患者不推荐使用多巴酚丁胺和多巴胺。④磷酸二酯酶抑制剂(PDEI):兼有正性肌力作用及降低外周血管阻力的作用,适于对洋地黄、利尿剂、血管扩张剂治疗无效或效果欠佳的急、慢性心力衰竭。用法:米力农,负荷剂量 25~75μg/kg,5~10 分钟缓慢静脉注射,后 0.25~1.0μg/(kg·min)维持静脉滴注,每日最大剂量不超过 1.13mg/kg。常见不良反应包括低血压和心律失常。⑤左西孟旦:一种钙增敏剂,通过结合于心肌细胞上的肌钙蛋白 C(TnC)促进心肌收缩,还通过介导 ATP 敏感的钾通道而发挥舒张血管作用和轻度抑制磷酸二酯酶效应,其正性肌力作用独立于 β 肾上腺素能刺激,可用于正接受 β 受体阻滞剂治疗的患者。冠心病患者应用不增加病死率。用法:起始剂量 6~12μg/kg 静脉注射(>10 分钟),继以 0.1μg/(kg·min)静脉滴注,可酌情减半或加倍。对于收缩压 <100mmHg 的患者,不需负荷剂量,可直接使用维持剂量。为防止发生低血压,应用时需监测血压和心电图,避免血压过低和心律失常的发生。⑥血管收缩药物:对外周动脉有显著缩血管作用的药物,如去甲肾上腺素、肾上腺素等,多用于使用了正性肌力药仍出现心源性休克或合并显著低血压状态的患者。上述药物可使血液重新分配至重要脏器,收缩外周血管并提高血压,但以增加左心室后负荷为代价。

(8)抗凝药:对于合并 ACS 的冠心病患者,抗凝治疗(如 LMWH)是重要的治疗措施之一,而对于深静脉血栓和肺栓塞发生风险较高的患者,也推荐应用。对于 STEMI 患者,肝素可作为 PCI 和溶栓治疗的辅助用药;而对于非 ST 段抬高 ACS 患者,肝素除作为 PCI 的辅助用药外,还是早期保守策略的重要治疗用药。普通肝素皮下注射吸收差,因此推荐静脉注射。而 LMWH 是由普通肝素解聚产生,分子均一性好,较少黏附于血浆蛋白和细胞表面,因此,血流动力学稳定。与普通肝素比,LMWH 的优势在于:使用方便、不需监测凝血时间、出血并发症发生率低,直接 PCI 术后可以 LMWH 代替普通肝素抗凝。目前临床常用的 LMWH 包括依诺肝素、那曲肝素钙、达肝素等,具体用法可参见本指南相关章节。值得注意的是,在使用 LMWH 时低体重者应减量,肾功能不全者慎用,肌酐清除率 <30ml/min 者可选用普通肝素,同时监测 ACT。

(9)右心室梗死合并急性右心衰竭的治疗:①扩容治疗:右心室 AMI 引起右心衰竭伴低血压,而无左心衰竭表现时,宜扩张血容量。对于充分扩容而血压仍低者,可给予多巴酚丁胺或多巴胺;②不宜使用利尿剂、吗啡和硝酸甘油等血管扩张剂,以避免进一步降低右心室充盈压;③如右心室梗死同时合并广泛左心室梗死,则不宜盲目扩容,防止造成急性肺水肿。

7.2.3 冠心病合并慢性心力衰竭

7.2.3.1 发病机制

冠心病所致的慢性心力衰竭往往由多种因素引起。首先，也是最重要的原因是心肌梗死，由于有功能的心肌细胞丧失、心肌纤维化的进展以及后续的左心室重构，导致房室扩张和神经激素激活，进而导致残余存活心肌的进行性恶化。其次，除了梗死相关动脉，大部分心肌梗死存活患者的其他冠状动脉均有明显的粥样硬化病变。因此，无论是梗死区域还是远离梗死区域的组织，都有相当一部分处于危险状态的心肌由狭窄的冠状动脉供血，可能出现心肌缺血 / 冬眠，诱发左心室功能不全并增加再发心肌梗死的风险，进一步使左心室功能恶化或触发心脏性猝死。再次，内皮功能障碍在左心室功能不全的进程中也可能发挥了独立而重要的作用。

7.2.3.2 诊断及评估

心力衰竭的诊断是综合病因、病史、症状、体征及客观检查作出的。冠心病合并慢性心力衰竭的诊断，依据患者陈旧心肌梗死、典型缺血性胸痛或冠状动脉造影等检查提示冠状动脉明显狭窄等病史可明确冠心病诊断，在此基础上逐渐出现肺淤血引起的不同程度的呼吸困难支持左心衰竭诊断，出现体循环淤血引起的颈静脉怒张、肝大、水肿等支持右心衰竭诊断。

过去 30 年进行的绝大多数临床试验都是 HFrEF 患者。但研究表明，HFpEF 患者约占所有心力衰竭住院患者的 50%。与 HFrEF 患者相比，HFpEF 患者的年龄较大，因此，这类心力衰竭的相对增加是人口老龄化的反映，这一增加也与该人群中冠心病、高血压、糖尿病和心房颤动的比例增加相符合。在 HFpEF 患者中，约 60% 有明确的冠心病，因为心肌缺血可以损害心室舒张功能。在心力衰竭住院患者中，HFpEF 与 HFrEF 的近、远期死亡风险类似。但是，不同研究中 LVEF 的界限规定存在差异，所以，有关 HFpEF 的定义也未统一。ESC 关于 HFpEF 的定义：①典型症状包括气短、端坐呼吸、夜间阵发性呼吸困难、体力活动受限、疲乏、水肿，体征包括颈静脉压力升高、肝颈静脉回流征阳性、第三心音、水肿、细湿啰音等；② LVEF 正常或轻度降低，目前多定义为 LVEF≥50%，不伴左心室扩大；③左心室舒张功能障碍：心脏结构表现为左心室肥厚或左心房扩大，多普勒超声提示 E/e' 比值升高、二尖瓣血流异常、肺静脉逆转时间延长，化验 N 末端脑钠肽原（NT-proBNP）/ 脑钠肽（BNP）水平升高，心电图示心房颤动，侵入性血流动力学检查显示左心室舒张末压升高、Tau 延长、左心室僵硬度增加等表现。而《中国心力衰竭诊断和治疗指南 2014》中关于 HFpEF 的诊断标准规定的 LVEF≥45%。

传统的心功能评估方法是按照患者症状的严重程度进行的,其依据是 NYHA 心功能分级(表 7-10)。但这一分级方法受不同观察者的影响,且对活动能力方面的重要改变并不敏感。所以,常结合 6 分钟步行试验评定患者的运动耐力:6 分钟步行距离 <150m 为重度心力衰竭,150~450m 为中度心力衰竭,>450m 为轻度心力衰竭。

表 7-10　NYHA 心功能分级

分级	症状
Ⅰ	活动不受限,日常体力活动不引起明显的气促、疲乏或心悸
Ⅱ	活动轻度受限,休息时无症状,日常活动可引起明显的气促、疲乏或心悸
Ⅲ	活动明显受限,休息时可无症状,轻微日常活动即引起显著气促、疲乏或心悸
Ⅳ	休息时也有症状,稍有体力活动症状即加重,任何体力活动均会引起不适

注:NYHA:纽约心脏病学会

对所有合并冠心病的慢性左心室功能不全患者,无论其程度如何,是局部还是整体,均应怀疑存在冬眠心肌。可通过影像学检查评估冬眠心肌,包括检测无功能心肌区域内的心肌收缩储备、保留的代谢活性或细胞完整性。完好的灌注、细胞膜的完整性以及完整的线粒体可用 ^{201}铊和(或)^{99}锝标记的 PET 进行评估;保留的葡萄糖代谢可用 ^{18}F-FDG PET 进行评估;而对心肌收缩储备的检测可通过多巴酚丁胺负荷超声心动图实现。这些技术的应用显著改善了有存活心肌并接受心肌血运重建治疗的慢性心力衰竭患者的生存率。

7.2.3.3　药物治疗　冠心病患者反复的心肌缺血,较大范围的心肌梗死及室壁瘤的形成导致或促进了心力衰竭的进展。因此,冠心病患者的治疗不应仅阻断神经激素激活和减轻充血症状,还应采用积极的二级预防措施延缓冠心病进展,包括稳定斑块、减少缺血和增强内皮功能而降低急性冠状动脉事件的发生风险。目前被公认为能够提高心力衰竭患者生存率的药物包括ACEI、ARB、β受体阻滞剂和醛固酮受体拮抗剂,是从冠心病发病机制及病理学改变的不同环节发挥作用。这些药物的有益作用可能既与血管保护作用有关,也与神经激素阻断作用有关。

(1) RAAS 拮抗剂:可调节钠平衡、液体容量和血压,延缓心室重构,改善内皮功能,这些作用已被许多临床研究证实,因而,无论欧美冠心病指南还是中国冠心病治疗指南,ACEI 或 ARB 对于左心室收缩功能障碍的心力衰竭患者均获得强适应证,同时也适用于所有冠心病患者心血管事件的二级预防。只要冠心病合并慢性心力衰竭患者血流动力学稳定,无 ACEI/ARB 禁忌证存在,应尽早开始此类药物治疗。对于血压正常或偏低者,可由小剂量开始,逐渐递增至最大能耐受剂量或靶剂量;对于轻度肾功能不全者,在用药期间需监测血清电解质及肌酐水平的变化。

(2) β受体阻滞剂:可减少冠心病合并慢性心力衰竭患者的死亡率和再住院率。与那些无存活心肌的患者相比,有存活但功能障碍心肌的患者可从β受体阻滞剂的治疗中获得左心室功能和重构方面的更大改善。β受体阻滞剂治疗心力衰竭的获益程度,除了尽早使用外,与剂量密切相关。即使临床症状稳定者也应把剂量增加至患者能耐受的最大剂量或靶剂量。对于血压正常或偏低者,CBCS Ⅲ 研究证实,β受体阻滞剂与 ACEI 联用,即使是小剂量,效果也优于单药大剂量治疗。

(3) 醛固酮受体拮抗剂:2013 年 ACCF/AHA 心力衰竭指南修订,建议扩大醛固酮受体拮抗剂的适用范围。过去醛固酮受体拮抗剂仅限于 NYHA 心功能分级 Ⅲ~Ⅳ级患者,EMPHASES-HF 试验证实此类药可使 NYHA 心功能分级 Ⅱ级患者获益,并具有显著降低心脏性猝死的有益作用,其临床意义在于肯定了该药治疗慢性心力衰竭的疗效几乎与 ACEI、β受体阻滞剂相当,长期临床应用包括与 ACEI 联用是安全的。因此,2013 年ACCF/AHA 心力衰竭指南修订推荐此类药也适用于 NYHA 心功能分级 Ⅱ级患者,并认为在使用 ACEI 和β受体阻滞剂后只要无禁忌证[eGFR≤30ml/(min·1.73m^2) 和血钾≥5mmol/L],LVEF≤35% 的患者均应加用,且不需要等待 ACEI 和β受体阻滞剂达到目标剂量或最大耐受。当然,对于肾功能减退者,ACEI 与醛固酮受体拮抗剂联用期间应注意监测电解质变化。2016 年 ESC 心力衰竭指南则推荐,对于 LVEF≤35% 的患者,在应用 ACEI 和 β 受体阻滞剂后仍有症状则应加用醛固酮受体拮抗剂。

（4）血管紧张素受体 - 脑啡肽酶抑制剂（LCZ696）：是一种血管紧张素受体 - 脑啡肽酶抑制剂（ARNI），具有双靶点抑制作用。2014 年 8 月底 ESC 年会上公布的 PARADIGM-HF 研究旨在探讨这种慢性心力衰竭治疗新药物能否替代传统的 ACEI 或 ARB。在常规治疗基础上，将入组患者随机分为 LCZ696（200mg，每日 2 次）组和依那普利（10mg，每日 2 次）组，中位随访 27 个月，结果显示，与依那普利组相比，LCZ696 组患者心血管死亡或心力衰竭住院率明显降低（$HR=0.8$，$P<0.001$），并且，LCZ696 能降低心血管死亡风险 20%，减少因心力衰竭住院风险 21%（$P<0.001$），还能减少心力衰竭症状和活动限制（$P=0.001$）。安全性方面，LCZ696 耐受性较好，与依那普利相比，较少引起咳嗽、高血钾、肾损伤或因不良反应停药，不增加严重血管性水肿风险，但症状性低血压风险增加。为了减少血管性水肿风险，在启动 LCZ696 之前，应停用 ACEI 至少 36 小时。另外，由 LCZ696 对大脑中 β- 淀粉样肽降解引出的长期安全性问题，仍需要长时间研究得以证实。2016 年 ACC/AHA/HFSA 对 2013 年心力衰竭药物治疗进行了更新，对于射血分数降低的有症状慢性心力衰竭，NYHA 分级 Ⅱ 或 Ⅲ 级，可耐受 ACEI 或 ARB 的患者，可将其替换为血管紧张素受体脑啡肽酶抑制剂（ARNI），证据等级为 Ⅰ B-R。

（5）盐酸伊伐布雷定（Ivabradine）：是第一个窦房结 If 电流选择特异性抑制剂。与传统减慢心率药物如 β 受体阻滞剂相比，伊伐布雷定单纯减慢心率，对心内传导、心肌收缩力或心室复极化无影响，对机体糖脂代谢也无影响。SHIFT 研究是迄今为止规模最大的以事件发生和死亡率为终点的慢性心力衰竭治疗研究之一，旨在评价传统药物治疗联合伊伐布雷定能否进一步改善心力衰竭患者的预后。该研究入选包括中国在内的全球 6505 例窦性心律、心率≥70 次 / 分、LVEF≤35%、NYHA 心功能分级 Ⅱ~Ⅳ 级的心力衰竭患者，在最佳治疗基础上，随机给予伊伐布雷定或安慰剂治疗。中位随访 22.9 个月，结果显示：与安慰剂组相比，伊伐布雷定组主要终点事件（心血管死亡和因心力衰竭恶化住院）风险显著降低 18%，心力衰竭死亡风险显著降低 26%。对基线心率≥75 次 / 分亚组分析表明，加用伊伐布雷定使心血管死亡和全因死亡风险均显著降低 17%（$P<0.02$）。

2011年ESC年会公布了SHIFT生活质量亚组分析结果,提示伊伐布雷定除改善患者预后,还可显著提高心力衰竭患者生活质量,显示出与β受体阻滞剂的差异。因此,2012年ESC心力衰竭指南明确指出伊伐布雷定显著提高心力衰竭患者的生活质量。2012年2月9日欧洲药品监管局(EMEA)正式批准单纯降低心率的新药伊伐布雷定用于合并收缩功能异常的慢性心力衰竭的治疗。

目前指南推荐:冠心病合并心力衰竭患者,窦性心律,LVEF≤35%,已使用ACEI(或ARB)和醛固酮受体拮抗剂(或ARB)治疗的心力衰竭患者,如β受体阻滞剂已达到指南推荐剂量或最大耐受剂量,心率仍≥70次/分,且持续有症状(NYHA心功能分级Ⅱ~Ⅳ级),可加用伊伐布雷定(Ⅱa/B);如不能耐受β受体阻滞剂或存在禁忌证的有症状心力衰竭患者,LVEF≤35%并且窦性心率≥70次/分,考虑使用伊伐布雷定(Ⅱa/C);心力衰竭合并心绞痛患者,如不能耐受β受体阻滞剂(Ⅱa/A),考虑使用伊伐布雷定;如使用β受体阻滞剂治疗后仍有心绞痛,可加用伊伐布雷定(Ⅰ/A)。

(6)利尿剂:为心力衰竭治疗中最常用的药物,通过排钠排水减轻心脏容量负荷,对缓解淤血症状、减轻水肿具有显著效果。应以最低的剂量达到和维持正常的血容量。①噻嗪类利尿剂:以氢氯噻嗪为代表,为中效利尿剂,轻度心力衰竭可首选此药。②袢利尿剂:以呋塞米和托拉塞米为代表,为强效利尿剂,中、重度心力衰竭可首选此药。③托伐普坦:托伐普坦是一种血管加压素V2受体拮抗剂(非肽类AVP2受体拮抗剂),可以升高血浆中钠离子浓度,帮助多余的水分从尿液排出,增强肾脏处理水的能力,推荐用于充血性心力衰竭、常规利尿剂治疗效果不佳、有低钠血症或有肾损害倾向者,可显著改善充血相关症状,且无明显短期和长期不良反应。建议起始剂量为7.5~15.0mg/d,疗效欠佳者逐渐加量至30mg/d。

(7)对于心力衰竭合并心绞痛患者,缓解心绞痛的药物:首选β受体阻滞剂(Ⅰ/A),如不能耐受,可用伊伐布雷定(窦性心律者)、硝酸酯类药物或氨氯地平(Ⅱa/A),或尼可地尔(Ⅱb/C)。如使用β受体阻滞剂(或其替代药物)治疗后仍有心绞痛,可加用伊伐布雷定、硝酸酯类药物、氨氯地平(Ⅰ/A)或尼可地尔(Ⅱb/C)中的1种。如使用2种抗心绞痛药物治疗后仍有心绞痛,应行冠状动脉血运重建(Ⅰ/A),也可以考虑从上述药物中选择加用第3种抗心绞痛药物(Ⅱb/C)。伊伐布雷定是有效的抗心绞痛药物,且对心力衰竭患者是安全的。

(8)内皮功能障碍在多种心血管疾病中均扮演着重要角色,也是大多数心血管危险因素引发炎症和动脉粥样硬化的最终共同通路。强烈推荐冠心病患者使用他汀类药物治疗,他汀类药物的有益作用可能归功于稳定斑块和改善内皮功能,具体药物种类及使用方法详见相关章节。

(9)抗血小板治疗[如阿司匹林和(或)氯吡格雷]被强烈推荐用于冠心病患者心血管事件的二级预防。

(10)左心室收缩功能障碍与缺血性脑卒中发生风险升高独立相关。合并心房颤动的心力衰竭患者以及明确或怀疑有左心室血栓的患者有使用口服抗凝药(OAC)的强烈指征。

(11)HFpEF的治疗:因为缺乏大量的循证医学证据,目前对于HFpEF的有效治疗尚未明确,主要针对患者的基础心脏疾病进行综合治疗,如控制血压、改善心肌缺血、治疗心房颤动、缓解容量负荷过重、逆转左心室重构等,从而改善症状,避免心力衰竭进行性加重。目前指南对HFpEF药物治疗的建议:① ESC心力衰竭指南:利尿剂用于控制水钠潴留,减轻HFpEF患者的呼吸困难和水肿;治疗高血压和心肌缺血,控制心房颤动患者的心室率,对HFpEF的治疗也很重要;降低心率的CCB可用来控制HFpEF合并心房颤动患者的心室率,也可用于治疗HFpEF合并的高血压心肌缺血(与HFrEF不同,其负性肌力作用可能有风险);β受体阻滞剂还可用于控制HFpEF和心房颤动患者的心室率,奈必洛可降低老年患者的死亡或心血管住院的联合终点;耐力/阻力联合训练安全,并可改善运动能力及舒张功能。② ACCF/AHA心力衰竭指南:迄今为止,尚未明确对HFpEF的有效治疗方法。

(刘小慧,罗太阳,周玉杰)

7.3 冠心病合并心房颤动 冠心病是最常见的心血管疾病,严重威胁着人类的健康。心房颤动是最常见的心律失常,发病率占世界总人口的1%~2%,在2010年,估计世界范围内心房颤动的男性和女性分别为2090万和1260万人,在我国,心房颤动患者近1000万,其中14%~32%合并冠心病;反之,冠心病患者中10%~20%合并心房颤动,其中高龄和心肌梗死患者患病率更高,冠心病合并心房颤动将会成为未来研究中常见的疾病存在形式。

在当前的临床试验和注册研究中,大约 6.4% 的心房颤动患者有心肌梗死病史。5%~15% 的心房颤动患者在其一生中需要支架治疗。这种情况下,需要仔细考虑抗凝治疗,平衡出血风险、卒中风险和 ACS 的风险。抗血小板药物能显著减少冠心病患者的心血管事件,但心房颤动显著增加患者死亡、缺血性卒中、颅内出血等不良事件的风险,且 80% 的心房颤动患者需要抗凝治疗。冠心病患者合并心房颤动时,无论单纯抗凝还是双抗治疗,都难以达到预防卒中或冠脉血栓事件的目标,而联用抗血小板和抗凝药物会增加出血的风险。如何平衡冠心病合并心房颤动患者出血和血栓风险,在取得最大抗栓获益的同时将出血风险降至最低,是冠心病合并心房颤动患者抗凝治疗方案的关键。

7.3.1 风险评估是平衡冠心病合并心房颤动患者血栓和出血风险的前提 冠心病合并心房颤动患者的血栓栓塞风险和出血风险的评估是治疗的前提。2014 年以来 ESC/AHA/ACC 公布的心房颤动指南均推荐 CHA_2DS_2-VASc 评分系统(表 7-11、表 7-12)用于冠心病合并非瓣膜病心房颤动的血栓风险评估,推荐 HAS-BLED 评分系统(表 7-13)用于该类患者的出血风险评估。

表 7-11 CHA_2DS_2-VASc 评分方法

危险因素	分值
主要危险因素	
充血性心力衰竭 / 左心功能不全	1
高血压	1
年龄≥75 岁	2
糖尿病	1
卒中 / 短暂性脑缺血发作 / 血栓史	2
次要危险因素	
血管病变	1
年龄 65~74 岁	1
性别(女性)	1
总分值	9

注:CHA_2DS_2-VASc≥2 分的患者推荐使用 OAC;CHA_2DS_2-VASc 为 1 分的患者口服 OAC 或阿司匹林,但更倾向 OAC;CHA_2DS_2-VASc 0 分可服用阿司匹林或者不进行抗栓治疗

表 7-12　2016 年 ESC 心房颤动指南推荐

推荐建议	推荐类别	证据水平
推荐用 CHA$_2$DS$_2$-VASc 评分预测心房颤动患者的卒中风险	I	A

表 7-13　HAS-BLED 评分方法

首字母	危险因素	分值
H	高血压	1
A	肾功能或肝功能异常（每项 1 分）	1 或 2
S	卒中	1
B	出血	1
L	INR 值不稳定	1
E	高龄（年龄 >65 岁）	1
D	药物或饮酒（每项 1 分）	1 或 2
	总分值	9

注：HAS-BLED 评分≥3 分为出血高危组，启动口服抗凝药物或阿司匹林治疗后均须密切随访。

7.3.2　规范抗栓是平衡冠心病合并心房颤动患者血栓和出血风险的关键　冠心病合并心房颤动的抗凝治疗难点在于抗血小板和抗凝这两类药物不能完全相互替代，因为冠心病患者血栓富含血小板，需要抗血小板治疗，心房颤动患者血栓则类似于静脉血栓，富含纤维蛋白，需要抗凝治疗，因此冠心病合并心房颤动的患者需要抗血小板联合抗凝治疗。联合抗栓治疗则增加了患者出血的风险，因为抗栓治疗是一把双刃剑，实现风险 / 获益平衡才是治疗的最高境界。

7.3.2.1　《2014 年欧洲非瓣膜性心房颤动合并急性冠脉综合征和（或）接受经皮冠脉 / 瓣膜介入治疗联合共识》相关推荐（表 7-14）。

7.3.2.2　《2016 年 ESC 心房颤动管理指南》相关推荐（表 7-15，图 7-2，图 7-3）　对接受经皮冠状动脉介入治疗的心房颤动患者，最优的抗栓联合治疗或联合疗程尚不明确，但是持续的出血风险提示疗程要短。工作组审查并重新考虑了专家共识，提出以下原则：有卒中风险的心房颤动患者、机械性瓣膜患者和近期或者复发深静脉血栓或肺栓塞的患者,在支架置入期间和置入后应当继续 OAC 治疗。通常,推荐短期三联治疗(OAC,阿司匹林,氯吡格雷),然后双联治疗一段时期(OAC 加一种抗血小板药物)。当使用一种新型口服抗凝药(NOAC)时,共识推荐对心房颤动的卒中预防应考虑使用最低的有效剂量。目前不推荐减少剂量低于已在Ⅲ期试验中证实的、已得到批准的剂量,这仍有待正在进行的对照试验评价。不推荐联合使用阿司匹林、氯吡格雷和低剂量利伐沙班(2.5mg/ 次,每日 2 次)用于心房颤动患者卒中预防。

表 7-14 《2014 年欧洲非瓣膜性心房颤动合并急性冠脉综合征和(或)接受经皮冠脉 / 瓣膜介入治疗联合共识》的相关推荐

推荐建议	推荐等级	证据水平
稳定性冠心病(SCAD)合并心房颤动患者的抗栓治疗		
SCAD 合并心房颤动择期 PCI 的出血低危患者(HAS-BLED 0~2分):口服抗凝药(NOAC 或 VKA)+阿司匹林 75~100mg/d+ 氯吡格雷 75mg/d 至少 4 周(不超过 6 个月),口服抗凝药(NOAC 或 VKA)+ 氯吡格雷 75mg/d 或阿司匹林 75~100mg/d 至 1 年	Ⅱa	C
CHA_2DS_2-VASc=1 分的出血低危患者:双联抗血小板治疗(阿司匹林 75~100mg/d+ 氯吡格雷 75mg/d)或抗凝药(NOAC 或 VKA)+ 氯吡格雷 75mg/d	Ⅱa	C
CHA_2DS_2-VASc≥2 分的出血低危患者:口服抗凝药(NOAC 或 VKA)+ 氯吡格雷 75mg/d 可以作为最初三联治疗的替代选择	Ⅱb	C
SCAD 合并心房颤动择期 PCI 的出血高危患者(HAS-BLED>3 分):口服抗凝药(NOAC 或 VKA)+阿司匹林 75~100mg/d+ 氯吡格雷 75mg/d 或口服抗凝药(NOAC 或 VKA)+ 氯吡格雷 75mg/d 至少 4 周,口服抗凝药(NOAC 或 VKA)+ 氯吡格雷 75mg/d 或阿司匹林 75~100mg/d 至 1 年	Ⅱa	C
CHA_2DS_2-VASc=1 分的出血高危患者:阿司匹林 75~100mg/d+ 氯吡格雷 75mg/d 或口服抗凝药(NOAC 或 VKA)+ 氯吡格雷 75mg/d 至 1 年	Ⅱb	C

续表

推荐建议	推荐等级	证据水平
抗栓治疗 1 年后,所有患者口服抗凝药(NOAC 或 VKA)治疗	I	B
对于左主干、左前降支近端、近端分叉病变及再发心肌梗死的患者:口服抗凝药(NOAC 或 VKA)联合抗血小板阿司匹林 75~100mg/d 或氯吡格雷 75mg/d	IIb	C
口服抗凝药(NOAC 或 VKA)联合抗血小板治疗需服用 PPI 保护胃黏膜	IIa	C
接受口服抗凝药治疗的中 - 高血栓形成风险(CHA_2DS_2-VASc 评分≥2 分)的患者,PCI 围术期首选连续不中断的口服抗凝治疗,不需要额外的肝素弹丸式注射抗凝药,介入治疗时首选经桡动脉介入途径	IIa	C
接受口服抗凝药治疗的中 - 高血栓形成风险(CHA_2DS_2-VASc 评分≥2 分)的患者,停止口服抗凝药 48 小时,对于非紧急情况可以经肠道外的标准抗凝	IIb	C
停止口服抗凝药时间大于 48 小时的患者(如 TAVI),需依诺肝素皮下注射,尽管目前疗效尚不明确,药效动力学数据表明依诺肝素的可预测性更强、抗凝治疗更稳定,但这样的桥接治疗出血风险明显增加,可能与桥接过程中的抗凝重叠相关,使用 NOAC 桥接时间要根据具体 NOAC 的药代动力学及患者的肾功能调整	IIb	C
非 ST 段抬高型心肌梗死及不稳定心绞痛(NSTE-ACS)合并心房颤动的抗栓治疗		
中 - 高风险的 NSTE-ACS 合并心房颤动低出血风险的患者(HAS-BLED 0~2 分)应接受双重抗血小板治疗即阿司匹林 + 氯吡格雷联合口服抗凝药(NOAC 或 VKA)	IIa	C
中 - 高风险的 NSTE-ACS 患者首选早期有创治疗(24 小时内)以快速制定治疗策略(药物、PCI、CABG)及确定最佳抗栓治疗方案	IIa	C

推荐建议	推荐等级	证据水平
ACS 患者,通常给予阿司匹林、氯吡格雷、肝素(普通肝素或依诺肝素)或比伐芦定和(或)GP Ⅱb/Ⅲa 受体拮抗剂。当存在缺血和出血风险时可能倾向于停用口服抗凝药(普通肝素或依诺肝素)治疗,普通肝素或比伐芦定仅作为紧急治疗(但应避免 GP Ⅱb/Ⅲa 受体拮抗剂),或者如果 VKA 使用者 INR≤2,急需额外抗栓治疗时权衡大出血风险和血栓负荷	Ⅱb	C
延迟转运的低风险 ACS 患者,当入院后超过 24 小时行有创治疗,倾向于停用口服抗凝药并以普通肝素(50~70IU/kg,监测 ACT 范围 250~300s)或依诺肝素"桥接"。就 NOAC 而言,停用 36~48 小时(依据各种药物的生物半衰期和实际肾功能决定停用时间)	Ⅱb	B
当高出血风险的患者需要使用胃肠道外抗凝治疗时,可以考虑比伐芦定替代普通肝素	Ⅱa	A
当低出血风险患者需要使用胃肠道外抗凝治疗时,可以考虑比伐芦定替代普通肝素	Ⅱa	B
低出血风险(HAS-BLED 0~2 分)的 ACS 合并心房颤动患者,起始的三联抗栓治疗(OAC、阿司匹林和氯吡格雷)考虑在 PCI 后持续使用 6 个月(无论支架类型);接着口服抗凝药联合氯吡格雷 75mg/d(或阿司匹林 75~100mg 替代)长期治疗(至 12 个月)	Ⅱa	C
在 CHA_2DS_2-VASc 评分≥2 分的低出血风险(HAS-BLED 0~2 分)的患者,可以考虑持续三联抗栓或双抗治疗,即口服抗凝药(NOAC 或 VKA)和氯吡格雷,治疗时间 6~12 个月	Ⅱb	C
在高出血风险(HAS-BLED≥3 分)的 ACS 合并心房颤动患者,起始三联抗栓治疗时间为 PCI 术后 4 周(无论支架类型);接着口服抗凝药联合单独抗血小板药物(氯吡格雷 75mg/d 最佳或阿司匹林 75~100mg 替代)长期治疗 12 个月	Ⅱa	C

续表

推荐建议	推荐等级	证据水平
在高出血风险（HAS-BLED≥3 分）和低血栓形成 / 再发缺血事件风险的患者,可以考虑口服抗凝药联合氯吡格雷 75mg/d 治疗替代三联抗栓治疗	Ⅱb	C
长期抗栓治疗（超过 12 个月）推荐所有患者使用 VKA 或一种 NOAC	Ⅰ	B
在一些特殊情况如左主干、前降支近段或近段分叉病变支架置入、再发心梗等可以考虑使用口服抗凝药联合一种抗血小板药物（氯吡格雷 75mg/d 最佳或阿司匹林 75~100mg 替代）	Ⅱb	B
替格瑞洛或普拉格雷联合口服抗凝药仅可以考虑用于以下特殊情况:如确定在使用氯吡格雷、阿司匹林和口服抗凝药时出现支架内血栓	Ⅱb	C

ST 段抬高型心肌梗死（STEMI）合并心房颤动的直接 PCI 患者的抗栓治疗

突发 STEMI 的心房颤动患者可接受常规直接 PCI 治疗、阿司匹林、氯吡格雷和普通肝素或比伐芦定,紧急情况下的某些患者可以使用 GPⅡb/Ⅲa 受体拮抗剂。联合抗栓治疗发生出血事件时,倾向于暂时停用口服抗凝治疗。不推荐定期甚至常规使用 GPⅡb/Ⅲa 受体拮抗剂和新型 P2Y$_{12}$ 受体拮抗剂	Ⅱb	B
急性心梗时,直接 PCI 桡动脉入路是避免手术出血的最佳方式	Ⅰ	A
低出血风险（HAS-BLED 0~2 分）,初始三联治疗应考虑持续 6 个月（不考虑支架类型）;接着口服抗凝药联合氯吡格雷 75mg/d（或阿司匹林 75~100mg 替代）长期治疗（至 12 个月）	Ⅱa	C
CHA$_2$DS$_2$-VASc 评分≥2 分的低出血风险（HAS-BLED 0~2 分）的患者,可以考虑持续三联抗栓或双抗治疗,即口服抗凝药（NOAC 或 VKA）和氯吡格雷,治疗时间 6~12 个月	Ⅱb	C

续表

推荐建议	推荐等级	证据水平
在高出血风险（HAS-BLED≥3分）的 ACS 合并心房颤动患者,起始三联抗栓治疗时间在不考虑支架类型的情况下为 PCI 术后 4 周;接着口服抗凝药联合单独抗血小板药物（氯吡格雷 75mg/d 最佳或阿司匹林 75~100mg 替代）长期治疗 12 个月	Ⅱa	C
在高出血风险（HAS-BLED≥3分）和低血栓形成/再发缺血事件风险的患者,可以考虑口服抗凝药联合氯吡格雷 75mg/d 治疗替代三联抗栓治疗	Ⅱb	B
长期抗栓治疗（超过 12 个月）推荐所有患者使用 VKA 或一种 NOAC	Ⅰ	B
在一些特殊情况如左主干支架置入、近段分叉病变、再发心梗等可以考虑使用口服抗凝药加一种抗血小板药物（氯吡格雷 75mg/d 最佳或阿司匹林 75~100mg 替代）	Ⅱb	B
替格瑞洛或普拉格雷联合口服抗凝药仅可以考虑用于以下特殊情况:如确定在使用氯吡格雷、阿司匹林和口服抗凝药时出现支架内血栓	Ⅱb	C

表 7-15　2016 年 ESC 心房颤动管理指南相关推荐

推荐建议	推荐等级	证据水平
稳定性冠心病合并有卒中风险的心房颤动患者,择期支架置入术后推荐使用阿司匹林、氯吡格雷和口服抗凝药物三联治疗 1 个月,以预防复发冠状动脉和脑缺血事件	Ⅱa	B
置入支架的 ACS 合并有卒中风险的心房颤动患者,推荐使用阿司匹林、氯吡格雷和口服抗凝药物 3 联治疗 1~6 个月,以预防复发冠状动脉和脑缺血事件	Ⅱa	C

续表

推荐建议	推荐等级	证据水平
未置入支架的 ACS 合并有卒中风险的心房颤动患者，推荐使用阿司匹林或氯吡格雷和口服抗凝药物双联治疗 12 个月，以预防复发冠状动脉和脑缺血事件	Ⅱa	C
双联治疗，尤其是三联治疗，应权衡冠状动脉缺血事件和出血风险，尽量缩短治疗时间	Ⅱa	B
部分患者使用氯吡格雷（75mg/d）加口服抗凝药物的双联治疗可代替三联治疗	Ⅱb	C

注：ACS：急性冠脉综合征

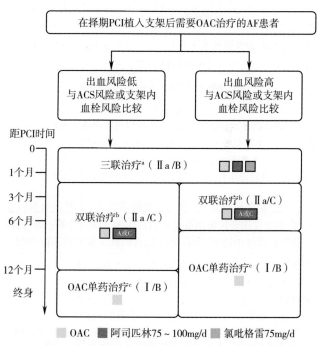

图 7-2 2016 年 ESC 心房颤动指南 PCI 术后抗栓相关推荐

a：在经选择的患者中可以考虑 OAC 和阿司匹林或氯吡格雷双联治疗；b：OAC 加一种抗血小板药物；c：在冠状动脉事件高风险的患者中可以考虑 OAC 和一种抗血小板药物（阿司匹林或氯吡格雷）双联治疗

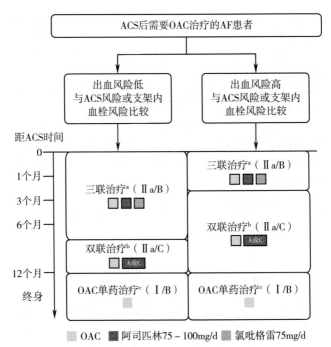

图 7-3　2016 年 ESC 心房颤动指南合并 ACS 后抗栓相关推荐

a:在经选择的患者中可以考虑 OAC 和阿司匹林或氯吡格雷双联治疗,尤其是没有接受支架或距离事件发生时间较长的患者;b:OAC加一种抗血小板药物;c:在冠状动脉事件高风险的患者中可以考虑 OAC 和一种抗血小板药物(阿司匹林或氯吡格雷)双联治疗

　　因为缺乏相应证据,且与氯吡格雷相比,主要出血风险更大,应避免使用普拉格雷或替格瑞洛作为三联治疗的一部分,除非明确必须使用这些药物(如在阿司匹林 + 氯吡格雷时发生支架内血栓)。

7.3.2.3 《老年人非瓣膜性心房颤动诊治中国专家建议(2016)》相关推荐

　　(1)老年心房颤动合并冠心病患者的抗血栓治疗:① ACS急性期:按 HAS-BLED 评分将患者分为出血低中危(HAS-BLED=0~2 分)及出血高危(HAS-BLED≥3 分)。出血低中危患者,停 OAC,予以 DAPT 及肠外抗凝治疗;出血高危患者,停OAC,予以单抗血小板及肠外抗凝治疗;视出血风险延迟给予DAPT,待出血风险控制后予以 DAPT 及肠外抗凝治疗。② ACS

慢性期:单抗血小板及口服抗凝治疗。单抗血小板包括氯吡格雷或阿司匹林;口服抗凝治疗包括华法林、达比加群酯或利伐沙班。③稳定的冠心病:口服抗凝治疗,包括控制良好的华法林、达比加群酯或利伐沙班。对于某些特殊复杂的冠状动脉病变,冠状动脉血栓风险仍然较高,如左主干支架、近端分叉病变或再发心肌梗死患者,予以 OAC+SAPT。

(2)老年心房颤动接受冠状动脉介入治疗后的抗栓方案(表 7-16):老年心房颤动接受 PCI 治疗患者抗栓治疗策略原则应尽量减少三重抗栓(双抗血小板及抗凝治疗)时间以及选择患者最大获益的支架类型。使用 HAS-BLED 评分进行出血风险评估。出血高危(HAS-BLED≥3 分)老年患者应选择金属裸支架治疗,出血低中危(HAS-BLED≤2 分)患者可选择金属裸支架或药物洗脱支架。

表 7-16 老年心房颤动患者行冠状动脉介入治疗后的抗栓治疗方案

出血风险	PCI 类型	支架类型	口服抗凝药物 + 双联抗血小板	口服抗凝药物 + 单抗血小板	口服抗凝药物
高出血风险	急诊 PCI 或择期 PCI	裸支架	1 个月	11 个月	长期
低 - 中出血风险	择期 PCI	裸支架	1 个月	11 个月	长期
	急诊 PCI 或择期 PCI	择期(药物涂层支架);急诊(任意种类支架)	6 个月	6 个月	长期

7.3.2.4 华法林及新型口服抗凝药的应用

(1)华法林:华法林和其他维生素 K 拮抗剂(vitamin K antagonists,VKA)是首个用于心房颤动患者的抗凝药物;与对照组(阿司匹林或无治疗)相比,VKA 降低 2/3 的卒中风险和 1/4 的死亡风险;VKA 使用存在局限性:治疗窗窄,需要频繁监测和剂量调整;VKA 是目前风湿性二尖瓣病变和(或)机械心脏瓣膜合并心房颤动患者唯一确定安全性的治疗。

(2)直接凝血酶抑制剂:达比加群:双盲、安慰剂对照、剂量递增的 RE-DEEM 试验表明,与安慰剂相比,达比加群组主要终点发生率呈剂量依赖性升高,在 DAPT 基础上加用达比加群可显著降低凝血活性,并可能减少心血管事件。RE-DUAL PCI 试验结果在 2017 年欧洲心脏病学会年会(ESC2017)上重磅发布,结果显示:双联治疗组的出血风险低于三联治疗组,而在血栓事件风险方面,双联治疗组不劣于三联治疗组。两个剂量的达比加群双联治疗组大出血(采用 ISTH 或 TIMI 的大出血定义单独分析)和总出血发生率均低于华法林三联治疗组,在复合终点方面,达比加群双联治疗组不劣于华法林三联治疗组,各组间严重不良事件发生率差异无统计学意义。但总体而言,在 DAPT 基础上加用新型抗凝药物已经显示出轻微获益甚至因增加出血风险而无获益。

(3)直接因子 Xa 抑制剂:①阿哌沙班:APPRAISE-2 在单个或双重抗血小板药物的基础上,评价阿哌沙班 2.5mg,每日 2 次的疗效。然而,阿哌沙班没有减少再发缺血事件,且导致了更多出血事件的发生,因此该研究提前终止,并在所有受试者中撤除该药物;评估阿哌沙班联合治疗效果的 AUGUSTUS 研究正在进行中,结果尚未公布,值得期待。②利伐沙班:ATLAS ACS 2-TIMI 51 表明,在标准疗法的基础上 ACS 患者加用利伐沙班治疗后,主要疗效终点(预防重大心血管事件如心血管性死亡、心肌梗死及卒中)优于安慰剂组。但是,与安慰剂相比,利伐沙班组 CABG 无关的 TIMI 大出血事件发生率更高;PIONEER AF-PCI 研究是 NOAC 中第一个在行 PCI 的心房颤动患者中完成的与 VKA 比较的随机对照研究,两种剂量的利伐沙班显著减少出血事件,且疗效相当,利伐沙班显著降低因心血管事件和出血导致的再住院率。③ Darexaban:RUBY-1 研究发现,ACS 患者在 DAPT 基础上加用 Darexaban 可使出血较安慰剂组增加 2~4 倍,且出血率的升高有剂量相关性。疗效转归没有降低,且无其他安全性转归问题。

(4)NOAC 相对于华法林的优势:NOAC 起效迅速,无食物相互作用,较少发生药物相互作用,不受治疗窗限制,无需常规抗凝监测,具有稳定、可预测的抗凝效果,可特异性阻断凝血途径。

7.3.2.5 双联抗血小板治疗联合口服抗凝药出血管理 冠心病合并心房颤动患者需要一段时间行抗血小板联合抗凝治疗,这不免会引起出血风险升高,对于联合药物治疗引发的出血,应如何应对呢?《2017 年 ESC/EACTS 冠心病患者双联抗血小板应用建议更新》提出了相关处理意见：

（1）轻微出血：即任何无需医疗干预或进一步评估的出血，例如皮肤擦伤或瘀斑、可自行处理的鼻出血、非常小的结膜下出血等，可持续 DAPT，考虑持续 OAC 或隔次用药，尽量使患者消除疑虑，识别并与患者讨论可能的预防策略，告知患者药物依从性的重要意义。

（2）轻度出血：即任何需要医疗干预但无需住院的出血，例如：无法自行处理的鼻出血、中度结膜下出血、无明显失血的泌尿生殖道出血或上 / 下消化道出血、轻度咯血等，可持续 DAPT 治疗，考虑缩短 DAPT 疗程或换用低强度 P2Y$_{12}$ 受体抑制剂（如从替格瑞洛 / 普拉格雷换为氯吡格雷），尤其再次发生出血时；三联治疗患者考虑减为双联治疗，优选氯吡格雷 +OAC；识别并治疗可能与出血相关的并发症（如消化性溃疡、痔疮、肿瘤），如果之前未使用质子泵抑制剂（proton pump inhibitor，PPI），则加用 PPI，告知患者药物依从性的重要性。

（3）中度出血：即任何导致明显失血（血红蛋白丢失 >3g/dl）和（或）需要住院的出血，血流动力学稳定不会快速进展，例如有明显失血或需要输血的泌尿生殖道、呼吸道或上 / 下消化道出血等，考虑停用 DAPT，继续单一抗血小板治疗（SAPT），首选 P2Y$_{12}$ 受体抑制剂，尤其对于上消化道出血患者，认为安全后尽快恢复 DAPT，考虑缩短 DAPT 疗程或换用低强度 P2Y$_{12}$ 受体抑制剂（如从替格瑞洛 / 普拉格雷换为氯吡格雷），尤其再次发生出血时；考虑停用 OAC 或使用 OAC 拮抗剂直至出血控制，除非极高危血栓风险（例如人工心脏瓣膜或心脏辅助装置，或 CHA$_2$DS$_2$-VASc ≥ 4 分）；如果有临床指征一周内再启动治疗。考虑维生素 K 拮抗剂目标 INR 值 2.0~2.5，除非存在强适应证（如机械性心脏瓣膜或心脏辅助装置）考虑使用最低有效剂量的 NOAC；三联治疗者考虑减为双联治疗，优选氯吡格雷 +OAC；使用双联治疗者，考虑停用抗血小板治疗直至认为安全后；发生消化道出血时考虑静脉滴注 PPI，识别并治疗可能与出血相关的并发症（如消化性溃疡、痔疮、肿瘤），告知患者药物依从性的重要意义。

（4）严重出血：即任何需要住院的，导致严重失血（血红蛋白丢失 >5g/dl）的出血，血流动力学稳定不会快速进展，例如严重泌尿生殖系统、呼吸道或上 / 下消化道出血等，考虑停用 DAPT，继续 SAPT，首选 P2Y$_{12}$ 受体抑制剂，尤其对于上消化道出血患者；治疗后持续出血或无法治疗时，考虑停用所有抗栓药物；一旦出血停止,再次评估需要 DAPT 还是 SAPT,优选 $P2Y_{12}$ 受体抑制剂,尤其在上消化道出血的患者中;如果再次启动 DAPT,考虑缩短 DAPT 疗程或换用低强度 $P2Y_{12}$ 受体抑制剂(如从替格瑞洛 / 普拉格雷换为氯吡格雷),尤其再次发生出血时;考虑停用 OAC 或使用 OAC 逆转剂直至出血控制,除非血栓风险巨大(如二尖瓣机械性心脏瓣膜、心脏辅助装置);如果有临床指征 1 周内再启动治疗。考虑维生素 K 拮抗剂目标 INR 值 2.0~2.5,除非有考虑使用 NOAC 最低有效剂量的指征(如机械性心脏瓣膜或心脏辅助装置);接受三联治疗者考虑改为氯吡格雷 +OAC 双联治疗,患者使用双联治疗时,如果认为安全可考虑停用抗血小板治疗;发生消化道出血时考虑静脉滴注 PPI;血红蛋白 <7~8g/dl 时,输注红细胞;考虑输注血小板;如果可能,紧急手术或内镜治疗出血源。

(5)危及生命的出血:即任何使患者生命立刻处于危险的活动性出血,例如大量的泌尿生殖系统、呼吸道或上 / 下消化道出血,活动性颅内、脊髓或眼内出血,或任何导致血流动力学不稳定的出血等,立即停用所有抗栓药物,一旦出血停止,再次评估需要 DAPT 还是 SAPT,SAPT 优选 $P2Y_{12}$ 受体抑制剂,尤其在上消化道出血的患者中;停用 OAC 并使用 OAC 拮抗剂;低血压时给予补液;考虑输注红细胞无论血红蛋白值是多少;输注血小板;发生消化道出血时考虑静脉滴注 PPI;如果可能,紧急手术或内镜治疗出血源。

冠心病合并心房颤动的抗栓治疗,关键是需要平衡出血与血栓的风险。充分运用 CHA_2DS_2-VASc 评分和 HAS-BLED 评分权衡缺血性卒中、出血风险,再发冠脉事件和支架内血栓风险,选择支架前评估心房颤动患者多重抗凝治疗的耐受性以及对于患者远期预后的影响,遵循指南指导下规范的抗栓治疗是平衡出血与血栓风险的关键。此外,NOAC 安全性更好、依从性更佳,可能成为平衡冠心病合并心房颤动患者抗栓治疗出血与血栓的理想药物,但需要更多的临床试验证据证实。

(刘宇扬,耿雨,刘连丰,周玉杰)

7.4 冠心病合并瓣膜性心脏病

7.4.1 概述 瓣膜性心脏病是一类常见心脏疾病,其发病率在发达国家低于冠心病、心功能衰竭或高血压,但在发展中国家风湿性瓣膜性心脏病仍属于危害国民健康的重大疾病。随着社会老龄化进程的加剧,生活水平及饮食结构的改变,退行性瓣膜性心脏病发病率也在逐年升高,而冠心病则有年轻化趋势。双重因素的作用下使冠心病合并心脏瓣膜病患者呈不断增长趋势。瓣膜病与冠心病的病理生理机制非常复杂,近年研究表明主动脉瓣钙化与动脉粥样硬化具有相似的发病机制,但缺少有效的预防手段。目前瓣膜病治疗多以外科手术或内科介入为主,冠心病合并瓣膜病患者药物治疗多在动脉粥样硬化二级预防的基础上进行血压控制、心脏功能改善及预防栓塞等。相对于其他心脏疾病,瓣膜性心脏病药物治疗相关领域临床研究较少,尤其缺少大型随机对照研究。

7.4.2 一般药物治疗

7.4.2.1 主动脉瓣反流 主动脉瓣反流常继发于主动脉瓣畸形或主动脉瓣环扩张,患者一旦出现症状,若不及时进行干预则死亡率高达每年 10%~20%。血管扩张剂及强心类药物(如毛花苷C)可以短期应用于严重心力衰竭患者以改善患者的临床症状。对慢性严重反流和心力衰竭的患者,应用 ACEI 和 ARB 治疗血压升高或手术后左心室功能障碍是有益的。上述药物及二氢吡啶类 CCB 对未合并高血压患者获益不明。研究表明 ARB 对主动脉壁弹性纤维具有保护作用,其临床获益仍有待进一步观察。

ACC/AHA 指南推荐:对于合并高血压(收缩压 >140mmHg)的慢性主动脉瓣反流患者优先推荐二氢吡啶类 CCB 及 ACEI/ARB(Ⅰ,B)。对严重主动脉瓣反流合并左心室功能障碍且不适宜手术的患者应用 ACEI/ARB 和 β 受体阻滞剂是可行的(Ⅱa/B)。对于冠心病人群尤其是有心肌梗死病史患者上述药物为一线用药,应常规使用,小剂量开始至最大耐受剂量。

7.4.2.2 主动脉瓣狭窄 病因包括瓣膜钙化和瓣叶畸形,当重度主动脉瓣狭窄患者出现症状时应及时治疗,因其瓣膜失代偿引起左室负荷加重,患者存活时间仅为 2~3 年。主动脉瓣狭窄退行性变与动脉粥样硬化具有某些类似的病理生理过程。尽管有几项回顾性研究显示他汀类药物及 ACEI 具有有益作用,但随机试验均表明他汀类药物对主动脉瓣退行性变进展无作用。具有明显症状的患者需要早期干预,因为药物治疗并不能完全改善患者预后,对于不适合行外科手术或 TAVI 治疗的患者可根据心力衰竭指南推荐暂时使用地高辛、利尿剂或 ACEI/ARB 等治疗高血压并改善心力衰竭症状,但合并冠心病患者则强烈推荐参照指南使用他汀类药物进行动脉粥样硬化二级预防。总之,对于主动脉瓣狭窄患者目前尚无充分证据证明任何有效改善预后药物。

ACC/AHA 指南推荐：对合并高血压的主动脉瓣狭窄患者应严格按照指南使用 ACEI/ARB 并由小剂量起始直至最大耐受剂量（Ⅰ/B）。对置入侵入性血流动力学监测装置的严重失代偿性主动脉瓣狭窄伴心力衰竭患者（NYHA 心功能分级Ⅳ级）可考虑使用血管扩张剂治疗（Ⅱb/C）。此外，严重主动脉瓣狭窄患者慎用二氢吡啶类 CCB，因其可能加重低血压状态。

7.4.2.3　二尖瓣反流　据调查，发达国家二尖瓣反流年发病率为 2%~3%。一般发展至失代偿期需 6~10 年时间，其中重度二尖瓣反流病死率可达 7%。对急性二尖瓣反流患者可应用硝酸酯类药物或利尿剂降低左室充盈压。主动脉内球囊反搏（intra aortic balloon pump，IABP）和硝普钠可降低后负荷及反流量。正性肌力药和 IABP 更适于合并低血压患者。没有证据支持在不合并心力衰竭的二尖瓣反流患者中使用血管扩张剂（包括 ACEI，合并高血压患者除外）。相反，一旦出现心力衰竭或进展性二尖瓣反流伴明显症状者，则 ACEI、β 受体阻滞剂及螺内酯应考虑加用，上述药物均可改善患者预后。出现循环液体过量时可使用利尿剂减轻水肿和淤血，同时硝酸酯类药物可缓解冠心病患者心绞痛发作及瓣膜病引起的呼吸困难。

ACC/AHA 指南推荐：对慢性继发性二尖瓣反流合并 LVEF 减低的心力衰竭患者应依照指南进行标准的抗心力衰竭药物治疗，包括 ACEI/ARB、β 受体阻滞剂及醛固酮受体拮抗剂（Ⅰ，A）。冠心病合并心力衰竭病情稳定后应积极使用上述药物以减少死亡风险、心肌梗死复发及因心力衰竭再住院率。

7.4.2.4　二尖瓣狭窄　二尖瓣狭窄的主要病因是风湿热，在发达国家已显著减少，但在全球范围内仍具有较高的发病率和病死率。利尿剂和长效硝酸酯类药物可暂时缓解气短症状。β 受体阻滞剂具有心率调节作用。CCB 可增加患者运动耐量。二尖瓣狭窄患者常合并心房颤动及栓塞症，因此建议对合并心房颤动患者进行抗凝治疗，并控制 INR 为 2~3。

ACC/AHA 指南推荐：心率控制对二尖瓣狭窄合并心房颤动伴快速心室率患者可能获益（Ⅱa/C）。症状与活动相关的窦性心律二尖瓣狭窄患者可考虑心率控制（Ⅱb/B）。

7.4.2.5　三尖瓣反流　常见的三尖瓣反流多由超声心动检查发现，功能性三尖瓣反流大多是由于右心室收缩压升高或右心室内径扩大引起三尖瓣环扩张所致，三尖瓣本身无器质性病变。病理性三尖瓣反流多为继发原因引起而非原发性瓣膜病变，如肺动脉高压引起,此时药物治疗主要针对其原发病。

ACC/AHA 指南推荐:在严重三尖瓣反流合并左心衰竭患者中应用利尿剂可减轻充血,改善症状(Ⅱa/C)。

7.4.2.6 三尖瓣狭窄

三尖瓣狭窄多由风湿性疾病引起,左侧瓣叶最常受累。临床上对三尖瓣狭窄的治疗多是在左心系统或其他瓣膜手术的基础上同行三尖瓣修复手术。药物治疗多为对症处理,利尿剂可用于合并心力衰竭患者,但效果有限。

7.4.3 抗凝治疗

7.4.3.1 瓣膜病合并心房颤动

在所有瓣膜性心脏病中二尖瓣狭窄合并较高的血栓栓塞风险,这可能与瓣膜狭窄导致的左心房血流流速变化有关。同时二尖瓣狭窄与心房颤动的发生密切相关,在合并栓塞事件的二尖瓣狭窄患者中估计超过 80% 可在心电图检查中发现心房颤动,而这些发生心房颤动患者中约 1/3 在第 1 个月内出现栓塞事件,其余大部分在 1 年内出现栓塞事件。AHA/ACC 指南建议对于合并风湿性二尖瓣狭窄及心房颤动患者应当使用 VKA 预防栓塞;对于合并主动脉瓣或三尖瓣病变且 CHA_2DS_2-VASc 评分≥2 分的心房颤动患者可应用抗凝药物治疗。ESC 指南建议,对于合并阵发性或永久性心房颤动的二尖瓣狭窄患者应用抗凝药物治疗控制 INR 在 2~3。若患者为窦性心律但曾发生栓塞或明确左房血栓也应启动抗凝治疗,同样对于经食管超声心动检查发现高密度自发回声影或左房增大应用抗凝治疗也是合理的。单纯抗凝治疗不能以阿司匹林或其他抗血小板药物替代。NOAC 可用于心房颤动合并主动脉瓣狭窄、主动脉瓣关闭不全以及二尖瓣关闭不全或主动脉生物瓣置换术 3 个月后的患者,但禁用于中重度二尖瓣狭窄和机械瓣置入的患者。

7.4.3.2 瓣膜置换术后

人工机械瓣或生物瓣置换术也会增加血栓事件的发生率,尤其对于置入人工机械瓣患者,血栓栓塞是其术后主要并发症之一。一项研究提示若在瓣膜置换术后未行抗凝治疗,其主要栓塞事件的发生率可达 4%。由于瓣膜病的特殊性,在 NOAC 的临床试验中往往会将瓣膜病患者排除在外。NOAC 在瓣膜置换术后的抗凝应用缺少临床证据,故现阶段对于瓣膜病患者 OAC 治疗主要以 VKA(华法林)为主。

AHA/ACC 2017 瓣膜性心脏病患者管理指南推荐:

(1)对置入人工机械瓣患者需要在监测 INR 的情况下应用 VKA(Ⅰ/A)。

（2）对置入机械主动脉瓣且无栓塞危险因素患者应用 VKA 使 INR 控制在 2.5（Ⅰ/B）。

（3）置入机械主动脉瓣且具有其他栓塞危险因素的患者（如心房颤动、既往栓塞病史、左心室舒张功能减低或高凝状态）及置入较旧型号的机械瓣患者推荐使用 VKA 使 INR 控制在 3.0（Ⅰ/B）。

（4）置入人工机械二尖瓣的患者应用 VKA 使 INR 控制在 3.0（Ⅰ/B）。

（5）推荐对置入人工机械瓣患者在应用 VKA 的基础上加用阿司匹林 75~100mg/d（Ⅰ/A）。

（6）置入生物瓣患者每日阿司匹林 75~100mg 是合理的（Ⅱa/B）。

（7）置入生物二尖瓣或二尖瓣修复患者前 3 个月应用 VKA 使 INR 控制在 2.5 是合理的（Ⅱa/B）。

（8）置入生物主动脉瓣患者术后 3~6 个月应用 VKA 使 INR 控制在 2.5 是合理的（Ⅱb/B）。

（9）经导管主动脉瓣置换术（transcatheter aortic valve replacement，TAVR）患者在终身服用阿司匹林 75~100mg/d 的基础上加用氯吡格雷 75mg/d 至术后 6 个月可能是合理的（Ⅱb/B）。

（10）对于行 On-X 主动脉瓣置换术且血栓低危患者将 INR 控制在 1.5~2.0 可能是合理的（Ⅱb/B）。

（11）对于出血低危患者 TAVR 术后至少应用 3 个月 VKA 使 INR 控制在 2.5 是合理的（Ⅱb/B）。

（12）不推荐对置入人工机械瓣患者应用口服直接抗凝剂或 Xa 因子抑制剂（Ⅲ/B）。

此外，瓣膜置入术后患者可能面临需要进行其他有创性手术治疗或检查而不得不中断抗凝治疗的情况。此时应仔细评价手术或操作的类型、部位、出血风险、患者自身危险因素及置入瓣膜的种类与数量。2017 ACC/AHA 瓣膜性心脏病患者管理指南推荐：

（1）对于准备进行出血风险较低或者可轻易止血的操作（如牙科口腔治疗或白内障手术等）可继续 VKA 抗凝治疗并维持目标 INR（Ⅰ/C）。

（2）对于接受双叶机械主动脉瓣置换术且无血栓高危风险患者可暂时停用 VKA 治疗而无需额外的桥接抗凝治疗（Ⅰ/C）。

（3）对合并机械主动脉瓣置换且具有血栓发生高危因素、

置入了旧型号的机械主动脉瓣或行二尖瓣机械瓣置换术的患者,在仔细评价出血和缺血风险后于手术操作前进行桥接抗凝治疗可能是合理的(Ⅱa/C-LD)。

(4) 对机械瓣置入术后并持续口服 VKA 抗凝治疗患者若需要进行紧急非心脏手术或侵入性操作可考虑输注新鲜冰冻血浆或凝血酶原复合物(Ⅱa/C)。

2017 年 ESC 瓣膜性心脏病患者管理指南中更新关于机械瓣置入患者 PCI 术后抗凝治疗推荐(图 7-4):

(1) 对出血风险高于缺血风险的患者,建议氯吡格雷(75mg/d)、VKA 双联疗法替代 1 个月的三联抗栓治疗(Ⅱa/A)。

(2) 对于行冠脉支架置入患者,无论临床表现及支架类型,均推荐阿司匹林、氯吡格雷(75mg/d)及 VKA 的三联抗栓治疗 1 个月,术后 12 个月可考虑停用抗血小板治疗(Ⅱa/B)。

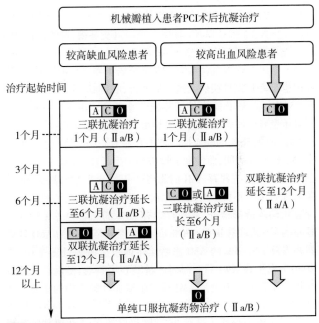

图 7-4　2017 年 ESC 机械瓣置入患者 PCI 术后抗凝治疗策略

（3）若患者缺血风险高于出血风险，应考虑三联抗栓治疗 6 个月，INR 控制在建议目标值的低限且治疗窗内时间大于 65%~70%（Ⅱa/B）。

（4）建议 TAVI 术后最初的 3~6 个月行 DAPT，此后无其他服用 OAC 指征的患者应终身使用一种抗血小板药物（Ⅱa/C）。

（5）置入机械瓣膜的患者不建议应用 NOAC（Ⅲ/B）。

在冠心病合并瓣膜性心脏病患者中应用抗凝并抗血小板治疗需要格外小心，一项纳入 82 854 例患者的群组研究中发现长期应用三联抗栓治疗，包括阿司匹林、氯吡格雷和 OAC 治疗的患者与 DAPT 相比 1 年大出血（14.3%：6.9%）和致命性出血（0.9%：0.3%）的发生率显著增加。故三联抗栓治疗的持续时间需要尽量缩短，需根据患者的临床情况及相关评分系统（如 HAS-BLED）决定个体化治疗方案，如消化道出血高危者，联合应用 PPI 是合理的。同时因为缺少相关的临床证据，尚不推荐在三联治疗中应用普拉格雷或替格瑞洛。

（史冬梅，贾硕，周玉杰）

7.5 冠心病与脑卒中

7.5.1 概述
心脑血管系统疾病是位居世界首位的致死病因，我国也是心脑血管疾病大国。据统计，我国脑卒中的年发生率为 250/10 万，冠心病事件的年发生率为 50/10 万。一项 1802 例老年患者的回顾性调查结果显示，32% 的冠心病患者合并缺血性脑卒中，56% 的缺血性脑卒中合并冠心病。另一项较大规模的临床研究表明，急性缺血性脑卒中患者住院期间的 AMI 发生率为 2%，这些并存 AMI 的患者一年后死亡率可高达 56%，提示预后十分不良。对既往无冠心病病史的急性脑梗死患者行冠状动脉造影检查，发现其中有 26% 的患者合并无症状性冠心病（冠状动脉狭窄 >50%）。缺血性脑卒中作为 AMI 的重要并发症，2%~5% 的 AMI 患者 1 年内发生缺血性脑卒中，其中 80% 发生在 AMI 后 2 周内。新发心房颤动、慢性心房颤动以及既往有脑卒中史是 AMI 后发生缺血性脑卒中的重要预测因素。

一项 Meta 分析入选了 25 项随机对照研究、8 项基于人群的队列研究及 6 项基于住院患者的单中心研究，共计 65 996 例脑卒中患者，平均随访时间为 3.5 年，发现患者脑卒中后每年的 MI 风险为 2%，估计 10 年风险为 20%。流行病学研究亦发现，5 年时脑卒中患者的 MI 风险为 9.8%，等同于冠心病的风险。因此,近年提出了脑卒中是继糖尿病之后的又一个冠心病等危症,并呼吁将预防脑卒中患者发生血管事件的工作提到与冠心病同等重要的高度,从而全面关注患者的心脑血管健康。尽管目前确切性、指导性的循证证据尚待充实,但我们相信,临床医生对于脑卒中和冠心病的认识必将迈入一个崭新的时代。

7.5.2 冠心病合并脑卒中的抗栓治疗原则 脑卒中包括缺血性脑卒中/TIA、出血性脑卒中,其中缺血性脑卒中与冠心病具有相同的病理生理基础,治疗原则大体相似,均包括抗血小板、调脂、改善循环等治疗,出血性脑卒中合并冠心病治疗方面则存在矛盾。现结合冠心病及脑卒中相关指南,对冠心病合并脑卒中的抗栓治疗原则做简要归纳。

7.5.2.1 冠心病合并出血性脑卒中

7.5.2.1.1 抗栓药物致颅内出血的机制:颅内出血有可能危及生命,是抗栓治疗中的严重并发症。需指出,除抗栓药物自身作用以外,颅内出血经常与合并脑淀粉样血管病、高血压、脑血管畸形等自身因素有关。研究显示,约 2/3 冠心病患者合并高血压,血压长期控制不佳会导致脑内微动脉及小动脉玻璃样变及微小动脉瘤形成。其次,脑淀粉样血管病是老年人自发性出血的主要原因,由于血管壁淀粉样物质沉积导致血管完整性破坏,这部分人群接受抗栓治疗易发生脑内出血。此外,肝肾功能不全、凝血功能受损、心力衰竭等均为抗栓治疗后颅内出血的独立预测因素。

7.5.2.1.2 抗栓治疗的出血风险评估:对于 ACS 患者建议以 CRUSADE 评分(表 7-17)预测出血风险。

表 7-17 CRUSADE 出血风险评分

危险因素	评分	危险因素	评分
血细胞比容(%)		71~80	1
<31.0	9	81~90	3
31.0~33.9	7	91~100	6
34.0~36.9	3	101~110	8
37.0~39.9	2	111~120	10
≥40.0	0	≥121	11
心率(次/分)		肌酐清除率(ml/min)	
≤70	0	≤15	39

续表

危险因素	评分	危险因素	评分
16~30	35	性别	
31~60	28	男	0
61~90	17	女	8
91~120	7	充血性心力衰竭	
>120	0	否	0
收缩压(mmHg)		是	7
≤90	10	糖尿病	
91~100	8	否	0
101~120	5	是	6
121~180	1	外周血管病、卒中	
181~200	3	否	0
>200	5	是	6

注:根据评分将出血风险分为很低危(≤20分)、低危(21~30分)、中危(31~40分)、高危(41~50分)、很高危(>50分),其相应的院内出血风险分别为3.1%、4.5%、8.6%、11.9%、19.5%,故需权衡选择抗栓治疗方案。

7.5.2.1.3 颅内出血处理:一旦发生颅内出血,应尽快联合神经内科、神经外科等评估患者病情严重程度,由心脏科与神经科医生共同制订出血治疗和抗栓治疗方案。

(1)评估:①临床评估:首先对患者生命体征(如意识障碍、瞳孔改变、脑神经麻痹症状、局灶性神经功能损害症状、病理征阳性等)进行评估,并借助卒中量表评估病情严重程度、判断患者预后及指导选择治疗措施。常用的量表有格拉斯哥昏迷量表(GCS)、美国国立卫生研究院卒中量表(NIHSS)及脑出血评分量表。②影像学评估:影像学检查是脑出血诊断的重要手段。主要的影像学检查包括CT平扫、MRI、脑血管造影检查等。其中头颅CT检查是诊断早期脑出血的金标准。③出血量评估:脑CT平扫是疑似出血患者首选的影像学检查方法,可由神经科及影像科医生结合脑CT平扫结果判断出血量的大小。CT扫描示血肿灶为高密度影,边界清楚,CT值为75~80HU;可用简易公式估算血肿的大小[血肿量=0.5×最大面积长轴(cm)×最大面积短轴(cm)×层面数,扫描层厚1cm],但对于不规则血肿病灶,此计算方法则欠准确。

（2）抗血小板药物的管理:有关抗血小板治疗药物能否增加血肿体积、不良结局事件或影响功能恢复存在着较大争议。Meta分析提示,颅内出血患者使用抗血小板药物可导致病死率增高,但并不影响功能恢复,氯吡格雷与阿司匹林联用较单用阿司匹林者血肿体积增大更明显,病死率也更高。输注新鲜血小板获益尚不明确,仅推荐用于血小板数量显著减少的患者。

若考虑脑出血与抗血小板治疗有关,应权衡出血与缺血风险,并对脑出血进行危险分层,再酌情处理:①脑出血量大,导致患者生命体征紊乱或经评估有极大死亡风险;②脑出血量较大,引发新的神经功能损伤,并极有可能导致患者残疾;③虽然有新发脑出血,但对患者一般情况影响较小;或仅在影像学上发现新发出血,对预后影响不大。对于前两种情况,应立即停用抗血小板药物,以稳定生命体征,降低残疾程度,改善整体预后。对于第3种情况,若为缺血事件高风险患者,可以考虑在停药7~10天后再考虑恢复抗血小板治疗。也可根据病情适当减少抗血小板药物的种类或剂量,并且严密监测出血。如果脑出血的同时还伴有消化道出血,建议停用阿司匹林。

（3）其他治疗:包括外科手术治疗及内科其他治疗,对于手术治疗,脑出血患者,幕上出血>30ml,幕下出血≥10ml并具备以下任意一条,即为手术绝对指征:①脑中线结构移位>1cm;②脑室、脑池受压变形或消失的,尤以环池、第四脑室更需注意;③出现双侧瞳孔不等大、瞳孔光反射迟钝,甚至瞳孔散大、反射消失;④患者出现意识状态转差,如躁动不安、嗜睡、甚至昏迷的。

但特别注意应在神经内科及外科医师配合下决定治疗策略。

7.5.2.1.4 冠心病患者缺血相关评估及意义:当颅内出血已控制,临床医师有必要明确患者缺血风险,进而进一步确定后续抗栓治疗方案。表7-18对缺血相关评估的主要内容及意义做简要归纳。

目前没有指南明确界定,何时可以安全重启抗血小板治疗。对既往发生过出血性卒中的SCAD患者,原则上应充分评估患者颅内出血复发的危险（如脑叶出血、高龄、抗凝治疗等）,严格管理血压（<130/80mmHg）,并慎重选择抗血小板药物的种类、剂量、疗程。非脑叶出血的患者可选择单个抗血小板治疗,如阿司

匹林,重启抗血小板治疗的最佳时间不清楚,可考虑数天后,并严密监测。观察性研究发现颅内出血患者在平均 5.4 个月后重新启动抗血小板治疗未增加颅内出血复发的风险。建议颅内出血稳定 6 个月后,可考虑重启抗血小板治疗,而脑叶出血患者应个体化处理。

表 7-18　缺血相关评估内容及意义

要素	内容	意义
冠心病类别	SIHD、NSTE-ACS、STEMI	按发生血栓事件的危险依次为 SIHD<NSTE-ACS<STEMI;ACS 患者无论是否置入,或无论置入何种 DES,DAPT 需维持使用 12 个月
合并症	高龄、糖尿病、恶性肿瘤、高脂血症、妊娠、创伤、应激反应等	应结合临床、病变和介入情况综合评估缺血事件风险
靶血管病变	左主干病变、主动脉-冠状动脉开口病变、分叉病变、小血管病变、冠状动脉瘤样扩张、严重钙化病变等	左主干病变 PCI 术后尤应警惕血栓风险;严重钙化病变预处理不充分易出现支架贴壁不全并增加血栓事件风险
PCI 复杂程度	分叉病变双支架术、弥漫长支架、重叠支架等	分叉病变双支架术、重叠长支架等术后亚急性血栓风险增高
支架性能	支架类型:BMS、DES、BVS 等。DES 分类:第一代 DES、新一代 DES;涂层类型:无涂层、可降解涂层、永久聚合物涂层	第一代 DES(如 Cyper 系列、Taxus 系列)采用的永久聚合物涂层,可增高晚期支架血栓风险。采用氟聚合物涂层或 BioLink 涂层的新一代 DES(如 Xience 系列、Rosolute 系列等),以及采用完全可降解涂层或无涂层的 DES,术后晚期血栓发生率较低,必要时可考虑 PCI 后 6 个月早期停用 $P2Y_{12}$ 受体抑制剂

续表

要素	内容	意义
术中合并症	高血栓负荷、无复流、夹层、急性闭塞、贴壁不全、支架脱载等	术者判断血栓闭塞等风险
距 PCI 时间	1 周内、1 个月内、3~6 个月、≥12 个月	支架后 1 周内亚急性支架内血栓风险较高,1 个月内停用 DAPT 的血栓风险也较高;部分新一代 DES(如 Resolute、Xience 等)必要时可考虑早期(1~3 个月)停用

7.5.2.2 冠心病合并缺血性脑卒中 / 短暂性脑缺血发作 冠心病合并缺血性脑卒中 /TIA,二者病理生理机制相似,故治疗原则大体相同。以下结合《中国缺血性脑卒中和短暂性脑缺血发作二级预防指南》及冠心病相关指南重点探讨冠心病合并缺血性脑卒中 /TIA 患者的抗血小板、抗凝治疗策略。

(1) 抗血小板、抗凝治疗策略:①对非心源性栓塞性缺血性脑卒中或 TIA 患者,建议给予口服抗血小板药物而非抗凝药物预防脑卒中复发及其他心血管事件的发生(Ⅰ/A)。②阿司匹林(50~325mg/d)或氯吡格雷(75mg/d)单药治疗均可以作为首选抗血小板药物(Ⅰ/A)。③阿司匹林单药抗血小板治疗的最佳剂量为 75~150mg/d。阿司匹林(25mg/ 次)+ 缓释型双嘧达莫(200mg/ 次)2 次 / 天或西洛他唑(100mg/ 次)2 次 / 天,均可作为阿司匹林和氯吡格雷的替代治疗药物(Ⅱ/B)。④抗血小板药应在患者危险因素、费用、耐受性和其他临床特性基础上进行个体化选择(Ⅰ/C)。⑤发病在 24 小时内,具有脑卒中高复发风险(ABCD^2 评分 >4 分)的急性非心源性 TIA 或轻型缺血性脑卒中患者(NIHSS 评分≤3 分),应尽早给予阿司匹林联合氯吡格雷治疗 21 天(Ⅰ/A),但应严密观察出血风险。此后可单用阿司匹林或氯吡格雷作为缺血性脑卒中长期二级预防一线用药(Ⅰ/A)。⑥发病 30 天内伴有症状性颅内动脉严重狭窄(狭窄率为 70%~99%)的缺血性脑卒中或 TIA 患者,应尽早给予阿司匹林联合氯吡格雷治疗 90 天(Ⅱ/B)。此后阿司匹林或氯吡格雷单用均可作为长期二级预防一线用药(Ⅰ/A)。⑦伴有主动脉弓动脉粥样硬化斑块证据的缺血性脑卒中或 TIA 患者,推荐抗血小板及他汀类药物治疗(Ⅱ/B)。OAC 与阿司匹林联合氯吡格雷治疗效果的比较尚无肯定结论(Ⅱ/B)。

因此,结合冠心病相关指南可以得出以下结论:首先,冠心病合并缺血性脑卒中/TIA 发作患者应服用阿司匹林抗血小板治疗;其次,当阿司匹林不耐受时可使用氯吡格雷等药物替代;最后,在缺血性脑卒中发作 24 小时内即应开始行 DAPT(阿司匹林 + 氯吡格雷)。

(2)并发心室内血栓及缺血性脑卒中/TIA:AMI 后缺血性脑卒中为心肌梗死的心脏外并发症之一。大面积心肌梗死尤其是前壁心肌梗死伴心尖受累容易出现左心室附壁血栓,若患者出血风险较低,应考虑抗凝治疗以预防血栓的发生。附壁血栓一旦诊断,需应用 VKA 口服抗凝治疗,但在已行支架置入术治疗并进行 DAPT 时,加用口服抗凝剂可增高患者的出血风险,因此在充分考虑患者意愿的情况下,抗凝加 DAPT 仅用于 STEMI。出现体循环或静脉血栓栓塞事件风险大于出血风险时,需要采用三联抗栓治疗时,INR 需控制在 2.0~2.5。

具体推荐如下:①伴有急性心肌梗死的缺血性脑卒中或 TIA 患者,影像学检查发现左室附壁血栓形成,推荐给予至少 3 个月的华法林口服抗凝治疗(目标 INR 为 2.5;范围 2.0~3.0;Ⅱ/B)。②如无左室附壁血栓形成,但发现前壁无运动或异常运动,也应考虑给予 3 个月的华法林口服抗凝治疗(目标 INR 为 2.5;范围 2.0~3.0;Ⅱ/B)。③对于缺血性脑卒中/TIA 患者,合并 AMI 伴左心室附壁血栓形成,若伴前壁或心尖部室壁运动障碍且 LVEF<40%,因非出血性不良事件不耐受华法林治疗,应考虑持续 3 个月采用 LMWH 或达比加群酯或利伐沙班或阿哌沙班的抗凝治疗作为华法林的替代方案(Ⅱ/C)。

需要指出的是,冠心病合并脑卒中在抗血小板、抗凝治疗方面仅有单学科指南对部分问题进行推荐,要获得更为准确的推荐意见需要多学科合作,共同制定相关指南性意见。

7.5.3 具体治疗方案

除改善生活方式、低盐低脂饮食、戒烟限酒、适度活动等外,药物治疗包括抗血小板、降压、调脂、扩血管、改善心脑代谢药物以及活血化瘀类中药等。

7.5.3.1 抗血小板治疗

抗血小板治疗是冠心病和缺血性脑卒中治疗的基石。

(1)阿司匹林:通过抑制环氧化酶和血栓烷(TXA)的合成

达到抗血小板聚集的作用,所有患者只要没有用药禁忌证均应服用。阿司匹林的最佳剂量范围为 75~150mg/d。其主要不良反应为胃肠道出血或对阿司匹林过敏。

(2) $P2Y_{12}$ 受体抑制剂:①氯吡格雷:通过选择性、不可逆地抑制血小板 ADP 受体而阻断 ADP 依赖激活的 GP Ⅱ b/Ⅲ a 复合物,可有效地减少 ADP 介导的血小板激活和聚集。主要用于 ACS、支架置入以后及阿司匹林有禁忌证的患者。该药起效快,顿服 600mg 后 2 小时即能达到有效血药浓度。常用维持剂量为 75mg/d。②替格瑞洛:为口服的 $P2Y_{12}$ 受体抑制剂,主要具有以下优势:a. 不经肝脏 CYP 酶系统代谢,直接作用于 $P2Y_{12}$ 受体;b. 起效更快,抑制 $P2Y_{12}$ 受体的作用更强;c. 与受体为可逆性结合,减量或停药后血小板功能恢复快。

另外有研究显示,联合应用小剂量的阿司匹林和双嘧达莫可使脑卒中风险显著降低 23%,但用于脑卒中合并冠心病患者中有可能造成"盗血"现象,加重病情,临床不推荐脑卒中合并冠心病患者使用。

7.5.3.2 降压治疗

降压治疗在脑卒中和冠心病二级预防中的获益均十分明确,但脑卒中合并冠心病患者的血压管理较为复杂,不同情况下降压目标值不尽相同。

(1) 缺血性脑卒中恢复期合并冠心病的降压策略和血压靶点:一般认为,缺血性脑卒中急性期之后应降压治疗,以降低脑卒中复发和其他血管事件。脑卒中患者血压应控制在何种水平呢?培哚普利预防脑卒中再发研究(PROGRESS)分析了对不同基线血压水平的脑血管疾病患者给予降压治疗对脑卒中再发事件的影响,并与安慰剂对比。结果显示,降压治疗分别使基线收缩压≥160mmHg、140~159mmHg 及 120~139mmHg 的患者脑卒中再发相对风险下降 39%、31% 及 14%。《中国高血压防治指南 2010》建议,稳定性冠心病、UA、STEMI 和 NSTEMI 的高血压患者,目标血压水平一般 <130/80mmHg。

脑血管疾病在非急性期血压控制一般目标 <140/90mmHg,理想目标≤130/80mmHg,双侧颈动脉严重狭窄者适当放宽血压目标。因此,如果脑卒中恢复期合并冠心病,理论上血压宜 <130~140/80~90mmHg,然而相关指南对此并未推荐;唯有英国 2008 年脑卒中指南推荐,若脑卒中者合并冠心病,最佳靶目标为 140/85mmHg,患者同时存在双侧颈动脉狭窄 >70%,其收缩压靶目标宜调高到 150mmHg。而对于降压药物的选择方面,并无研究关注冠心病合并脑卒中应如何选择药物。

（2）急性缺血性脑卒中合并冠心病的血压控制和血压靶点：缺血性脑卒中的急性期常见血压升高，约占患者的80%。2/3的患者即使不进行降压治疗，升高的血压大约也会在4天时出现下降。血压降低有可能减少来自侧支血管的梗死灶周边缺血区的血液灌注，导致神经元丧失和梗死范围扩大。另一方面，急性脑卒中后血压正常或降低常提示严重脑损伤、合并冠心病事件或心力衰竭。因此，在急性缺血性脑卒中发生后的第1周内，临床医师不应常规使用降压药物，特别是发病24小时内对血压升高患者的处理应谨慎。《中国高血压防治指南2010》提出，除非收缩压≥180mmHg或舒张压≥100mmHg，或伴有严重心功能不全、主动脉夹层、高血压脑病者，一般不予降压，脑卒中发病3天后可对这些心血管急症按相应原则处理。对于合并冠心病的患者，血压升高会增加心脏负荷、加重心肌缺血。既往有脑卒中病史的患者若发生AMI，如果血压水平中度以上升高（达到2级或3级高血压水平），就应积极控制血压。但在制订治疗策略时，也会遇到如何改善心肌梗死预后与脑血管获益之间的平衡问题。

总之，目前对于急性缺血性脑卒中合并冠心病患者，除非发生AMI、重度心力衰竭而明确需要立即较大幅度地降低血压之外，合并其他类型冠心病时的血压控制策略及目标仍不清楚，需进一步研究加以明确。

7.5.3.3 他汀类药物调脂治疗

他汀治疗可显著降低冠心病和心血管高危人群的卒中风险，LDL-C每降低10%，缺血性卒中的风险就下降15.6%。Meta分析发现，高剂量的他汀类药物可较低剂量的药物进一步降低卒中风险。SPARCL研究结果显示，阿托伐他汀治疗可使患者5年内发生脑卒中的绝对危险降低2.2%（HR=0.84），主要心血管事件的绝对危险降低3.5%（HR=0.80），亚组分析也发现，LDL-C降幅越大，缺血性卒中再发风险越低：与LDL-C无变化组相比，LDL-C降幅≥50%组主要冠脉事件风险降低37%，所有原因死亡风险降低14%。另有研究还发现，脑卒中复发患者的冠心病风险将加倍，而阿托伐他汀治疗可使脑卒中复发患者的全部冠心病事件风险降低47%，严重冠心病事件减少53%。因此调脂治疗将使冠心病及脑卒中患者获益。

对于调脂治疗目标，AHA/ACC建议，冠心病或脑卒中患者 LDL-C 靶目标水平 <1.8mmol/L（70mg/dl）是合理的。根据 SPARCL 研究的结果，AHA/ACC 还在 2008 年发布的缺血性卒中及 TIA 二级预防建议更新中明确指出，为降低脑卒中和心血管事件的风险，建议给予没有冠心病病史的动脉粥样硬化性缺血性脑卒中/TIA 患者强化降脂治疗。虽然 AHA/ACC 将 LDL-C<1.8mmol/L（70mg/dl）作为冠心病或其他动脉粥样硬化性疾病的合理治疗目标，但有学者认为 LDL-C<1.8mmol/L（70mg/dl）能否作为有效预防脑卒中患者冠心病风险的治疗靶点尚需进一步研究。

7.5.3.4 其他 根据患者临床表现及症状可选用扩血管药物、β 受体阻滞剂、改善心脑代谢类药物，另外可选用活血化瘀、通经活络类中药，如丹参、红花、银杏叶等药物具有抗凝、改善脑血流、降低血液黏度及神经保护作用。

（赵全明，闫云峰，周玉杰）

7.6 冠心病合并肺栓塞

7.6.1 概述 肺栓塞是指来自静脉系统或右心的血栓阻塞肺动脉或其分支所导致的疾病，以肺循环和呼吸功能障碍为主要临床表现和病理生理特征，已属于我国常见的心血管疾病。《2014 欧洲心脏病学会急性肺栓塞诊断和管理指南》指出肺栓塞与冠心病可能有着共同的危险因素，如吸烟、肥胖、高脂血症、高血压、糖尿病等。急性心肌梗死和心力衰竭增加了急性肺栓塞的风险，同时，肺栓塞也增加了发生急性心肌梗死和脑卒中的风险。

冠心病特别是 ACS 与肺栓塞同属于血栓性疾病，早期溶栓或抗凝治疗对改善预后具有重要的意义。但传统上认为动脉粥样硬化引起的心血管病和静脉血栓栓塞症（VTE）的发病机制虽然有共同之处但也存在着不同，这使得冠心病和肺栓塞在溶栓或抗凝治疗的药物种类、药物剂量、时间窗的选择方面均有差异。冠心病患者的血栓多是富含血小板的白色血栓，抗栓治疗过程中在抗凝的同时，更多的是针对血小板聚集环节，如应用阿司匹林、血小板 $P2Y_{12}$ 受体抑制剂进行抗血小板治疗以减少冠状动脉事件。而肺栓塞患者的血栓多是富含纤维蛋白原和红细胞的红色血栓，多是应用口服华法林或 NOAC 来进行抗凝治疗，防止静脉血栓复发。当冠心病合并肺栓塞时，由于这两类药物不能完全替代，而联用抗血小板和抗凝药物又面临着出血风险的增加，且目前临床上缺乏相应的诊疗规范，医师常处于两难境地。

目前有关稳定性冠心病、ACS 和肺栓塞各自的抗栓治疗策略国内外均根据大量的循证医学证据制定了相应的指南,在此不再赘述。但冠心病合并肺栓塞时,如何抗栓治疗目前尚无循证医学依据和相应的指南。冠心病合并肺栓塞抗凝治疗与冠心病合并心房颤动的抗凝治疗有某些相似之处,而后者国内外均已制定了规范的抗栓治疗指南,临床工作中可以借鉴。

总之,当患者存在冠心病合并肺栓塞时,首先要根据患者情况进行危险分层,抗凝同时是否继续原有抗栓治疗依赖于对抗栓治疗获益和出血风险的准确评估,以制订个体化抗栓治疗方案。

7.6.2 稳定性冠心病合并急性肺栓塞 参照《2014 欧洲心脏病学会急性肺栓塞诊断和管理指南》及《急性肺栓塞诊断与治疗中国专家共识(2015)》进行处理。

7.6.2.1 抗凝治疗 规范的抗凝治疗通过纠正原有的纤溶、凝血机制异常成为 VTE 有效治疗和预防复发手段。抗凝疗程至少为 3 个月。急性期治疗为前 5~10 天应用肠外抗凝(普通肝素、LMWH、磺达肝癸钠)。随后可以选择 VKA 维持治疗,该药起始治疗时需与注射用肝素进行重叠。也可以应用 NOAC 重叠治疗,如达比加群酯。还可以直接选用利伐沙班起始口服治疗。

肠道外抗凝:对于高或中度临床可能性的急性肺栓塞患者,等待诊断结果的同时应给予肠道外抗凝。普通肝素、LMWH 或磺达肝癸钠均具有即刻抗凝作用。普通肝素具有半衰期短、抗凝效应容易监测、可迅速被鱼精蛋白中和的优点,推荐用于拟直接再灌注的患者,以及严重肾功能不全(肌酐清除率 <30ml/min)的患者。对于高危急性肺栓塞患者,起始抗凝首选静脉使用普通肝素。而对于中危或低危急性肺栓塞患者,LMWH 或磺达肝癸钠是起始抗凝的最佳选择,除外合并严重肾功能不全者。①如果静脉注射普通肝素,首剂负荷量 2000~5000IU 或 80IU/kg,继之以 18IU/(kg·h)持续泵入。在初始 24 小时内每 4~6 小时测定 1 次 APTT,并根据 APTT 调整普通肝素剂量。每次调整剂量后 3 小时再测定 APTT,使其尽快达到并维持在正常对照的 1.5~2.5 倍(表 7-19)。达到目标治疗剂量后改为每日测定 1 次 APTT。应用普通肝素可能会引起肝素诱导血小板减少症,在使用普通肝素的第 3~5 日必须复查血小板计数。若需较长时间使用普通肝素,应在第 7~10 日和 14 日复查血小板计数。若患者

出现血小板计数迅速或持续降低超过 50%,或血小板计数小于
100×10^9/L 应立即停用普通肝素,一般停用 10 日内血小板数量
开始逐渐恢复。② LMWH:所有 LMWH 均应依据体重并结合年
龄和肾功能状况使用。一般不需常规监测,但在妊娠期间需定
期监测抗 X a 因子活性。抗 X a 因子活性的峰值应在最近一次
注射后 4 小时测定,谷值则应在下一次注射前测定,每日给药 2
次的抗 X a 因子活性目标范围为 0.6~1.0IU/ml,每日给药 1 次的
目标范围为 1.0~2.0IU/ml。③磺达肝癸钠:选择性 X a 因子抑制
剂,2.5mg 皮下注射,每天 1 次,无需监测。但因其消除率与体
重有关,故推荐对体重 <50kg 的患者慎用。严重肾功能不全的
患者(肌酐清除率 <30ml/min),禁用磺达肝癸钠。对于中度肾功
能不全的患者(肌酐清除率 30~50ml/min)应减量 50% 使用。

表 7-19　根据 APTT 调整普通肝素剂量的方法 *

APTT	调整普通肝素剂量的方法
<35s(<1.2 倍正常对照值)	80IU/kg 静脉注射;继之增快泵入速度 4IU/(kg·h)
35~45s(1.2~1.5 倍正常对照值)	40IU/kg 静脉注射;继之增快泵入速度 2IU/(kg·h)
46~70s(1.5~2.3 倍正常对照值)	不调整
71~90s(2.3~3.0 倍正常对照值)	减慢泵入速度 2IU/(kg·h)
>90s(>3.0 倍正常对照值)	暂停用药 1 小时,然后减慢泵入速度 3IU/(kg·h)

注:* 引自《急性肺栓塞诊断与治疗中国专家共识(2015)》

OAC:应尽早给予 OAC,最好与肠道外抗凝剂同日。以
华法林为代表的 VKA 一直沿用至今。近年来,一些非维生
素 K 依赖的新型口服抗凝药(non-vitamin K-dependent new oral
anticoagulants,NOAC)陆续进入临床。

(1)华法林:VKA 类药物,通过抑制依赖维生素 K 凝血因
子(Ⅱ、Ⅶ、Ⅸ、Ⅹ)合成发挥抗凝作用。通常初始与普通肝素、
LMWH 或磺达肝癸钠联用。我国心房颤动抗栓临床试验结果
表明,华法林的维持剂量约为 3mg。为减少过度抗凝的情况,根
据 2013 年《华法林抗凝治疗的中国专家共识》,不建议给予负荷
剂量,推荐初始剂量为 1~3mg,某些患者如老年、肝功能受损、慢

性心力衰竭及出血高风险患者,初始剂量还可适当降低。为达到快速抗凝的目的,应与普通肝素、LMWH或磺达肝癸钠重叠应用5天以上,当INR达到目标范围(2.0~3.0)并持续2天以上时,停用普通肝素、LMWH或磺达肝癸钠。国内外已将华法林量效有关的基因多态性检测商品化,主要是CYP2C9和VKORCI,通过基因多态性检测有助于初始剂量的选择。但基因多态性仅能解释30%~60%的华法林个体差异,临床仍需综合考虑患者的体表面积、肝肾功能及合并用药等因素来选择合适的剂量。目前,国外指南不推荐对所有服用华法林的患者常规进行基因检测,如有条件其可作为华法林剂量调整的辅助手段。还有一些药物和食物对华法林的抗凝作用也有影响。增强华法林抗凝作用的常用药物主要包括:抗血小板药、非甾体抗炎药、奎尼丁、水合氯醛、氯霉素、丙米嗪、西咪替丁等。一些广谱抗生素可因减少维生素K的合成而增强华法林的作用。减弱华法林抗凝作用的常用药物包括:苯巴比妥、苯妥英钠、维生素K、雌激素、制酸剂、缓泻剂、利福平、氯噻酮、螺内酯等。一些中药(如丹参、人参、当归、银杏等)可对华法林的抗凝作用产生明显影响,故同时接受中药治疗时亦应加强监测。一些食物(如葡萄柚、芒果、大蒜、生姜、洋葱、海带、花菜、甘蓝、胡萝卜等)也可增强或减弱华法林的抗凝作用,在用药过程中也需予以注意。

(2)NOAC:近年来大规模临床试验为NOAC用于急性肺栓塞或VTE急性期治疗提供了证据,包括达比加群、利伐沙班等。

达比加群是直接凝血酶抑制剂。RE-COVER试验比较了达比加群(150mg,每天2次)与华法林对VTE患者的疗效,主要终点事件为有症状、客观确诊的VTE患者的6个月复发率,共纳入2539例患者,仅21%的患者有急性肺栓塞,9.6%的患者同时有急性肺栓塞和DVT,二者均给予肠道外抗凝剂,平均10天,有效性终点达比加群不劣于华法林(HR 1.10,95%*CI* 0.65~1.84),大出血事件差异无统计学意义,但达比加群的所有出血事件较少(HR 0.71,95%*CI* 0.59~0.85)。RE-COVER Ⅱ研究纳入了患者2589例,进一步验证了这一结果。

利伐沙班是直接Ⅹa因子抑制剂。依据EINSTEIN-DVT和EINSTEIN-PE试验,以依诺肝素桥接华法林为对照,验证了利伐沙班单药口服(15mg,每天2次,3周;继以20mg,每天1次)在控制VTE复发方面的有效性不劣于依诺肝素桥接华法林的标准治疗(HR 1.12,95%*CI* 0.75~1.68),二者主要安全性事件(大出血或临床相关的非大出血)发生率相当,而利伐沙班大出血发生率更低。目前我国已批准其用于 VTE 治疗。

上述试验结果提示 NOAC 治疗 VTE 的疗效不劣于甚或优于标准的肝素桥接华法林方案,且更安全。目前,NOAC 可替代华法林用于初始抗凝治疗。利伐沙班可作为单药治疗(不需合用肠道外抗凝剂),但急性期治疗的前 3 周需增加口服剂量。达比加群必须联合肠道外抗凝剂应用。以上 NOAC 均不能用于严重肾功能损害的患者。NOAC 价格昂贵,且无拮抗剂,虽然 2009 年利伐沙班就已经被批准用于预防关节置换后的 DVT 形成,但 2015 年才在中国被批准用于治疗 DVT 预防急性肺栓塞的适应证,因预防和治疗剂量不同,目前仅在少数大的医学中心使用,尚需积累更多的安全性和疗效的数据。

7.6.2.2 溶栓治疗 溶栓治疗适用于高危组肺栓塞患者,即存在血流动力学不稳定证据如收缩压 <90mmHg 和(或)下降≥40mmHg 并持续 15 分钟以上者,在除外溶栓禁忌证后应立即给予再灌注治疗(溶栓禁忌证见表 7-20)。

表 7-20　急性肺栓塞溶栓治疗禁忌证 *

绝对禁忌证
出血性卒中或不明原因卒中
缺血性卒中的 6 个月内
中枢神经系统损伤或肿瘤
严重创伤 / 手术 / 头部外伤 3 周内
既往 1 个月内胃肠道出血
存在已知出血风险
相对禁忌证
短暂性脑缺血发作的 6 个月内
口服抗凝治疗
孕期或产后 1 周
非压缩性的穿刺部位
有创性复苏
难治性高血压(收缩压 >180mmHg)
进行性肝病
感染性心内膜炎
活动性消化性溃疡

注:* 引自《急性肺栓塞诊断与治疗中国专家共识(2015)》

溶栓治疗可迅速溶解血栓,恢复肺组织灌注,逆转右心衰竭,增加肺毛细血管血容量及降低病死率和复发率。一项纳入了高危肺栓塞患者的五个试验的汇总数据显示,溶栓治疗能显著减少死亡或肺栓塞复发,而对于非高危肺栓塞组溶栓治疗没有明显临床益处。非高危肺栓塞患者中,低危组肺栓塞患者门诊抗凝治疗无需住院;中危组肺栓塞患者[伴有右心室扩张和(或)TNI,BNP 升高者]在急性期仍有可能出现血流动力学不稳定,严密观察期间原则上予以抗凝治疗,如果观察期间出现血流动力学不稳定可以考虑补救式溶栓治疗。如无严重肾功能不全,首选治疗是皮下注射 LMWH 或磺达肝癸钠。

7.6.2.3 临床常用溶栓药物及用法 我国临床上常用的溶栓药物有尿激酶、阿替普酶(rt-PA)、瑞替普酶(r-PA)。我国急性肺栓塞尿激酶溶栓、栓复欣抗凝治疗多中心临床试验采用 20 000IU/(kg·2h)尿激酶静脉滴注,总有效率为 86.1%,无大出血发生,安全、有效、简便易行。急性肺栓塞尿激酶的用法为 20 000IU/(kg·2h)静脉滴注。《急性肺栓塞诊断与治疗中国专家共识(2015)》指出目前我国大多数医院采用的方案是阿替普酶 50~100mg 持续静脉滴注,无需负荷量。我国 VTE 研究组开展了阿替普酶治疗急性肺栓塞的临床研究,入选急性肺栓塞患者 118 例,65 例采用阿替普酶半量(50mg)持续静脉滴注 2 小时,53 例采用全量(100mg)持续静脉滴注 2 小时,结果显示半量阿替普酶溶栓治疗急性肺栓塞与全量相比有效性相似且更安全,尤其是体重 <65kg 的患者出血事件明显减少。推荐 50~100mg 持续静脉滴注 2 小时,体重 <65kg 的患者总剂量不超过 1.5mg/kg。

瑞替普酶是目前国内临床上唯一的第 3 代特异性溶栓药,广泛应用于急性心肌梗死、卒中、急性肺栓塞、下肢深静脉栓塞等血栓性疾病的溶栓治疗。大多数研究推荐瑞替普酶 18mg(相当于 10MU)溶于生理盐水静脉注射 >2 分钟,30 分钟后重复推注 18mg。也有研究推荐瑞替普酶 18mg 溶于 50ml 生理盐水静脉泵入 2 小时,疗效显著优于静脉注射瑞替普酶和静脉尿激酶的疗效。

我国自主研发的一类新药,即新型的溶栓剂——尿激酶原尚无在急性肺栓塞中应用的临床研究。

7.6.3 急性冠脉综合征合并急性肺栓塞 急性期治疗:ACS 分为急性 ST 段抬高 ACS 和急性非 ST 段抬高 ACS。急性 STEMI

并急性肺栓塞时,静脉溶栓治疗可以尽早溶解冠状动脉和肺动脉内血栓,恢复冠状动脉和肺动脉血流灌注,对两种疾病均有益处。对于非 ST 段抬高型 ACS(包括 NSTEMI 和 UA)合并急性肺栓塞,如急性肺栓塞属于高危患者仍应首选药物溶栓治疗,再序贯抗凝和抗血小板治疗;如属于中、低危急性肺栓塞患者(表 7-21),建议 LMWH 联合 OAC 如 VKA(INR 2.0~3.0)或 NOAC 如达比加群(150mg/ 次,每日 2 次,>80 岁患者 110mg/ 次,每日 2 次),如使用 NOAC 利伐沙班,则 15mg/ 次,每日 2 次,持续治疗 3 周后改为 20mg/ 次,每日 1 次,替代胃肠外抗凝联合 VKA 治疗。

表 7-21　中、低危急性肺栓塞患者急性期治疗 *

推荐建议	推荐等级	证据水平
抗凝治疗——胃肠外抗凝联合 VKA		
对于高度怀疑肺栓塞诊断的患者推荐立即予以胃肠外抗凝治疗	I	C
对于多数急性期患者推荐予以 LMWH 或磺达肝癸钠	I	A
推荐胃肠外抗凝治疗同时联合 VKA,抗凝强度控制 INR 于 2.0~3.0	I	B
抗凝治疗——NOAC		
利伐沙班(15mg/ 次,每日 2 次,持续治疗 3 周后改为 20mg/ 次,每日 1 次)替代胃肠外抗凝联合 VKA	I	B
达比加群(150mg/ 次,每日 2 次;年龄 >80 岁,110mg/ 次,每日 2 次)替代联合 VKA,联合胃肠外抗凝	I	B

注:* 引自 2014ESC 急性肺栓塞诊断和管理指南

急性肺栓塞抗凝治疗持续时间推荐:①继发于短暂(可逆性)诱发因素的肺栓塞患者,推荐口服抗凝治疗 3 个月。②不明原因肺栓塞患者,推荐口服抗凝治疗至少 3 个月。③不明原因肺栓塞首次发病以及出血风险低的患者,应考虑延长口服抗凝治疗。④不明原因肺栓塞第二次发病的患者,推荐无限期抗凝治疗。⑤如果需要延长抗凝治疗,作为 VKA 的替代治疗(除非严重肾功能损害的患者),应该考虑利伐沙班(20mg/ 次,每日

1 次)、达比加群酯(150mg/ 次,每日 2 次,>80 岁患者 110mg/ 次,每日 2 次)。⑥延长抗凝治疗的患者,应定期进行风险 - 获益比的重新评价(表 7-22)。

表 7-22　急性肺栓塞抗凝治疗时限推荐 *

肺栓塞抗凝治疗时限推荐	推荐等级	证据水平
继发于短暂的(可逆的)危险因素的肺栓塞患者,口服抗凝治疗推荐 3 个月	I	B
无诱因的肺栓塞患者,推荐口服治疗至少 3 个月	I	A
延长口服抗凝治疗时间应考虑首发无诱因的肺栓塞和低出血风险	IIa	B
无限期抗凝治疗推荐用于再发的无诱因肺栓塞患者	I	B
必须延长抗凝治疗,利伐沙班(20mg/ 次,每日 1 次)、达比加群(150mg/ 次,每日 2 次,对于年龄 >80 岁的患者 110mg/ 次,每日 2 次)	IIa	B
对已延长抗凝治疗的患者,用药间隔应再评估继续抗凝治疗的风险 - 获益比	I	C
对于拒绝或不能够耐受任何形式口服抗凝治疗的患者,考虑阿司匹林作为次级 VTE 预防方法	IIb	B

注:* 引自 2014 ESC 急性肺栓塞诊断和管理指南

ACS 患者发生急性肺栓塞服用 OAC 联合 DAPT 持续时间:①对于置入冠脉支架的患者,推荐在围术期应用阿司匹林和氯吡格雷;②对于置入冠脉支架的患者,无论何种支架,应考虑阿司匹林、氯吡格雷和 OAC 三联治疗 1 个月;③对于因 ACS 或其他解剖、手术特点而存在高缺血风险的患者,在权衡出血风险后,应用超过 1 个月、长达 6 个月的阿司匹林、氯吡格雷和 OAC 三联治疗;④对于出血风险大于缺血风险的患者,应用 75mg/d 氯吡格雷和 OAC 组成的双联抗栓替代 1 个月的三联抗栓治疗;⑤接受 OAC 治疗的患者应考虑在 12 个月内停止抗血小板治疗;⑥对于同时口服 VKA 及阿司匹林和(或)氯吡格雷的患者,VKA 的剂量应根据一个低于推荐目标值范围的目标值调整,每次调整治疗范围的 65%~70%;⑦ NOAC 与阿司匹林或氯吡格雷联用时应考虑能预防心房颤动脑卒的最低有效剂量;⑧当利伐沙班和阿司匹林／氯吡格雷联用时，推荐剂量 15mg/d 代替 20mg/d（表 7-23）。

表 7-23 有口服抗凝药适应证患者的双联抗血小板治疗持续时间 *

推荐建议	推荐等级	证据水平
对于置入冠脉支架的患者，推荐在围术期应用阿司匹林和氯吡格雷	I	C
对于置入冠脉支架的患者，无论何种支架，应考虑阿司匹林、氯吡格雷和 OAC 三联治疗	IIa	B
对于因 ACS 或其他解剖、手术特点而存在高缺血风险的患者，权衡出血风险后，应使用超过 1 个月、长达 6 个月的阿司匹林、氯吡格雷和 OAC 三联治疗	IIa	B
对于出血风险大于缺血风险的患者，75mg/d 的氯吡格雷和 OAC 组成的双联抗栓治疗代替为期 1 个月的三联抗栓治疗	IIa	A
接受 OAC 治疗的患者应考虑在 12 个月内停止抗血小板治疗	IIa	B
对于同时口服 VKA 及阿司匹林和（或）氯吡格雷治疗的患者，VKA 的剂量应根据一个低于推荐目标值范围的目标值调整，每次调整治疗范围的 65%~70%	IIa	B
NOAC 与阿司匹林或氯吡格雷联用时应考虑能预防心房颤动、脑卒中的最低有效剂量	IIa	C
利伐沙班和阿司匹林或氯吡格雷联用时，推荐剂量 15mg/d 代替 20mg/d	IIb	B
替格瑞洛和普拉格雷不推荐用于和阿司匹林及 OAC 组成的三联治疗	III	C

注：* 引自 2017 欧洲冠心病双联抗血小板治疗指南

ACS 患者合并肺栓塞行 PCI 治疗同时 OAC 治疗时间推荐：①推荐在 PCI 围术期服用阿司匹林和氯吡格雷；②如患者缺血风险过高——指临床情况紧急或存在增加心梗风险的解剖结构或手术特征，可用阿司匹林、氯吡格雷加一种 OAC 三联治疗超过 1 个月，长达 6 个月（IIa/B）；然后阿司匹林或氯吡格雷加一种 OAC 双联治疗至 12 个月（IIa/A），12 个月后仅服用 OAC 治疗（Ⅱa/B）；③可用 HAS-BLED 评分来评估出血风险（表 7-13）。低出血风险患者（HAS-BLED=0~2 分），可用阿司匹林、氯吡格雷加一种 OAC 三联治疗 1 个月（Ⅱa/B），然后阿司匹林或氯吡格雷加一种 OAC 双联治疗至 12 个月（Ⅱa/A），12 个月后仅服用 OAC 治疗（Ⅱa/B）。高出血风险患者（HAS-BLED≥3 分），氯吡格雷加一种 OAC 双联治疗至 12 个月（Ⅱa/A），12 个月后仅服用 OAC 治疗（Ⅱa/B）（图 7-5）。

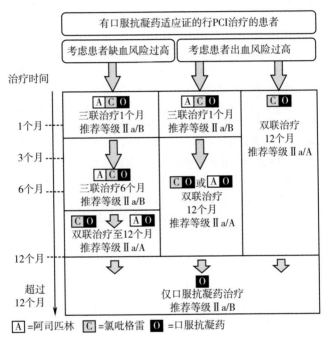

图 7-5　有口服抗凝药适应证的行 PCI 治疗的患者术后抗栓治疗推荐 *

注：* 引自 2017 欧洲冠心病双联抗血小板治疗指南

　　总之，任何一种类型的冠心病合并急性肺栓塞，制订综合抗栓治疗方案的前提在于对患者进行危险分层，全面评估肺栓塞风险、冠脉事件风险以及患者的出血风险。只有对抗栓治疗获益和出血风险准确评估，才能制订出最优的个体化抗栓治疗方案。

（刘文娴，陈立颖，周玉杰）

7.7 冠心病合并慢性阻塞性肺疾病

7.7.1 概述

慢性阻塞性肺疾病(chronic obstructive lung disease, COPD)是一种常见的呼吸系统疾病,其基本肺部病变是不完全可逆的气流受限,呈进行性发展,与肺部对有害气体或有害颗粒的异常炎性反应有关。根据 GOLD(Global Initiative for Chronic Obstructive Lung Disease)指南,COPD 的临床诊断应综合考虑患者慢性呼吸道症状(如伴或不伴慢性咳嗽咳痰的呼吸困难)及疾病危险因素的暴露史。COPD 在全球范围内的患病率和病死率均很高,目前居全球死因的第 4 位,预计到 2020 年上升至死因的第 3 位。

由于心脏和肺之间存在的解剖和功能关系,决定了其中一个器官的功能障碍可能会影响另一个器官。多项研究表明,COPD 是心血管疾病的重要危险因素。一项多中心观察性研究纳入了 606 例 COPD 急性加重期住院患者,其中 63.4% 合并高血压,32.8% 合并慢性心力衰竭,20.8% 合并缺血性心脏病。美国第 3 次全国健康和营养调查和哥本哈根心脏研究等已证明,判定 COPD 的常用指标 $FEV_1\%$(FEV_1/FVC,第一秒用力呼气量与用力肺活量比值)下降是心血管疾病的独立危险因素,其具体机制尚不明确,可能与慢性低水平系统性炎症、氧化应激及这两类疾病共同的危险因素(如吸烟、老龄化、环境污染和不良生活方式等)有关。

65 岁及以上的老年人几乎一半会有至少 3 种慢性疾病,所以,冠心病常可能与 COPD 共存。研究表明,在美国,40~59 岁的 COPD 患者中合并冠心病者占 35%~40%,而 60~79 岁 COPD 患者中合并冠心病者约占 70%。流行病学资料显示气流受限与冠心病明显相关,提示 COPD 患者患冠心病的风险增加,而冠心病患者患 COPD 的风险也增加。冠心病合并 COPD 的发生率在既往研究中报道不一,多为 47%~60%。所以,COPD 可能是冠心病的独立危险因素。研究显示,COPD 患者冠状动脉钙化的程度显著增高,且冠状动脉钙化与 COPD 患者气促症状、运动耐量减少及病死率增加相关。测量既往无局部心肌缺血或心肌梗死病史的 COPD 患者、吸烟对照人群及非吸烟对照人群的心肌灌注情况,发现与非吸烟对照人群相比,吸烟人群和 COPD 患者的静息心肌血流灌注量无减少,但心肌灌注储备明显减少,提示吸烟和气流受限是心肌微循环障碍的危险因素。

7.7.2 慢性阻塞性肺疾病影响冠心病的发病机制

尽管很多研

究提示,COPD 与冠心病密切相关,但相关的发病机制尚不明确。目前认为,其主要的机制可能是多种共同的危险因素引起慢性低水平系统性炎性反应,既影响心血管内皮细胞又影响气道 / 肺实质细胞。此外,COPD 的病理生理改变可能直接影响患者心脏功能,激发潜在的冠状动脉疾病。然而,疾病发展是一个复杂的过程,源于基因 - 环境相互作用。最有可能的是,多因子的生物过程与复杂的遗传背景决定因素、年龄相关的组织改变和有害环境刺激相互作用,导致 COPD 和冠心病的临床表现(图 7-6)。

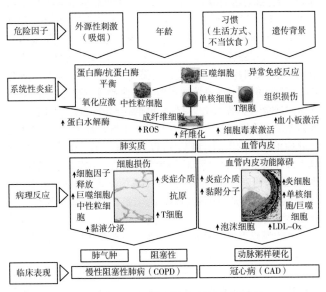

图 7-6 COPD 影响冠心病的发病机制

注:COPD:慢性阻塞性肺疾病;ROS:活性氧;LDL-Ox:氧化低密度脂蛋白

7.7.3 冠心病合并慢性阻塞性肺疾病的药物治疗 COPD 与冠心病的临床表现类似且症状多有重叠,所以,当二者合并存在时往往造成对病情的低估。尽管强有力的证据支持 COPD 和冠心病之间的联系,但同时针对这两种疾病的治疗选择仍需进一步评估,相关的随机临床试验也鲜有开展。因此,虽然有很多类似的发病机制,但目前动脉粥样硬化与 COPD 的治疗策略有本质的差异。冠心病患者的治疗药物主要包括抗血栓药、β受体阻滞剂、ACEI 或 ARB 和他汀类药物。而 COPD 的治疗主要依赖

于 β₂ 受体激动剂、抗胆碱能类药物、吸入性糖皮质激素及磷酸二酯酶 -4 抑制剂。在上述治疗策略中最显著的差异是使用 β₂ 受体激动剂治疗 COPD 和使用 β 受体阻滞剂治疗冠心病,这导致了截然相反的适应证及随之带来的某些药物,尤其是 β 受体阻滞剂的用量不足。此外,在缓解 COPD 患者症状之余,人们越来越关注改善其预后的问题。

7.7.3.1 β₂ 受体激动剂

β₂ 受体激动剂是肾上腺素 β₂ 受体激动剂的简称,它与气道靶细胞膜上的 β₂ 受体结合,激活兴奋性 G 蛋白,活化腺苷酸环化酶,催化细胞内 ATP 转化为 cAMP,细胞内的 cAMP 水平增加,进而激活 cAMP 依赖蛋白激酶,通过细胞内游离钙离子浓度的下降,肌球蛋白轻链激酶失活和钾通道开放等途径,最终松弛平滑肌。此外,β₂ 受体激动还可抑制肥大细胞与中性粒细胞释放炎性介质,增强气道纤毛运动、促进气道分泌、降低血管通透性、减轻气道黏膜下水肿等,这些效应均有利于缓解或消除哮喘。近年来推荐联合吸入糖皮质激素和长效 β₂ 受体激动剂治疗哮喘、COPD 等。对于敏感患者,刺激 β₂ 受体可导致静息时窦性心动过速,并有潜在的促心律失常作用。β₂ 受体激动剂可能在治疗过程中诱发低钾血症,尤其是心血管疾病患者联合使用噻嗪类利尿剂时,并增加静息状态下的氧耗量,但这些代谢方面的作用随时间减弱。TORCH 等研究表明用于治疗 COPD 的药物,如长效 β₂ 受体激动剂,对心血管疾病而言其安全性和耐受性是可以接受的。所以,对于冠心病合并 COPD 的患者,长效 β₂ 受体激动剂并非禁忌。

7.7.3.2 β 受体阻滞剂

β 受体阻滞剂是冠心病治疗的基石,但该药在 COPD 患者中的使用仍不确定。主要的担忧是,这些药物可能诱发支气管痉挛和肺功能恶化。然而,数据表明,β 受体阻滞剂,尤其是心脏选择性的 β 受体阻滞剂也可能使 COPD 患者获益,甚至降低死亡率,唯一例外的是需要长期氧治疗的最严重患者。Andell 等研究发现,COPD 患者心肌梗死后服用 β 受体阻滞剂,与不用 β 受体阻滞剂相比,全因死亡率降低,提示 β 受体阻滞剂可使 COPD 合并心肌梗死患者获益。一项纳入 20 项心脏选择性 β 受体阻滞剂治疗 COPDRCT 的 Meta 分析结果显示:心脏选择性 β 受体阻滞剂单一剂量治疗和长期治疗均不引起 COPD 患者 FEV_1 的下降,不加重呼吸道症状,也不削弱联用 β 受体激动剂的舒张支气管作用,该结果在严重 COPD、可逆阻塞性 COPD 等亚组分析时类似。Dransfield 等发现 β 受体阻滞剂可显著降低 COPD 急性加重期的病死率,即使平均年龄和合并心血管疾病比例高于对照组,但接受 β 受体阻滞剂治疗组患者的病死率仍显著低于对照组。同样,β 受体阻滞剂也可显著降低不合并心血管疾病的 COPD 患者的病死率,说明 β 受体阻滞剂对肺部的保护作用独立于对心血管系统的保护作用。所以,β 受体阻滞剂不但可降低心肌梗死的病死率,而且可降低 COPD 急性加重期患者的病死率,提示 β 受体阻滞剂对 COPD 患者可能存在心肺双重保护作用。2014 年 GOLD 指南也指出,即使合并严重 COPD 的缺血性心脏病患者,应用心脏选择性 β 受体阻滞剂所获得的益处也远大于潜在的风险。2018 年 GOLD 指南再次强调心脏选择性 β 受体阻滞剂对于 COPD 患者不是禁忌,冠心病患者的治疗应遵循相关指南,不受合并 COPD 的影响。

7.7.3.3 他汀类药物 目前有关 COPD 的治疗主要是缓解症状,减少住院,但不会改变疾病的自然史(肺部炎症、系统性炎症和肺功能下降)和结果(呼吸道死亡率、心血管疾病死亡率或全因死亡率)。广泛用于冠心病的他汀类药物具有多向性的抗炎作用,对 COPD 患者可能也有获益。新近研究提示,他汀类药物的多效性可以影响基质重构、氧化负荷,最重要的是,可影响肺和循环系统中细胞因子驱动的炎性反应(溢出效应),这些证据表明他汀类药物可能使相当广泛的 COPD 患者受益。一些观察性研究发现,COPD 患者服用他汀类药物可降低 COPD 急性加重期所致的住院率和死亡率,并可降低心血管总死亡率。尽管 RCT 的数据仍然匮乏,但近期的大型病例对照研究显示,他汀类药物治疗可减少 COPD 患者病情的加重并降低死亡率,特别是对于合并心血管疾病的患者。因此,随着相关的大规模临床试验的不断开展,他汀类药物因对心肺的双重作用可望成为冠心病合并 COPD 患者改善预后的理想药物。

(刘小慧,罗太阳,周玉杰)

7.8 冠心病合并消化道出血

7.8.1 概述 冠心病患者中抗血小板治疗已成为药物治疗的基石。ACS、DES 置入术后的患者,DAPT 亦已成为常规治疗。2013 年我国登记的因 PCI 需行 DAPT 的患者已超过 45 万。然而,不容忽视的是,抗血小板治疗既可以减少缺血事件,也可以增加消化道出血的发生风险。

7.8.2 抗血小板药物与质子泵抑制剂联用

7.8.2.1 抗血小板药物损伤消化道机制 既往研究已证实,阿司匹林可使消化道损伤风险增加 2~4 倍;氯吡格雷、阿司匹林分别使消化道出血的相对危险度增加 2.7 倍和 2.8 倍。

阿司匹林损伤消化道的机制包括局部作用和全身作用。阿司匹林对消化道黏膜具有直接刺激作用,可作用于胃黏膜磷脂层,破坏胃黏膜疏水保护屏障,在胃内崩解使白三烯等物质释放增加,刺激、损伤胃黏膜。阿司匹林还可抑制胃黏膜 COX-1 和 COX-2 的活性,导致前列腺素生成减少;而前列腺素能调控胃肠道血流和黏膜功能,故其减少可以损伤胃肠道黏膜。

研究显示,与单用阿司匹林相比,阿司匹林与 PPI 联用患者上消化道出血发生率降低(3.4%∶7.2%),阿司匹林服用依从性也更高(74.0%∶71.0%)。

ADP 受体拮抗剂不直接损伤消化道黏膜,但可抑制血小板衍生的生长因子及血小板释放的血管内皮生长因子,阻碍新生血管生成,影响溃疡愈合。一项纳入 20 596 例住院冠心病患者的回顾性研究发现,与单用氯吡格雷相比,氯吡格雷与 PPI 联用可使患者消化道出血发生风险降低 50%。基于现有的大量循证依据,2017 年 ESC 发布的 DAPT 指南对接受 DAPT 的冠心病患者联用 PPI 预防消化道出血给予了 I /B 推荐。

7.8.2.2 质子泵抑制剂

(1)PPI 分类及联用推荐:目前,临床常用的 PPI 包括 5 种:奥美拉唑、泮托拉唑、兰索拉唑、埃索美拉唑和雷贝拉唑。其中奥美拉唑、埃索美拉唑主要通过 CYP2C19 途径代谢,对 CYP2C19 的竞争性抑制作用较强;兰索拉唑主要通过 CYP3A4 途径代谢;泮托拉唑除可通过 CYP3A4 途径代谢外,还可转硫基旁路代谢;雷贝拉唑经细胞色素 P450 转化,但其对 CYP2C19 的依赖性较小,主要代谢产物为硫醚和羧酸,因而对 CYP2C19 酶竞争性抑制及受其基因多态性影响最小。5 种 PPI 对肝酶 CYP2C19 抑制强度为:奥美拉唑 > 埃索美拉唑 > 兰索拉唑 > 泮托拉唑 > 雷贝拉唑。由于氯吡格雷需在肝脏中转化为活性产物后才能发挥药效,其中涉及 CYP2C19 酶。故氯吡格雷与 PPI 联用时,应首选对肝酶 CYP2C19 抑制强度小的药物。

(2)PPI 相关不良反应:PPI 是一种安全有效的药物,但其长期应用可产生如下不良反应:①增加肠道细菌感染及腹泻风险,腹泻是导致患者中断 PPI 治疗的最常见原因;②轻度增加胃类癌、胃癌发生风险;③轻度增加骨折发生风险;④轻度增加肺炎发生风险;⑤影响维生素与铁吸收。此外有报道提示应用

PPI 1 年以上的患者可出现镁吸收异常。因此,临床医师应关注如何合理使用 PPI。

7.8.3 消化道出血风险评估与预防策略　使用抗血小板药物易发生消化道损伤的高危人群包括:①年龄≥65 岁的老年患者;②既往有消化道出血、溃疡病史;③有消化不良或胃食管反流症状;④多重抗凝抗血小板药物联用;⑤合用非甾体抗炎药或糖皮质激素;⑥幽门螺杆菌感染、吸烟、饮酒等。其中消化道出血、溃疡病史为最重要的危险因素。阿司匹林的不良反应以上消化道损伤更常见,故高危患者可于抗血小板药物治疗前 6 个月联用 PPI,6 个月后改为 H_2 受体拮抗剂或间断服用 PPI,而对于低危患者则不推荐预防性使用 PPI。《抗血小板药物消化道损伤的预防和治疗中国专家共识(2012 更新版)》推荐治疗流程如图 7-7。2017 年发布 DAPT 指南推荐应用 PRECISE-DAPT 评分(包括血红蛋白、白细胞计数、年龄、肌酐清除率、出血史)(Ⅱb A级推荐)决定 PCI 术后患者 DAPT 时程,其中出血高危(≥25 分)人群应缩短至 3~6 个月。

7.8.4 消化道出血的处理　对于发生消化道出血的患者,临床医师应在第一时间作出评估,并采取相应的治疗措施(推荐诊疗流程见图 7-8)。

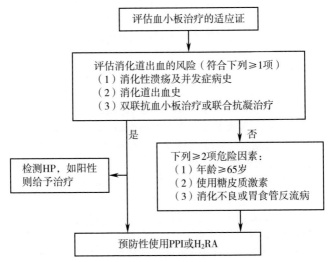

图 7-7 《抗血小板药物消化道损伤的预防和治疗中国专家共识
(2012 更新版)》推荐治疗流程

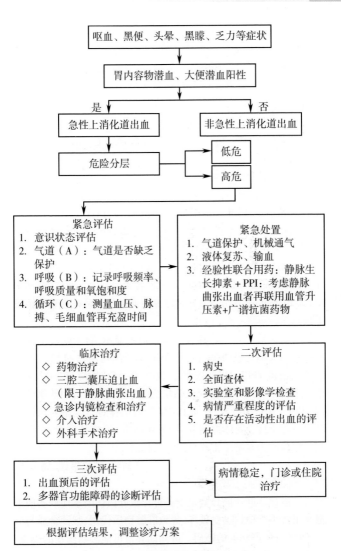

图 7-8　消化道出血患者推荐诊疗流程

7.8.4.1　停用抗血小板药物　如患者仅表现为消化不良症状,可不停用抗血小板药物,加用抑酸药物。如发生活动性出血,则需停用抗血小板药物直至症状稳定。但对于 ACS、BMS 置入 1 个月内、DES 置入 6 个月内的患者,因其血栓发生风险高,应尽量避免完全停用抗血小板药物。严重消化道出血危及生命时,需停用所有抗血小板药物,3~5 天后,如情况稳定,可重新开始使用阿司匹林或氯吡格雷。

7.8.4.2 药物治疗 药物治疗包括:①抑酸药物,应选用 PPI、组胺 2 受体抑制剂(H_2RA)及胃黏膜保护剂,其中 PPI 为首选,因其可强效持久抑酸,促进血小板快速聚集;②止凝血药物,主要针对合并血小板减少或凝血功能障碍的患者;③生长抑素及类似物;④抗菌药物。值得注意的是,治疗消化道出血的常用药物之一,血管升压素及类似物因其相关不良反应包括器官缺血,冠心病合并消化道出血患者慎用。

7.8.4.3 内镜止血治疗 内镜止血适应证应依据 Forrest 评分、Blatchford 评分标准。指南推荐:Forrest 评分:① Forrest Ⅱc 和 Ⅲ 级(低危征象)不推荐行内镜止血;② Forrest Ⅱb 级进行冲洗,并对病灶行适当治疗;③ Forrest Ⅰa、Ⅰb、Ⅱa 级(高危征象患者活动性出血或有血管裸露),建议行内镜止血。Blatchford 评分:① Blatchford 评分为 0 分的患者无需接受内镜检查和干预;② Blatchford 评分 ≥1 分的患者则须接受内镜检查和内镜下干预。

7.8.5 止血后治疗药物选择 既往研究显示,对于既往出现阿司匹林相关消化道溃疡出血的患者,给予阿司匹林 +PPI 疗效优于氯吡格雷 +PPI。出血控制后,2010 年 ACC 指南与 2012 中国指南目前推荐的药物治疗策略均为阿司匹林 +PPI,而非氯吡格雷 +PPI。2017 年 ESC 发布 DAPT 指南推荐对于应用阿司匹林联合新型 $P2Y_{12}$ 受体抑制剂(如替格瑞洛)治疗的患者,出血控制后建议改为氯吡格雷联合阿司匹林治疗。

(刘宇扬,吴思婧,周玉杰)

7.9 冠心病合并肝功能障碍

7.9.1 概述 肝功能异常是指各种导致肝损伤因素使肝实质细胞及正常组织结构遭受破坏,导致肝脏物质代谢、胆汁合成与分泌、解毒及免疫功能的障碍。肝功能异常可能影响药物的吸收、分布、代谢和排泄过程,也可能影响受体的亲和力或内在活性,进而影响药物的疗效,甚至引起不良反应。目前在冠心病患者中,广泛应用的他汀类降脂药及抗血小板药物等,可对肝功能造成多方面的影响。由于肝脏的生理功能复杂,目前尚无用于评价肝脏消除药物能力并作为药物剂量调整依据的内源性指标。因此,合并肝功能异常的冠心病患者用药时更需谨慎,必要时通过调整药物剂量或换用药物以确保疗效和安全性。

7.9.2 常用的肝功能评价指标 肝脏是身体内以代谢功能为主的一个器官,当肝脏受到某些致病因素的损害,可以引起肝脏形态结构的破坏(变性、坏死、纤维化及肝硬化)和肝功能的异常。由于肝脏具有巨大的贮备能力和再生能力,通过肝脏的代偿功能,比较轻度的损害一般不会发生明显的功能异常。如果损害比较严重而且广泛(一次或长期反复损害),则可引起明显的物质代谢障碍、解毒功能降低、胆汁的形成和排泄障碍及出血倾向等肝功能异常改变,甚至导致肝功能不全。

目前临床上常用的评价肝功能的主要指标有:

(1) 丙氨酸氨基转移酶(ALT):为肝细胞受损最敏感的指标之一,主要分布于肝细胞内。轻-中度增高见于脂肪肝、慢性肝炎、肝硬化、血吸虫病、心脏疾病、胆囊疾病、使用某些药物后、化学药品中毒等,显著增高见于急性病毒性肝炎、急性中毒性肝炎等。

(2) 天冬氨酸氨基转移酶(AST):主要分布于组织细胞内,以心肌细胞内最多,其次为肝细胞中。增高见于急性心肌梗死、外伤、剧烈运动后、使用某些药物后等。特别要注意的是 ALT/AST 比值变化,>1 提示急性肝炎和慢性肝炎轻型;<1 提示肝硬化、重症肝炎、酒精性肝病、心肌梗死,以及联苯双酯、双环醇等药物的影响。

(3) γ谷氨酰转移酶(GGT):广泛分布于毛细胆管和胆管系统。轻中度增高可见于急慢性病毒性肝炎、肝硬化及肝癌,明显升高可见于酒精性肝病、肝内外胆汁淤积。

(4) 碱性磷酸酶(ALP):大部分来自于肝脏、骨骼、小肠、肾脏等。增高见于肝内外胆汁淤积、肝硬化、佝偻病、使用某些药物后。

(5) 总胆汁酸(TBA):是由胆固醇在肝内分解产生的。增高见于急慢性肝炎、肝硬化、肝癌等,对慢性肝炎尤其是肝硬化的诊断有一定参考价值。

(6) 总蛋白(TP)、白蛋白(ALB)、球蛋白(GLB)、白蛋白/球蛋白(A/G):A/G 比值为(1.5~2.5):1,当肝功能受损时,可出现总蛋白降低、A/G 比值减小甚至倒置,一般白蛋白降低程度与肝炎的严重程度相平行。慢性和重型肝炎及肝硬化患者白蛋白浓度降低,同时球蛋白产生增加,A/G 比值倒置。

7.9.3 肝功能障碍患者的药物代谢动力学改变

(1) 对药物吸收的影响:肝脏疾病,如肝硬化伴门脉高压时,胃肠黏膜淤血、水肿,会改变小肠黏膜的吸收功能,使药物的吸收出现异常。此外,肝功能不全时胆汁的形成或排泄障碍,使脂肪不能形成微粒而发生脂肪泻。脂肪泻则导致无机盐(铁、钙)及维生素(叶酸、维生素 B_{12}、A、D 及 K)及一些脂溶性高的药物(如地高辛)吸收障碍。但对水溶性药物无明显影响。

(2)对药物分布的影响:慢性肝功能不全,尤其严重肝功能不全时,一方面肝脏蛋白合成减少,另一方面血浆中内源性抑制物,如脂肪酸、尿素及胆红素等蓄积,使药物与血浆蛋白结合率降低,血浆中游离型药物明显增加;同时游离型药物的增加又使药物的组织分布范围扩大,半衰期延长。

(3)对药物代谢的影响:肝脏疾病时肝实质细胞受损可致多种药酶的活性明显下降,药物半衰期延长。

(4)对药物排泄的影响:肝脏疾病可影响一些药物经胆汁的排泄。

肝功能不全患者的药物反应性改变,肝脏疾病时机体对药物的反应性会发生改变,如严重肝病患者对吗啡、巴比妥类和苯二氮䓬类药物不耐受,仅给予正常人用量的 1/3~1/2 剂量,就可引起明显的脑电图异常。在失代偿肝硬化和严重肝炎患者中,其他中枢抑制药,如氯丙嗪、哌唑嗪、异丙嗪等也存在此现象。肝功能衰竭并发弥散性血管内凝血(DIC)时,机体对抗凝血药,如肝素、华法林等敏感性增高,剂量稍有不当,便可导致大出血,这可能与肝脏利用维生素 K 合成凝血因子的能力降低及肝功能不良时血浆蛋白结合率降低,导致游离型药物浓度增高、作用增强有关。与此相反,肝硬化患者 β 受体呈现下调现象,即 β 受体密度减低,从而改变了 β 受体激动药的药效,如患者对异丙肾上腺素加快心率作用的敏感性降低。

7.9.4 肝功能障碍患者的用药原则
临床上遇到肝功能损害的患者,在选择药物时一定要重视并考虑:患者使用此类药物是否会增加肝脏损害程度、是否会发生药物相互作用而增加药物毒性、是否对药物的体内过程产生影响等。需注意:慎用损害肝脏的药物,避免药物性肝损害的发生;对于肝功能不良患者更应注意禁用或慎用损害肝脏的药物,以免肝功能进一步损害。

慎用经肝代谢且不良反应多的药物。通常肝功能减退或肝病患者宜避免使用或慎用在肝内代谢、经肝胆系统排泄的药物。必须使用经肝代谢的药物时,应注意调整剂量或延长给药间隔时间,尤其对那些经过肝脏代谢且不良反应多的药物更应注意。

禁用或慎用可诱发肝性脑病的药物：肝性脑病及其前期对镇静药和麻醉药十分敏感，往往会引起深度中枢抑制。因此，肝功受损的患者应遵循个体化给药的原则。

7.9.5 他汀类降脂药对肝功能的影响 他汀类药物是临床最重要且最常用的调脂药物，同时也是用于防治动脉粥样硬化性心血管病的常用处方药物。自 1987 年全球首个他汀类药物上市以来，国际上开展了许多大规模的随机对照试验，奠定了他汀类药物在心脑血管疾病一、二级预防中的重要地位。研究表明，长期使用他汀类药物可以使血脂异常患者心血管事件发生率及病死率明显降低，减慢动脉粥样硬化斑块的发展，甚至使斑块消退。

随着他汀类药物的广泛使用，其弊端也渐渐浮出水面，大剂量长期使用他汀类药物除了经济上的负担，还有非常严重的安全隐患。2012 年美国食品药物管理局（FDA）发布他汀类药物说明书的修改告示，2013 年 10 月国家食品药品监督管理总局（CFDA）发布修订他汀类药物说明书通知，进一步提醒中国医生和患者关注他汀类药物安全性。新近，美国脂质协会专题就他汀类药物安全性问题发表更新版专家共识。因此，正确认识和处理临床应用中出现的他汀类药物不良反应十分重要。

研究发现，他汀类药物应用与血清 ALT 及 AST 水平升高相关。目前认为所有他汀类药物都可引发肝酶增高。药物剂量、亲脂性和联合用药是他汀引起转氨酶升高的主要原因，各种他汀类药物之间的肝脏不良反应并无明显差异。在所有接受他汀类药物治疗患者中，1%~2% 出现肝酶水平升高超过正常值上限 3 倍，停药后肝酶水平即可下降。应该注意，单一的轻中度肝酶升高（即不伴胆红素的升高）并不反映药物真实的"毒性"。肝酶的升高仅代表肝细胞内酶的释放，并不是评价肝脏功能的指标。能准确评价肝功能的指标包括白蛋白、凝血酶原时间以及直接胆红素。

他汀类药物致肝酶升高的机制仍不清楚，可能与该类药物引起肝细胞膜结构改变而导致肝酶的渗漏有关，也可能基于以下原因：①肝细胞内胆固醇水平下降继发性药物效应；②合并脂肪肝；③同时使用可能导致肝酶升高药物；④大量饮酒等。他汀类药物诱导的肝酶异常呈剂量依赖性，绝大多数转氨酶升高在 3 倍正常值上限以内，仅 1%~3% 的患者升高水平超过正常值上限 3 倍。多数为单纯的无症状性转氨酶增高，停药后肝酶水平可下降。他汀类药物相关的肝衰竭非常罕见,发生率约为 1 例 / 百万人年,目前尚无因他汀类药物所致肝衰竭而死亡的病例。

联合用药是他汀类药物所致肝损害的重要危险因素。临床一些药物如氯吡格雷、阿奇霉素、胺碘酮、罗红霉素、非诺贝特、氟他胺、曲格列酮等与他汀类药物联合应用,可促进他汀类药物所致肝损害。因此,临床上如需联合上述药物,则应加强对肝功能的监测。

性别与年龄:他汀类药物所致肝损害,在男性老年患者中发生率较高,主要是由于男性和老年患者心血管病发生率高,使用他汀类药物几率更高。临床上如转氨酶升高的同时伴有胆红素升高等,或者转氨酶高于 10 倍正常值上限,则认为出现了他汀类药物的肝毒性,需停药并适当应用保肝药物治疗。一般来说,停药后 2~3 个月内,转氨酶可恢复正常。

乙肝病毒感染:乙肝病毒感染者在肝功能试验结果恢复(转氨酶、胆红素降至正常)以前不宜服用他汀类药物。已有证据表明,乙肝病毒感染者,特别是慢性乙型肝炎患者服用他汀类药物可明显增加肝损害的发生率,因此提示这类人群应用他汀类药物应慎重,应采用小剂量,且加强肝功能监测。

非酒精性脂肪性肝病(nonalcoholic fatty liver disease,NAFLD)与高脂血症通常合并存在,现有研究认为他汀类药物可安全用于 NAFLD 患者。NAFLD 所致的肝功能轻中度异常的冠心病患者,长期接受他汀类药物治疗不仅安全,而且还能改善肝功能,降低心血管事件的风险。多项回顾性研究发现,经他汀类药物治疗者不论是否伴有丙型肝炎,肝酶轻度到中度升高的情况比未接受治疗者多见。对于肝硬化及肝移植患者的研究较少,有研究表明他汀类药物不会导致肝硬化患者肝功能恶化。

GREACE 是一项前瞻性治疗研究,其结果表明,冠心病和脂代谢异常的患者在他汀类药物长期治疗期间,其肝脏相关不良反应发生率较低(1.1%),且与未接受他汀类药物治疗的患者无显著性差异(0.4%,P=0.2)。除此之外,所有接受他汀类药物治疗、且 AST 或 ALT 异常增高至正常上限值 3 倍以上的患者,在 3 年的随访期中肝功能试验结果均获得显著改善。相反,未接受他汀类药物治疗的肝功能异常患者,在随访期间肝功能指标反而进一步升高。此外,他汀类药物治疗可使肝功能异常患者的心血管事件风险降低 68%(P<0.0001)。他汀类药物相关的

相对风险值降低幅度,在肝功能异常患者中较正常患者更显著。因此,长期他汀类药物治疗的风险 - 收益比值支持他汀类药物的应用,即使在肝功能中度异常功能的患者中也如此。

7.9.6 他汀类药物在合并肝功能障碍患者中的应用 目前虽然缺乏肝病患者他汀类药物安全性的足够数据,但不明原因血清转氨酶持续增高[≤3× 正常上限值(ULN)]者以及非酒精性脂肪性肝病(NAFLD)和非酒精性脂肪性肝炎(non-alcoholic steatohepatitis,NASH)患者,均可安全使用他汀类药物。他汀类药物禁用于活动性肝病、不明原因转氨酶持续升高和任何原因肝酶水平升高超过 3 倍正常上限、失代偿性肝硬化及急性肝功能衰竭患者。慢性肝脏疾病或代偿性肝硬化不属于此类药物禁忌证。在丙型肝炎、自身免疫性肝病、肝移植、原发性肝细胞癌患者中,使用他汀类药物的安全性还缺乏更多的临床证据。因此临床上慢性肝病患者是否应用他汀类药物仍需慎重选择。

通常,临床上以下人群可正常应用他汀类药物治疗:①孤立性胆红素水平升高,没有临床肝病或并发症证据,且血清白蛋白浓度正常者;②孤立性 γ- 谷氨酰转肽酶水平升高者;③氨基转移酶水平轻度升高(<3×ULN)且可归因于非酒精性脂肪性肝病或遗传性原因者。肝酶大于正常值上限 3 倍者,应在仔细权衡潜在受益大于可能的风险后,才考虑给予他汀类药物治疗。

我国血脂异常防治指南建议,他汀类药物治疗开始后 4~8 周复查肝功能,如无异常,则逐步调整为 6~12 个月复查 1 次;如 AST 或 ALT 超过 3 倍 ULN,应暂停给药,且仍需每周复查肝功能,直至恢复正常。轻度的肝酶升高(小于 3 倍 ULN)并不是治疗的禁忌证,患者可以继续服用他汀类药物,部分患者升高的 ALT 可能会自行下降。

7.9.7 他汀类药物所致肝功能异常的预防 高剂量、联合用药、有肝病史是他汀类药物诱导的肝酶异常的危险因素,预防他汀类药物诱导的肝损害主要有以下几点:

(1)严格掌握用药指征:非酒精性脂肪肝患者可应用他汀类药物,慢性乙型肝炎或代偿性肝硬化患者应慎用,而失代偿性肝硬化者则禁用。慢性乙型、丙型病毒性肝炎、酒精性与非酒精性脂肪肝和代偿性肝硬化等慢性肝病患者应用他汀类药物后,若出现谷丙转氨酶或谷草转氨酶大于 3 倍正常值上限,应立即停药并采取适当保肝治疗。

(2)严格掌握用药剂量:治疗应从一般剂量开始,在无效或效果不佳且无肝损害的情况下谨慎增加剂量。

（3）尽量避免联合用药，尤其要避免与对乙酰氨基酚、四环素类、氯吡格雷、噻氯匹啶、胺碘酮、非诺贝特、曲格列酮、唑类抗真菌药、大环内酯类抗生素等联合使用。用药期间禁酒。

7.9.8 他汀类药物所致肝损害的治疗 参考 2014 年肝脏炎症及其防治专家共识，简单介绍以下常用保肝药物：

（1）非特异性抗炎药：①代表药物：复方甘草酸二铵、复方甘草酸苷、异甘草酸镁等。②作用机制：具有类似糖皮质激素的非特异性抗炎作用，可显著改善肝功能试验。还兼具抗过敏、抑制氧化应激水平等作用。因其有类固醇样作用，可影响水盐代谢，建议监测患者血压及离子。高血压患者及孕妇慎用。

（2）解毒类药物：①代表药物：谷胱甘肽、硫普罗宁。②作用机制：本药可影响肝细胞的代谢过程，减轻组织损伤，促进修复。促进有毒物质的转化及排泄及激素的灭活；提供活性巯基，参与体内三羧酸循环及糖代谢过程，在三大营养物质代谢中起到重要作用。

（3）肝细胞膜修复保护剂：①代表药物：多烯磷脂酰胆碱。②作用机制：通过提供肝细胞膜天然成分，即多元不饱和磷脂胆碱，增加肝细胞膜的完整性、稳定性和流动性，调节肝脏的能量代谢，促进肝细胞的再生。口服用药，无明显毒副作用。

（4）抗氧化类药物：①代表药物：水飞蓟宾。②作用机制：可增加肝细胞的蛋白质合成，抗细胞凋亡，清除氧自由基，抗脂质过氧化，抑制肝脏炎性因子生成及肝脏星状细胞激活，具有一定的抗纤维化作用。

（5）利胆类药物：①代表药物：腺苷蛋氨酸、熊去氧胆酸。②腺苷蛋氨酸：适用于胆汁代谢障碍及淤胆型的肝损伤。对于不同类型肝病，退黄作用显著，安全性高，妊娠期可用。S-腺苷蛋氨酸（SAMe）参与体内生化反应，促进肝内淤积胆汁的排泄，从而达到退黄、降酶及减轻症状的作用。

7.9.9 其他冠心病常用药物对肝功能异常患者的影响 阿司匹林、氯吡格雷、替格瑞洛等抗血小板药物，对于轻度肝功能损害的患者，无需调整剂量。氯吡格雷是前体药物，需肝脏细胞色素 P450 酶代谢形成活性代谢物，因此，对于可能有出血倾向的中重度肝脏疾病患者，应谨慎使用氯吡格雷。由于尚未在中重度肝损害患者中对替格瑞洛的使用进行研究，因此，替格瑞洛禁用于中重度肝脏损害患者。对于肝功能轻度异常的患者，

GP Ⅱb/Ⅲa 受体拮抗剂、LMWH 及磺达肝癸钠通常不需要进行剂量调整,而对于严重肝功能损害的患者,由于可能存在凝血因子的缺乏而使出血风险的增加,应当谨慎使用。美托洛尔主要经肝脏代谢,其代谢物从肾脏排泄,轻中度肝、肾脏功能异常患者无需剂量调整,只有在肝功能极度严重损害时(如门静脉分流术后的患者),才需要考虑减小剂量。比索洛尔通过肝肾两条途径从体内排出,50% 通过肝脏代谢为无活性的代谢产物然后从肾脏排出,剩余 50% 以原形药的形式从肾脏排出。由于药物从肾脏和肝脏清除的比例相同,轻中度肝、肾脏功能异常患者不需要进行剂量调整。

(周志明,周玉杰)

7.10 冠心病合并慢性肾脏疾病

7.10.1 概述 冠心病与慢性肾脏疾病(chronic kidney disease,CKD)两种疾病并行并存:CKD 是冠心病患者死亡的独立危险因素,同时冠心病也是 CKD 患者的主要死因。GRACE 研究的 11 774 例 ACS 患者中,中度肾功能不全的患者为 3397 例(占 28.9%),重度肾功能不全的患者为 786 例(占 6.7%),这提示超过 1/3 的 ACS 患者合并 CKD。该结果也被 NCDR-ACTION 研究数据证实:30.5% 的 STEMI 合并 CKD,42.9% 的 NSTEMI 合并 CKD。

CKD 合并冠心病的患者有其特殊性:从病理机制上看,20 世纪 90 年代研究发现动脉粥样硬化的本质是一种炎症性疾病,而在 CKD 合并冠心病的患者中,前炎症物质的积聚以及自身拮抗氧化损伤的能力减弱等导致患者自身的微炎症状态加速了动脉粥样硬化的进程,进而使得冠状动脉病变更加弥漫,钙化明显。从临床表现上看,eGFR 低的 ACS 患者胸痛症状的发作不典型;eGFR 低的 ACS 患者心电图变化也不典型,NSTEMI 更多见;且 eGFR 严重降低的患者会出现非心肌缺血导致的肌钙蛋白升高;基于以上的特点,CKD 患者出现冠心病时不仅诊断困难,同时由于该类患者高缺血风险与高出血风险并存,针对该类人群的 RCT 研究较少,这导致该人群的循证证据级别低且合理用药的比例也低。

7.10.2 慢性肾脏疾病的定义和分期

7.10.2.1 定义

(1)各种原因引起的肾损害 ≥3 个月,有或无肾小球滤过率降低。肾损害系指肾脏结构或功能异常,表现为下列之一:①肾脏形态学和(或)病理异常;②具备肾损害的指标,包括血液或尿液成分异常,及影像学检查异常。

(2)肾小球滤过率降低:即 GFR<60ml/(min·1.73m^2)超过3个月,有或无肾损害表现。

肾小球滤过率(GFR),即单位时间内两肾生成原尿的量,GFR 尚不能直接测定,临床多采用留取血、尿标本测定肌酐计算内生肌酐清除率(CrCl)的方法来估测 GFR。内生肌酐清除率公式:CrCl=(140- 年龄)× 体重(kg)/[72×Scr(mg/dl)],女性需 ×0.85。依据 CrCl 估测 GFR 有 Cockcroft-Gault(CG)公式和MDRD 公式。在抗栓药物领域的 RCT 试验中常以 CG 方程估测 GFR 来评估肾功能,进行药物剂量调整;而临床上多用中国eGFR 课题协作组改良的 MDRD 方程估测 GFR,进行 CKD 诊断和分期。

7.10.2.2 分期 2012 年 KDIGO 临床实践指南推荐使用 eGFR和肾脏损伤证据将 CKD 分为 5 期:

1 期:eGFR≥90ml/(min·1.73m^2)(有肾损伤的证据,如蛋白尿);

2 期:60ml/(min·1.73m^2)≤eGFR<90ml/(min·1.73m^2)(有肾损伤的证据,如蛋白尿);

3a 期:45ml/(min·1.73m^2)≤eGFR<60ml/(min·1.73m^2);

3b 期:30ml/(min·1.73m^2)≤eGFR<45ml/(min·1.73m^2);

4 期:15ml/(min·1.73m^2)≤eGFR<30ml/(min·1.73m^2);

5 期:eGFR<15ml/(min·1.73m^2)。

7.10.3 合并冠心病患者的合理药物治疗 KDIGO 临床实践指南中明确提出当出现缺血性心脏病(Ⅰ/A)或心力衰竭(Ⅱ/A)时,不要因并存 CKD 而处理力度不够。CKD 合并冠心病患者的合理药物治疗包括三方面:①抗栓药物治疗:其中包括溶栓、抗凝和抗血小板药物治疗。②调脂药物治疗。③针对缺血症状的相应药物治疗。本节将从这三方面进行详述。

7.10.3.1 抗栓治疗

7.10.3.1.1 溶栓治疗:尽管直接 PCI 是 STEMI 患者优先选择的再灌注策略,但从 NCDR-ACTION 研究的数据显示,约 10%的美国患者接受溶栓治疗作为初始再灌注策略。2017 年 ESCSTEMI 指南推荐预估 PCI 不能在 120 分钟内开始,而从诊断STEMI 到推注溶栓药物最大延迟时间小于 10 分钟(Ⅰ/A),推荐使用纤维蛋白特异性药物(阿替普酶、替奈普酶、瑞替普酶)(Ⅰ/

B)。需要明确的是 CKD 不是 STEMI 溶栓的禁忌证,高危出血倾向才是溶栓禁忌。

(1)阿替普酶(rt-PA):阿替普酶是二代溶栓药物,天然构型由血管内皮细胞合成,具有纤维蛋白选择性,可特异性选择血栓处的纤维蛋白,同时半衰期 4~5 分钟,与纤溶酶原活化物抑制剂(PAI-1)结合而被清除。

全量 90 分钟加速给药法:首先静脉注射 15mg,随后 0.75mg/kg 在 30 分钟内持续静脉滴注(最大剂量不超过 50mg),继之 0.5mg/kg 于 60 分钟持续静脉滴注(最大剂量不超过 35mg)。半量给药法:50mg 溶于 50ml 生理盐水,首先静脉注射 8mg,其余 42mg 于 90 分钟内滴完。伴随抗凝治疗包括普通肝素和 LMWH,肝素用法为:溶栓前给予普通肝素 60IU/kg(最大剂量 4000IU),继之予 12IU/(kg·h)(最大量 1000IU/h)泵入 48 小时,同时监测 APTT 维持在 50~70 秒,或 ACT 维持在 180~220s,48 小时后改为皮下注射 LMWH 4000IU,每 12 小时 1 次。LMWH 用法为:溶栓前予依诺肝素 30mg 静脉注射,1mg/kg 皮下注射,1 次/12 小时,持续 7 天,合并 CKD 时,按照 eGFR 调整依诺肝素用量,如 eGFR<30ml/(min·1.73m^2)则为 30mg 静脉注射,1mg/kg 皮下注射,1 次/24 小时。

(2)替奈普酶:替奈普酶为组织纤溶酶原激活物的多点突变变异体,其半衰期更长(平均血浆清除率为 99~119ml/min),纤维蛋白特异性增加 14 倍,抗 PAI-1 活性增强 80 倍,经肝脏代谢。

溶栓方案:30~50mg 溶于 10ml 生理盐水中静脉注射(如体质量 <60kg,剂量为 30mg;体质量每增加 10kg,剂量增加 5mg,最大剂量为 50mg)。伴随抗凝治疗用法同阿替普酶。

STREAM 研究发现,在该研究中年龄≥75 岁的患者在溶栓治疗组中占 14.2%,主要终点事件并未因替奈普酶减半量而增加。2017 年 ESC 指南指出年龄大于等于 75 岁的患者使用替奈普酶时考虑剂量减半(Ⅱa/B),伴随的抗凝治疗也随年龄增加进行调整。

(3)瑞替普酶(r-PA):r-PA 对纤维蛋白的亲和力较 rt-PA 弱,游离的 r-PA 较 rt-PA 更易进入血凝块内部激活纤维蛋白酶原,中度消耗纤维蛋白原,半衰期为 15~18 分钟。

溶栓方案:在 2011 年《瑞替普酶在 STEMI 溶栓治疗中的中国专家共识》中推荐的用法是瑞替普酶 18mg(10MU)+18mg

（10MU）分两次静脉注射,每次缓慢静脉注射 2 分钟以上,两次间隔 30 分钟,后继续维持肝素静脉滴注 48 小时左右(肝素用法用量见上文)。注射时应使用单独的静脉通路,不能与其他药物混合给药,两次静脉注射给药期间以生理盐水或 5% 葡萄糖维持管路通畅。

（4）尿激酶:尿激酶属于第一代溶栓药物,不具有纤维蛋白选择性,半衰期为 14~20 分钟,主要通过肝脏清除。

溶栓方案:150 万 IU 溶于 100ml 生理盐水,30~60 分钟内静脉滴入。溶栓结束后给予皮下注射普通肝素 7500IU 或 LMWH 1 次 /12 小时,共 3~5 天。

（5）重组人尿激酶原:重组人尿激酶原是尿激酶前体,由血栓中纤维 Y/E 片段上纤溶酶原产生的纤溶酶激活。初相半衰期 7~10 分钟,末相半衰期 1~2 小时,主要通过肝脏清除。

溶栓方案:20mg 溶于 10ml 生理盐水,3 分钟内静脉注射,继以 30mg 溶于 90ml 生理盐水,30 分钟内静脉滴注完。溶栓前给予普通肝素 4000IU 静脉注射,随后 700~1000IU/h 持续泵入,将 APTT 维持在 50~70 秒。

从表 7-24 可以看出,各种溶栓方案中,溶栓药物本身的剂量并不需要根据肾功能的情况调整剂量,而伴随使用的抗凝治疗却需要根据使用药物的不同以及肾功能的状况进行剂量调整。

7.10.3.1.2 抗凝治疗

（1）普通肝素:普通肝素主要由硫酸 -D- 葡萄糖胺、硫酸 -L- 艾杜糖醛酸、硫酸 -D- 葡萄糖胺及 D- 葡萄糖醛酸中两种双糖单位交替连接而成,是一分子量为 3000~50 000Da 的混合物,是 ACS 抗凝治疗的一线药物。在 STEMI 患者中普通肝素的用法(推荐证据:Ⅰ/C)为冠脉造影前静脉注射 60~70IU/kg(最大剂量 5000IU),随后静脉滴注 12~15IU/(kg·h)(最大剂量 1000IU/h)。PCI 时静脉注射 70~100IU/kg(如同时使用 GP Ⅱb/Ⅲa 拮抗剂时剂量调整为 50~70IU/kg)。使用普通肝素时需要监测 APTT,一般使 APTT 保持在 50~70 秒,为正常值的 1.5~2 倍;或监测 ACT 使之保持在 180~220 秒,普通肝素的主要清除途径为网状内皮系统,静脉给药时 60% 集中于血管内皮,大部分经网状内皮系统破坏,极少以原形从尿排出,从药代动力学上无需调整用量。

表 7-24 STEMI 合并 CKD 患者溶栓药物用量用法 *

药物名称	溶栓方法	CKD 分期		
		CKD1~3 期 eGFR≥30ml/ (min·1.73m²)	CKD4 期 15ml/ (min·1.73m²) ≤ eGFR<30ml/ (min·1.73m²)	CKD5 期 eGFR<15ml/ (min·1.73m²)
阿替普酶	全量给药法：静脉注射 15mg 后，0.75mg/kg 在 30 分钟内持续静脉滴注（最大剂量不超过 50mg），继之 0.5mg/kg 于 60 分钟内持续静脉滴注（最大剂量不超过 35mg）	无需调整剂量	无需调整剂量	无需调整剂量
替奈普酶	30~50mg 溶于 10ml 生理盐水中静脉注射（如体质量<60kg，剂量为 30mg；体质量每增加 10kg，剂量增加 5mg，最大剂量为 50mg）年龄≥75 岁的患者剂量减半	无需调整剂量	无需调整剂量	无需调整剂量
尿激酶	150 万 IU 溶于 100ml 生理盐水，30~60 分钟内静脉滴入	无需调整剂量	无需调整剂量	无需调整剂量
重组人尿激酶原	20mg 溶于 10ml 生理盐水，3 分钟内静脉注射，继以 30mg 溶于 90ml 生理盐水，30 分钟内静脉滴完	无需调整剂量	无需调整剂量	无需调整剂量

注：* 引自 2017 ESC STEMI 管理指南

173

尽管对 CKD 合并 ACS 患者的随机安慰剂研究较少,但普通肝素经常作为标准抗凝与新型药物比较。因此指南推荐:LMWH、磺达肝癸钠、比伐芦定和血小板糖蛋白Ⅱb/Ⅲa 受体拮抗剂(GPI)大部分经肾脏排除,因此 CKD 患者 [CrCl<30ml/min 或 eGFR<30ml/(min·1.73m^2)]需减量或换成普通肝素,并根据活化部分凝血活酶时间(APTT)调整肝素剂量(Ⅰ/C)。长时间使用普通肝素,可发生肝素诱导的血小板减少,故普通肝素抗凝建议在 48 小时内。

(2)LMWH:依诺肝素是 ACS 中临床证据最多的 LMWH,其抗Ⅹa 因子的作用与抗Ⅱa 因子的比值是 3.4∶1。依诺肝素主要经肾脏清除,总的用药量的 40% 经肾小球清除,所以 CrCl 是影响依诺肝素药代动力学和药效参数的主要因素,在严重肾功能损伤时需要减量。

指南推荐,依诺肝素可以作为 UA、NSTEMI 以及 STEMI 患者侵入治疗(Ⅰ级推荐)或保守治疗(Ⅰ级推荐)的抗凝选择。2017 年 ESC STEMI 指南指出在肾功能正常或轻度受损 [eGFR≥30ml/(min·1.73m^2)]的 STEMI 患者中依诺肝素的剂量为 1mg/kg,1 次 /12 小时,皮下注射,若年龄≥75 岁,剂量调整为 0.75mg/kg,1 次 /12 小时,皮下注射;合并 CKD4 期的 STEMI 患者依诺肝素调整为 1mg/kg,1 次 / 天,皮下注射,而合并 CKD5 期的 STEMI 患者不推荐使用依诺肝素抗凝。

(3)Ⅹa 因子抑制剂:磺达肝癸钠是Ⅹa 因子间接抑制剂,对凝血酶原无作用,其半衰期为 17~21 小时,且抗凝作用不可逆。

指南推荐磺达肝癸钠可作为 UA 或 NSTEMI 患者无论何种治疗策略的抗凝选择,安全且有效(Ⅰ/B),也可用于 STEMI 患者溶栓治疗的辅助抗凝(Ⅰ级推荐)。2017 ESC STEMI 指南认为由于磺达肝癸钠主要以原型经肾脏排泄,在肾功能正常或轻度受损 [eGFR≥30ml/(min·1.73m^2)]的患者中使用剂量为 2.5mg,1 次 / 天,皮下注射,对于严重 CKD 的患者 [eGFR<20ml/(min·1.73m^2)或者透析时]不推荐使用。

(4)直接凝血酶抑制剂:直接凝血酶抑制剂直接作用于凝血酶原发挥抗凝作用。比伐芦定是目前循证医学证据比较丰富的直接凝血酶抑制剂。比伐芦定的代谢包括蛋白质水解和肾脏清除。在肾功能正常(GFR≥90ml/min)的患者中,其清除率为 3.4ml/(min·kg),半衰期为 25 分钟;在肾功能中度受损时(30ml/min≤GFR<60ml/min),清除率为 2.7ml/(min·kg),半衰期为 34

分钟;当 10ml/min≤GFR<30ml/min,清除率进一步降低至 2.8ml/(min·kg),半衰期为 57 分钟;而终末期肾病需要透析的患者,其清除率为 10ml/(min·kg),半衰期为 3.5 小时。

指南推荐比伐芦定可作为接受直接 PCI 的 STEMI 患者或择期行侵入治疗 UA/NSTEMI 患者的抗凝选择(Ⅰ级推荐)。2017 ESC STEMI 指南中推荐在 eGFR>60ml/(min·1.73m²) 的患者中比伐芦定剂量为 0.75mg/kg 静脉注射或 1.75mg/(kg·h) 静脉滴注,若 30ml/(min·1.73m²)≤eGFR<60ml/(min·1.73m²) 比伐芦定静脉滴注剂量减至 1.4mg/(kg·h)。合并 CKD 4~5 期的 STEMI 患者,不推荐使用比伐芦定。

ACS 合并 CKD 患者抗凝药物的推荐剂量见表 7-25。

7.10.3.1.3 抗血小板治疗

(1)阿司匹林:阿司匹林为非甾体抗炎药物,通过抑制环氧化酶和血栓烷 A2 的合成达到抗血小板聚集的作用,其代谢产物主要从肾脏排泄。

2017 年 ESC 关于 STEMI 指南推荐:在肾功能正常或轻度受损[eGFR≥30ml/(min·1.73m²)] 的 STEMI 患者中 PCI 前阿司匹林负荷剂量为 150~300mg,PCI 术后长期维持剂量为 75~100mg,1 次/天,其中 CKD 4~5 期的 STEMI 患者无需调整剂量。2015 年 ESC 关于 NSTEMI 指南推荐对于没有禁忌证的 CKD 合并 ACS 患者,建议使用口服阿司匹林,初始剂量为 150~300mg,维持剂量为 75~100mg,1 次/天,长期给药与治疗策略无关(Ⅰ,A)。

(2)P2Y₁₂ 受体抑制剂:指南推荐 ACS 患者需要接受 P2Y₁₂ 受体抑制剂治疗,但有关终末期肾脏病患者使用 P2Y₁₂ 受体抑制剂的试验数据较少,这方面的循证证据集中在轻 - 中度 CKD 或非 CKD 的冠心病患者。①氯吡格雷:氯吡格雷是前体药物,通过肝脏 CYP450 酶代谢生成活性代谢物,仅有 15% 的氯吡格雷可以转化为活性代谢产物,选择性不可逆抑制血小板二磷酸腺苷受体而阻断 ADP 依赖激活的血小板糖蛋白Ⅱb/Ⅲa 复合物,从而减少 ADP 介导的血小板激活和聚集。其 50% 由尿液排出,约 46% 由粪便排出。2017 年 ESC 关于 STEMI 指南推荐:在肾功能正常或轻度受损[eGFR≥30ml/(min·1.73m²)] 的 STEMI 患者中 PCI 前尽早给予氯吡格雷负荷剂量 300~600mg,PCI 术后维持剂量为 75mg/ 次,1 次/天,其中 CKD4 期的 STEMI 患者无需调整剂量,而 CKD5 期的患者由于缺乏循证证据无法做

表 7-25 ACS 合并 CKD 患者抗凝药物的推荐剂量

药物名称	CKD 分期		
	CKD1~3 期	CKD4 期	CKD5 期
	eGFR≥30ml/（min·1.73m²）	15ml/（min·1.73m²）≤ eGFR<30ml/（min·1.73m²）	eGFR<15ml/（min·1.73m²）
普通肝素	冠脉造影前静脉注射 60~70IU/kg（最大剂量 5000IU），随后静脉滴注 12~15IU/（kg·h）（最大剂量 1000IU/h） PCI 时静脉注射 70~100IU/kg（同时使用 GPⅡb/Ⅲa 拮抗剂时剂量为 50~70IU/kg） APTT 保持在 50~70 秒	无需调整用量	无需调整用量
依诺肝素	1mg/kg，1 次 /12 小时，皮下注射；年龄≥75 岁，0.75mg/kg，1 次 /12 小时，皮下注射	1mg/kg，1 次 / 天，皮下注射	不推荐
磺达肝癸钠	2.5mg，1 次 / 天，皮下注射	eGFR<20ml/（min·1.73m²）或者透析时不推荐	不推荐
比伐芦定	eGFR>60ml/（min·1.73m²）的患者比伐芦定剂量为 0.75mg/kg 静脉注射或 1.75mg/（kg·h）静脉滴注；若 30ml/（min·1.73m²）≤eGFR<60ml/（min·1.73m²）比伐芦定静脉滴注剂量减至 1.4mg/（kg·h）	不推荐	不推荐

注：引自 "2017 ESC STEMI 管理指南"

出推荐。2015 年 ESC UA/NSTEMI 指南推荐对于无法服用替格瑞洛或普拉格雷或同时需要服用 OAC 的患者,建议 PCI 前使用氯吡格雷负荷剂量 300~600mg,PCI 术后 1 年维持剂量为 75mg/ 次,1 次 / 天(Ⅰ/B),NSTEMI 合并 CKD3~4 期患者无需调整剂量,但氯吡格雷在 CKD5 期患者中仅用于选择性指征(如预防支架血栓)。②替格瑞洛:替格瑞洛属于戊基三唑嘧啶类口服抗血小板药物,为非前体药物,是一种选择性 ADP 受体拮抗剂,作用于 P2Y$_{12}$ADP 受体以抑制 ADP 介导的血小板活化和聚集,且替格瑞洛与血小板 P2Y$_{12}$ ADP 受体之间的相互作用呈可逆性,停药后血液中的血小板功能也随之快速恢复。替格瑞洛主要通过肝代谢消除,在尿液中的回收率小于给药剂量的 1%。2017 年 ESC 关于 STEMI 指南推荐:在肾功能正常或轻度受损[eGFR≥30ml/(min·1.73m^2)]的 STEMI 患者中 PCI 前或术中尽早给予替格瑞洛负荷剂量 180mg,PCI 术后维持剂量为 90mg/ 次,2 次 / 天,其中 CKD4 期的 STEMI 患者无需调整剂量,而 CKD5 期的患者不推荐使用。2015 年 ESC UA/NSTEMI 指南推荐使用替格瑞洛与所有中高缺血事件风险且无禁忌证的患者,无论首要治疗策略如何,负荷剂量为 180mg,维持剂量为 90mg/ 次,2 次 / 天(Ⅰ/B),其中 CKD3~4 期的 STEMI 患者无需调整剂量,而 CKD5 期的患者不推荐使用。③普拉格雷:普拉格雷是一种新型的 P2Y$_{12}$ 受体不可逆拮抗剂,类似氯吡格雷,经肝脏 CYP4503A4 代谢后发挥作用,其活性代谢产物对 ADP 诱导的血小板抑制作用是氯吡格雷的 10 倍,但严重出血的发生率更高,主要是自发性出血和致死性出血增加。2017 年 ESC 关于 STEMI 指南推荐:在肾功能正常或轻度受损[eGFR≥30ml/(min·1.73m^2)]的 STEMI 患者中 PCI 前普拉格雷的负荷剂量为 60mg,维持剂量为 10mg/ 次,1 次 / 天,其中 CKD4 期的 STEMI 患者无需调整剂量,而 CKD5 期的患者不推荐使用。2015 年 ESC NSTEMI 指南中推荐普拉格雷应用于进行 PCI 且无禁忌证的患者(Ⅰ/B)负荷剂量为 60mg,维持剂量为 10mg/ 次,1 次 / 天,其中 CKD4 期的 NSTEMI 患者无需调整剂量,而 CKD5 期的患者不推荐使用。

(3)血小板糖蛋白Ⅱb/Ⅲa 受体拮抗剂:激活的血小板通过 GPⅡb/Ⅲa 受体与纤维蛋白原结合,导致血小板血栓的形成,这是血小板聚集的最后、唯一途径。2017 ESC STEMI 指南推荐 GPⅡb/Ⅲa 受体拮抗剂仅在有证据提示无复流或栓塞并发症时作为补救手段使用（Ⅱa/C）。2015 年 ESC NSTEMI 指南对冠脉解剖关系不清楚的患者不建议使用（Ⅲ/A），而 PCI 术中可应用于紧急情况或血栓并发症（Ⅱa/B）。接受透析治疗的患者，禁止使用 GPⅡb/Ⅲa 受体拮抗剂。

人工合成的拮抗剂包括依替巴肽和替罗非班，其使用剂量取决于肌酐清除率，2017 年 ESC 关于 STEMI 指南推荐：在肾功能正常或轻度受损[eGFR≥30ml/(min·1.73m²)]的 STEMI 患者替罗非班用法为 25µg/kg 静脉注射，伴随 0.15µg/(kg·min) 静脉滴注，对于 CKD4 期患者滴注剂量减半，CKD5 期患者不推荐使用替罗非班。2015 年 ESC NSTEMI 指南中在肾功能正常或轻度受损[eGFR≥30ml/(min·1.73m²)]的 NSTEMI 患者替罗非班用法为首剂 25µg/kg 静脉注射，伴随 0.15µg/(kg·min) 静脉滴注，对于 CKD4 期患者滴注剂量减半，同时将输注速度降低至 0.05µg/(kg·min)，CKD5 期患者不推荐使用替罗非班。

依替巴肽约有 50% 在肾脏中清除。在 CrCl<50ml/min 中，依替巴肽的总清除率降低 50%，稳态血药浓度增倍。依替巴肽在 eGFR≥50ml/(min·1.73m²) 的 STEMI 及 NSTEMI 患者中静脉注射 180µg/kg，伴随 2.0µg/(kg·min) 静脉滴注至少 18 小时。若 30ml/(min·1.73m²)≤eGFR<50ml/(min·1.73m²) 静脉滴注剂量减至 1.0µg/(kg·min)，而对于 CKD4~5 期 STEMI 及 NSTEMI 患者不推荐使用依替巴肽。

阿昔单抗为直接抑制 GPⅡb/Ⅲa 受体的单克隆抗体，其主要通过网状内皮系统清除，2017 ESC STEMI 指南推荐在肾功能正常或轻度受损[eGFR≥30ml/(min·1.73m²)]的 STEMI 患者阿昔单抗静脉注射 0.25mg/kg，随之静脉滴注 0.125µg/(kg·min)（最大剂量为 10µg/min）。由于 CKD4~5 期 STEMI 患者阿昔单抗的应用缺乏循证证据，应用需要谨慎考虑出血风险。而 2015 年 ESC NSTEMI 指南中认为仅在肾功能正常或 eGFR≥60ml/(min·1.73m²) 的 NSTEMI 患者中应用，用法为静脉注射 0.25mg/kg，随之静脉滴注 0.125µg/(kg·min)（最大剂量为 10µg/min），CKD3~5 期的患者无剂量调整的具体建议，应用需要谨慎考虑出血风险。

ACS 合并 CKD 患者抗血小板药物的推荐剂量见表 7-26。

表 7-26 ACS 合并 CKD 患者抗血小板药物的推荐剂量

药物名称	CKD 分期		
	CKD1~3 期 eGFR≥30ml/(min·1.73m²)	CKD4 期 15ml/(min·1.73m²)≤eGFR<30ml/(min·1.73m²)	CKD5 期 eGFR<15ml/(min·1.73m²)
阿司匹林	负荷剂量为 150~300mg 维持剂量为 75~100mg/次,1 次/天	无需调整剂量	无需调整剂量
氯吡格雷	负荷剂量为 300~600mg 维持剂量为 75mg/次,1 次/天	无需调整剂量	STEMI:无有效信息 NSTEMI:仅用于有选择性指征(如预防支架血栓)
替格瑞洛	负荷剂量 180mg 维持剂量为 90mg/次,2 次/天	无需调整剂量	不推荐
普拉格雷	负荷剂量为 60mg,维持剂量为 10mg/次,1 次/天	无需调整剂量	不推荐
替罗非班	25μg/kg 静脉注射,伴随 0.15μg/(kg·min)静脉滴注	STEMI:25μg/kg 静脉注射,伴随 0.075μg/(kg·min)静脉滴注 NSTEMI:25μg/kg 静脉注射,伴随 0.05μg/(kg·min)静脉滴注	不推荐

续表

药物名称	CKD 分期		
	CKD1~3 期 eGFR≥30ml/(min·1.73m²)	CKD4 期 15ml/(min·1.73m²)≤ eGFR<30ml/(min·1.73m²)	CKD5 期 eGFR<15ml/(min·1.73m²)
依替巴肽	eGFR≥50ml/(min·1.73m²)静脉注射 180μg/kg，伴随 2.0μg/(kg·min)静脉滴注至少 18 小时；若 30ml/(min·1.73m²)≤eGFR<50ml/(min·1.73m²)静脉滴注剂量减至 1.0μg/(kg·min)	不推荐	不推荐
阿昔单抗	STEMI：静脉注射 0.25mg/kg，随之静脉滴注 0.125μg/(kg·min)(最大剂量为 10μg/min) NSTEMI：仅在肾功能正常或 eGFR≥60ml/(min·1.73m²)的患者中应用，静脉注射 0.25mg/kg，随之静脉滴注 0.125μg/(kg·min)(最大剂量为 10μg/min)	STEMI：谨慎考虑出血风险	STEMI：谨慎考虑出血风险

注：引自"2017 ESC STEMI 管理指南"

7.10.3.2 他汀类药物 CKD 加剧脂质代谢紊乱,而脂质损伤肾单位促进 CKD 病程发展。研究证实,炎症和炎症介质能改变系膜细胞的胆固醇稳态,打破胆固醇对 LDLR 负反馈抑制作用,从而促进它们转变为泡沫细胞,提示炎症是脂质异常介导的动脉粥样硬化和肾脏损害的中心环节。对于 CKD 人群,即使 LDL 水平并非很高,仍有使用他汀类药物的指征。由于阿托伐他汀和氟伐他汀主要通过肝脏代谢,<5% 的药物经过肾脏排泄,所以当 eGFR 下降时不需要调整剂量。但普伐他汀、辛伐他汀以及瑞舒伐他汀经过肾脏排泄,会在 CKD 患者体内蓄积,因此 CKD 3~5 期患者剂量减半。

2012 KDIGO 指南针对慢性肾脏病患者的血脂管理提出如下建议:对于年龄≥50 岁,eGFR<60ml/(min·1.73m²) 且未开始长期透析或接受肾移植的 CKD 患者(3a~5 期),推荐他汀类或他汀类/依折麦布联合制剂(Ⅰ/A);对于年龄≥50 岁,eGFR>60ml/(min·1.73m²) 的 CKD 患者(1~2 期),推荐使用他汀类药物(Ⅰ/B)。对于年龄在 18~49 岁且未开始长期透析或接受肾移植的 CKD 患者,建议在出现以下一种或多种情况时使用他汀类药物(Ⅱ/A):①既往有冠脉疾病(心肌梗死或冠脉再血管化)、糖尿病、缺血性脑卒中史,预计 10 年内因冠脉病变致死或发生非致死性心肌梗死的风险超过 10%;②在透析依赖的成人 CKD 患者中,不建议他汀类或他汀类/依折麦布联合制剂的治疗。如果开始透析时患者已经在服用他汀类或他汀类/依折麦布联合制剂,则建议继续使用(Ⅱ/C)。对于成人肾移植受者,建议使用他汀类药物(Ⅱ/B)。18 岁以下的 CKD 患者(包括长期透析治疗和肾移植的患者),不建议启动他汀类或他汀类/依折麦布联合制剂的治疗(Ⅱ/C)。

7.10.3.3 抗缺血治疗

(1)β受体阻滞剂:所有的 ACS 患者均应接受β受体阻滞剂治疗,除非存在禁忌证。阿替洛尔经肾脏清除,CrCl<35ml/min 的肾功能不全患者使用时须调整剂量,CrCl 15~35ml/min 患者调整剂量为≤50mg/d;CrCl<15ml/min 患者调整剂量为≤25mg/d。

普萘洛尔、美托洛尔和卡维地洛主要经肝脏代谢,只有 5% 以下的口服剂量在尿液中以原型排出,肾功能不全的患者不需要调整剂量。

(2)CCB:二氢吡啶类 CCB(DHB-CCB)直接阻断血管壁 L 型钙离子通道,从而扩张动脉减少血管阻力降低血压,降压作用强，且不受食盐摄入量影响。ACS 患者一般避免使用 DHB-CCB，病情稳定后且再进行评估后可考虑使用。长效 DHB-CCB 可用于肾实质性高血压、肾血管性高血压、高血压肾损害、糖尿病肾病或其他继发性肾脏病合并高血压的患者；或正在接受血液透析或腹膜透析的患者。由于 ACS 合并 CKD 患者在使用 ACEI 或 ARB 时有可能导致肾功能恶化，此时在血流动力学平稳是使用 CCB 是合理的。

（3）ACEI 和 ARB：指南认为 ACS 患者在发病开始应服用 ACEI，而所有 LVEF<40%、合并高血压、糖尿病和 CKD 的患者应继续服用，除非存在禁忌证。对于不耐受 ACEI 的患者，可使用 ARB 替代。

从临床上来看，只要血肌酐不超过 1.4mg/dl、血钾 <5.5mmol/L 的 CKD 患者可以考虑一直使用 ACEI 和 ARB。肾功能不全的情况下，使用 ACEI 和 ARB 必须严密观察肾功能的变化，及时进行治疗方案的调整。特别需要注意，对于双侧肾动脉狭窄的情况 ACEI 和 ARB 是禁忌的，原因是会减少双侧肾动脉狭窄的肾脏血流，导致肾功能急剧减退。

（4）醛固酮受体拮抗剂：根据 2017 ESC STEMI 指南的推荐，射血分数≤40%、合并糖尿病或心衰的患者在接受 ACEI、β受体阻滞剂治疗后，若无肾功能不全（男性 SCr>2.5mg/dl 或女性 >2.0mg/dl）或高钾血症（血钾 >5.0mmol/L），可以联合使用螺内酯或依普利酮等醛固酮受体拮抗剂（Ⅰ/B）。若存在肾功能不全的情况，则不合适使用醛固酮受体拮抗剂。

当 CKD 患者合并冠心病时，不要因为 CKD 的存在而降低用药的力度。这要求我们在选择药物的时候要考虑药物本身的药代动力学特点，避免药物因为肾脏消除减慢而在体内蓄积导致副作用增加；同时也要敢于足量规范用药控制疾病发展，改善患者预后。

（刘文娴，任燕龙，周玉杰）

7.11 冠心病合并糖尿病

7.11.1 概述 冠心病合并糖尿病的比例很高，在美国 35 岁以上的冠心病患者中约有 25% 合并糖尿病。糖尿病是冠心病的等危症，是预测冠心病预后的一个重要的、独立的危险因素。已证实，糖尿病患者发生冠心病的风险比非糖尿病患者高 2~4 倍，糖尿病患者死亡原因约 75% 是由冠状动脉缺血引起的。糖尿病合并冠心病者冠脉病变更为广泛、复杂，而且进展更加迅速，其中有 1/4 发生急性冠脉综合征,1/3 经历心源性休克;与没有合并糖尿病的冠心病患者相比,合并糖尿病的冠心病患者发生死亡的风险显著增高,发生心脏猝死的风险也增加 3 倍,合并急性心肌梗死者住院期间死亡的风险也较非糖尿病者增加 2~3 倍。此外,糖尿病不仅增加介入操作的难度和复杂性,而且也增加冠脉夹层、穿孔、无复流或慢血流、出血、造影剂肾损伤、支架内血栓和再狭窄的发生率,是预测冠心病介入并发症的独立风险因素。总之,冠心病合并糖尿病并不是两种疾病简单意义上的相加,它们在增加心血管事件率和死亡率方面具有 1+1 大于 2 的协同效应,因此充分认识冠心病合并糖尿病的风险,加强对药物和血运重建措施的优化管理,对于最大限度地降低心血管病发病率、死亡率和改善预后具有重要意义。

研究显示,我国成人糖尿病患病率呈逐年上升趋势,1980 年为 0.67%,1994 年为 2.5%,1996 年为 3.21%,2007 年为 9.7%,2010 年已增至 11.6%,中国糖尿病患病率正迅速增长这一事实毋庸置疑。且糖尿病患者发生冠心病的可能性随糖尿病病程的延长而增加,糖尿病病程 <5 年者冠心病发生率为 5.73%,5~10 年者为 10.69%,10 年以上者为 12.12%。

7.11.2 冠心病合并糖尿病的病理生理

糖尿病患者往往表现出包括高血糖、高胰岛素、血脂紊乱和凝血系统异常在内的多种代谢异常,这些因素在冠心病的发生发展中起到了很大的促进作用。

(1)高血糖:糖尿病患者长期处于高血糖状态,高血糖可诱导多种黏附分子的表达。糖尿病动脉粥样硬化早期阶段,可表现为单核细胞与内皮细胞表面的黏附反应增强。高糖诱导的内皮功能失调被认为是由于氧化产物产生增加,使依赖于内皮细胞的舒张因子失活。糖尿病患者随着糖尿病病史的延长,心肌微小动脉的狭窄更加明显,从而造成糖尿病患者更易发生心肌循环障碍与心肌缺血,成为糖尿病合并冠心病的基础。

(2)高胰岛素血症:胰岛素对动脉壁既有舒张作用又有收缩作用,血管舒张作用是通过内皮细胞产生的一氧化氮所介导的,一氧化氮可抑制血管平滑肌细胞从中层到内膜的迁移和增殖、减少血小板吸附和聚集。高胰岛素血症可使内皮依赖性舒张功能紊乱,将导致不能有效产生一氧化氮,同时,高胰岛素血症继续刺激血管平滑肌细胞正常增殖,导致不稳定斑块形成。

(3)血脂紊乱:血脂紊乱包括高甘油三酯、低高密度脂蛋白胆固醇及高低密度脂蛋白胆固醇。目前研究认为,低密度脂蛋白胆固醇在动脉粥样硬化过程中起最为主要的因素。无论1型或2型糖尿病患者,其脂质代谢紊乱均参与了冠心病的发生及发展。糖尿病患者的低密度脂蛋白更易致动脉粥样硬化。低密度脂蛋白磷脂成分和载脂蛋白B的糖基化改变了低密度脂蛋白的清除率及其对氧化修饰的易感性。载脂蛋白B的糖基化与葡萄糖水平相关,且多发生在LDL受体结合域,结果导致LDL经LDL受体途径清除受损,从而导致LDL清除率减低。糖基化的LDL更易发生氧化修饰,使LDL更易引起动脉粥样硬化,从而引起糖尿病患者冠心病的危险性增加。另外,高密度脂蛋白水平降低是冠心病的一个危险因素,研究显示,糖尿病会导致高密度脂蛋白代谢发生紊乱,出现高密度脂蛋白分解增加但合成减少。

(4)凝血系统异常:糖尿病患者的血小板聚集能力往往都是增强的,心血管事件发生率的增加与血小板聚集性增加有关。有研究显示糖尿病患者的VW因子水平升高,可能与高胰岛素综合征有关。糖尿病患者纤维蛋白原水平常常是升高的,也是心血管并发症的原因之一。临床发现,糖尿病患者的V、Ⅶ、Ⅹ、Ⅺ和Ⅻ因子水平是升高的,血浆纤溶活性受损可能导致心肌梗死风险性的增加。

7.11.3 临床特点 冠心病合并糖尿病患者的冠状动脉病变较未合并糖尿病者更为严重,因为冠心病的主要病变在心外膜下较大的冠状动脉,而糖尿病的主要病变在微血管,二者并存时将使病变更加广泛。虽然二者的病理演变相似,包括脂质条纹病变、纤维脂肪斑块及复合病变等,但二者并存时也有其自身的特点:

(1)左主干病变,双支、三支病变及分叉病变发生率高,全程弥漫性病变、闭塞性病变及侧支循环形成多见,出血、溃疡和钙化的程度重。

(2)支架再狭窄率高。

(3)冠心病合并糖尿病患者的临床症状不典型:病理显示冠心病合并糖尿病患者不仅有冠状动脉粥样斑块引起的狭窄与缺血坏死,还可以见到神经纤维减少,神经纤维局部梭形和球形增厚。因此冠心病合并糖尿病的临床症状不典型,且由于糖尿病自主神经病变,使无症状性心肌缺血的发病率高达50%~60%,临床上容易忽视而发生猝死。

（4）女性的保护作用消失：非糖尿病患者中绝经前女性的冠心病发病率显著低于同年龄的男性，而在糖尿病患者中这种性别差异消失。

7.11.4 诊断 冠心病的诊断主要根据患者典型的临床症状，如：活动时出现胸痛、胸闷、憋气、心慌、气短，休息后缓解，以及相关辅助检查如常规心电图、平板运动 ST-T 改变、心肌核素灌注扫描等均有助于冠心病的诊断，目前判断冠状动脉狭窄较好的无创检查方法是冠状动脉 CTA，如仍不能确诊，可行冠状动脉造影检查。

目前糖尿病的诊断标准是：①糖尿病症状＋随机血糖≥11.1mmol/L；或餐后 2 小时血糖≥11.1mmol/L，即可诊断。②空腹血糖≥7.0mmol/L。③ OGTT 2 小时血糖≥11.1mmol/L。需要指出的是空腹指至少 8 小时内无任何热量摄入；任意时间指一日内任何时间，无论上一次进餐时间及食物摄入量。糖尿病症状指多尿、烦渴多饮和难以解释的体重减轻。

7.11.5 治疗

7.11.5.1 一般治疗 ①改善生活方式：如戒烟限酒、控制饮食、严格限盐、适度运动。②控制血糖：血糖控制目标应注意个体化差异，需综合考虑患者的年龄、合并症以及病史的长短等综合因素制定相应的目标值，对于一般成年患者，血糖控制目标为：HbA1c<7.0%，FPG<7.0mmol/L，餐后 2 小时血糖 <7.0mmol/L；对于糖尿病病史较短、预期寿命较长、无并发症的患者，在不发生低血糖的情况下可考虑将 HbA1c 控制至 <6.5%，而对于慢性疾病终末期患者的 HbA1c 可放宽至 <8.5%，甚至可放宽到 10% 以内。降糖过程中应特别注意要避免发生低血糖，严重的低血糖会危及生命。

7.11.5.2 抗缺血治疗 冠心病的实质是心肌供血供氧与耗氧之间的矛盾。因此除了注意健康的生活方式（如合理膳食、有氧运动、戒烟、限酒）和防治引起冠心病的危险因素（如高血压、高血脂、高血糖）外，主要的治疗原则应是降低心肌的耗氧量和增加心肌的供血供氧。抗血小板治疗能防止糖尿病患者动脉斑块破裂后的血栓形成，而在急性血管事件的治疗中，抗血小板治疗能防止血栓的进一步发展。目前临床上常用的有：①阿司匹林：阿司匹林不可逆性抑制 COX-1，阻断血栓素 A2（TXA2）形成，并且抑制 G 蛋白偶联的 TXA2 受体和血栓素前列腺素受体（TP）介导的血小板激活。研究表明，阿司匹林治疗能明显减少

ACS 患者心血管事件发生率。其最佳获益剂量为 75~100mg，每天 1 次。② P2Y$_{12}$受体拮抗剂：为血小板膜 ADP 受体拮抗剂，不可逆地抑制血小板 ADP 受体，从而抑制活化血小板释放 ADP 所诱导的血小板聚集；目前临床最常用的有：硫酸氢氯吡格雷 75mg，每天 1 次；替格瑞洛 90mg，每天 2 次。③糖蛋白Ⅱb/Ⅲa 受体拮抗剂：静注的血小板糖蛋白Ⅱb/Ⅲa 受体拮抗剂（阿昔单抗，依替巴肽，替罗非班）可通过与纤维蛋白原及血管性血友病因子（vWF）竞争 GPⅡb/Ⅲa 受体，从而阻断血小板聚集的最后通路。这类药物起效快而持久，并能减少接受 PCI 术 ACS 患者的缺血事件而改善其预后。因此静脉注射血小板糖蛋白Ⅱb/Ⅲa 受体拮抗剂用于接受 PCI 术的高危 ACS 患者是合理的选择。

7.11.5.3　调脂治疗　对于具有极高危心血管病风险的 1 型、2 型糖尿病患者，调脂治疗可以使冠心病合并糖尿病患者获得更多的益处；LDL-C 目标值降至 <1.8mmol/L，或至少使其降幅≥50%。临床常用的降脂药物包括：

（1）他汀类调脂药：他汀类药物是目前治疗高胆固醇血症的主要药物。与其他降脂药物合用时可能出现肌肉毒性。常用的他汀类药物及种类：①洛伐他汀：10~40mg，每晚 1 次；中成药血脂康的主要成分是洛伐他汀（每粒含洛伐他汀 2.5mg），每次 2 粒，2 次 / 天；②辛伐他汀：10~40mg，每晚 1 次；③普伐他汀：10~40mg，每晚 1 次；④氟伐他汀：10~40mg，每晚 1 次；⑤阿托伐他汀：10~40mg，每晚 1 次；⑥瑞舒伐他汀：5~20mg，每晚 1 次。

《中国成人血脂异常防治指南（2016 年修订版）》将中等强度他汀定义为每日剂量可降低 LDL-C 25%~50%（表 3-4）。

（2）贝特类：贝特类药物的主要适应证为：高甘油三酯血症或以甘油三酯升高为主的混合型高脂血症。目前临床应用的贝特类药物主要有：①苯扎贝特：200mg/ 次，每日 3 次，或缓释型 400mg/ 次，每日 1 次；②非诺贝特：100mg/ 次，每日 3 次，或微粒型 200mg/ 次，每日 1 次；③吉非贝齐：300mg/ 次，每日 3 次，或缓释型 900mg/ 次，每日 1 次。

（3）烟酸类药物：属 B 族维生素，该类药物的适用范围较广，可用于除纯合子型家族性高胆固醇血症，及Ⅰ型高脂蛋白血症以外的任何类型高脂血症。由于烟酸的副作用大，临床上已很少用，取而代之的是烟酸衍生物，代表药物有阿昔莫司：250~500mg/ 次，2~3 次 / 天，饭后服用。

（4）胆固醇吸收抑制剂：主要通过抑制肠道内饮食和胆汁中胆固醇的吸收，来达到降低血脂的目的。主要适应证是不能耐受他汀类药物治疗的或者单用他汀类药物血脂不能达标的患者。其安全性及耐受性较好，目前临床上主要代表药物是依折麦布，10mg/ 次，每日 1 次，可在每天的任意时间服用，不受进食的影响。

（5）胆酸螯合剂：其作用机制为在肠道与胆酸结合，防止肠道对胆酸及胆固醇的吸收，促进其随粪便排出，主要能降低总胆固醇。适用于对他汀类药物无效的患者或者高胆固醇血症的患者，但本类药物胃肠道反应大，临床较少用。代表药物有考来烯胺，4~8mg/ 次，每日 1~2 次。

7.11.5.4 β受体阻滞剂

可以通过减慢心率、减弱心肌收缩力和降低血压来降低心肌耗氧量。这类药物有加重胰岛素抵抗和掩盖低血糖症状的风险，但高受体选择性的 β 受体阻滞剂相对更安全，胰岛素抵抗的发生率更小，冠心病合并糖尿病患者应用该类药物获益大于风险。

β 受体阻滞剂根据其作用特性不同而分为三类：第一类为非选择性的，作用于 β_1 和 β_2 受体，常用药物为普萘洛尔，目前已较少应用；第二类为选择性的，主要作用于 β_1 受体，常用药物为美托洛尔、阿替洛尔、比索洛尔等；第三类也为非选择性的，可同时作用于 β 和 α_1 受体，具有外周扩血管作用，常用药物为卡维地洛、拉贝洛尔。目前临床最常用的 β 受体阻滞剂有：美托洛尔：短效制剂为酒石酸美托洛尔片，常用剂量范围 6.25~50mg/次，每日 2 次；长效制剂为琥珀酸美托洛尔，常用剂量范围23.75~95mg/ 次，每日 1 次。富马酸比索洛尔：常用剂量范围为1.25~10mg/ 次，每日 1 次，最大剂量 10mg。

7.11.5.5 硝酸酯类药物

硝酸酯类药物是重要的 NO 外源性供体。正常内皮细胞可产生 NO，当内皮损伤失去完整性时，无法产生充足的 NO，从而引起血管痉挛、狭窄，故而需要硝酸酯类药物外源性补充 NO。硝酸酯类的分类及特点：

（1）单硝酸异山梨酯（ISMN）：临床常见的为 5- 单硝酸异山梨酯，本类药物静脉滴注起效慢，最佳给药途径为口服，口服与静脉注射的生物利用度均为 100%，且口服起效时间快于静脉注射，故 5- 单硝酸异山梨酯剂型多为口服剂型。

（2）二硝酸异山梨酯（ISDN）：最佳给药途径为静脉注射，口服生物利用度很低，不推荐口服使用。

（3）硝酸甘油（NTG）：三硝基化合物，口服生物利用度极低，仅用于舌下含服、透皮贴剂、喷雾制剂和静脉注射。临床常用药物硝酸甘油舌下片。

（4）戊四硝酯：临床上现已很少使用。

为避免硝酸酯类药物耐药，可采用偏心给药方法（表 7-27）。

表 7-27　避免硝酸酯类药物耐药的偏心给药方法

药物名称	剂型	给药方法
硝酸甘油	注射液	连续静脉滴注 10~12 小时后停药，空出 10~12 小时的无药期
	透皮贴片	贴敷 10~12 小时后撤除，空出 10~12 小时的无药期
硝酸异山梨酯	注射液	连续静脉滴注 10~12 小时后停药，空出 10~12 小时的无药期
	口服平片	每日给药 3 次，每次间隔 5 小时：8am，1pm，6pm 每日给药 4 次，每次间隔 4 小时：8am，12am，4pm，8pm
	口服缓释制剂	每日给药 2 次，间隔 7~8 个小时：8am，3pm
单硝酸异山梨酯	口服平片	每日给药 2 次，间隔 7~8 个小时：8am，3pm
	口服缓释制剂	每日给药 1 次，如 8am

7.11.5.6　血管紧张素转化酶抑制剂和血管紧张素Ⅱ受体拮抗剂　这两类药物是糖尿病合并冠心病患者治疗的重要组成部分，它们可以抑制和延缓糖尿病患者动脉粥样硬化的发生，保护血管内皮细胞，使血管致栓及致炎作用减轻，从而使心血管事件发生率明显降低。ACEI 和 ARB 不但能使视网膜和肾的微血管病变减轻，而且也可改善大血管如冠状动脉的进展及预后，另外 ARB 类可用于减少糖尿病患者的微量白蛋白尿。

临床常用 ACEI 包括：卡托普利：12.5~25mg/ 次，每日 3 次，口服；福辛普利：10~40mg/ 次，每天 1 次，口服；培哚普利：2~4mg/ 次，每天 1 次，口服；雷米普利：1.25~5mg/ 次，每天 1 次，口服；贝那普利：5~10mg/ 次，每日 1 次，口服；依那普利：5~10mg/ 次，每日 1 次,口服。

临床常用 ARB 包括:氯沙坦 50~100mg/ 次,每天 1 次,口服;氯沙坦氢氯噻嗪片:氯沙坦钾片 50mg+ 氢氯噻嗪 12.5mg,每次 1 片,每天 1 次,口服;缬沙坦:80mg/ 次,每天 1 次,口服;缬沙坦氢氯噻嗪片:缬沙坦 80mg+ 氢氯噻嗪 12.5mg,每次 1 片,每天 1 次,口服;厄贝沙坦:150mg/ 次,每天 1 次,口服;厄贝沙坦氢氯噻嗪片:厄贝沙坦 80mg+ 氢氯噻嗪 12.5mg,每次 1 片,每天 1 次,口服。

冠心病合并糖尿病药物治疗推荐情况见表 7-28。

表 7-28　冠心病合并糖尿病药物治疗推荐情况

推荐建议	推荐等级	证据水平
抗血小板药物用于冠心病合并糖尿病	I	A
冠心病合并糖尿病首选他汀类调脂药降脂治疗,如伴有高甘油三酯血症,可采用他汀类与贝特类或烟酸类联合应用	I	A
ACEI 和 ARB 可用于冠心病合并糖尿病患者	II	A
ARB 可用于糖尿病微量白蛋白尿	II	A
β 受体阻滞剂用于冠心病合并糖尿病患者获益大于风险	I	A
硝酸酯类药物用于冠心病合并糖尿病患者	I	B

(赵全明,聂毛晓,周玉杰)

7.12　冠心病合并甲状腺疾病

7.12.1　概述　心血管疾病和甲状腺疾病关系密切。一方面,甲状腺疾病影响心肌收缩力和心血管血流动力学(表 7-29)(T_3 可通过一系列直接或间接机制调节心脏变时和变力效应);另一方面,急性心肌梗死、心力衰竭等心血管疾病患者血清 T_3 水平下降,而"低 T_3 综合征"则是心血管病患者全因死亡和心血管死亡的强烈预测因素,这提示治疗甲状腺疾病可能带来心血管系统获益。随着冠状动脉造影和甲状腺功能检查的广泛应用,冠心病合并临床和亚临床甲状腺功能异常患者数量逐渐增加。

表 7-29   甲状腺疾病引起循环系统变化

参数	甲状腺功能正常	甲状腺功能亢进	甲状腺功能减退
体循环血管阻力（dyne-cm·sec^{-5}）	1500~1700	700~1200	2100~2700
心率（次/分）	72~84	88~130	60~80
左室射血分数（%）	60	>60	<60
心输出量（L/min）	5.8	>7.0	<4.5

7.12.2   冠心病合并临床和亚临床甲状腺功能亢进

7.12.2.1   概述   对于"各种类型甲亢是否增加心血管不良事件和死亡风险"这一问题，前瞻性队列和研究水平的荟萃分析结论不尽一致，而受试者水平的荟萃分析显示，内源性亚临床甲亢与总死亡率和冠心病死亡风险增高相关。

7.12.2.2   诊断

（1）临床甲亢：临床高代谢表现，甲状腺肿和（或）甲状腺结节，血清 TT_4（总 T_4）、FT_4（游离 T_4）、TT_3、FT_3 增高，促甲状腺激素（TSH）降低（一般 <0.1mIU/L）。

（2）亚临床甲亢：血清 TSH 降低，而 T_3 和 T_4 在正常范围，不伴或伴有轻微的甲亢症状。

7.12.2.3   治疗   临床和亚临床甲亢：治疗方式包括抗甲状腺药物、^{131}I 和手术治疗三种疗法，各有优缺点。具体治疗方法请参考甲状腺疾病专著。

冠心病合并甲亢：药物治疗推荐见表 7-30。部分合并冠心病的老年甲亢患者出现心绞痛频繁发作可能与甲亢导致心肌耗氧量增加有关，除了冠心病常规治疗，应同时降低患者基础代谢率，或加用抗甲状腺药物方可有效缓解心绞痛。β 受体阻滞剂可明显改善伴甲状腺毒症心脏病患者症状（表 7-31），使心率降低至高于正常人 10%~15% 水平，随后可安全地进行 ^{131}I 单独或联合抗甲状腺药物治疗。小部分年轻女性甲亢患者，静息心绞痛发作时心电图呈缺血改变而冠状动脉造影未见异常，这种情况可能与冠状动脉痉挛有关，钙离子拮抗剂或硝酸酯类药物治疗效果较好。

抗甲状腺药物与抗血小板药物、他汀类药物同时应用可能会加重对肝功能和血液系统的影响，应注意复查血常规及肝功能,以早期发现可能出现的脏器损伤。T_3可激活 RAAS,增加血清 ACE 活性,但对于正在服用 ACEI/ARB 的冠心病患者是否需要调整剂量尚不得而知。

表 7-30 冠心病合并甲亢药物治疗推荐

推荐建议	推荐等级	证据水平
治疗甲亢可明显改善甲亢患者心血管系统症状,可选择 ^{131}I 或抗甲状腺药物	I	C
β 受体阻滞剂可降低心率,缓解心悸、心绞痛症状	Ⅱa	C
联合应用治疗冠心病和甲状腺药物时应注意复查,预防不良反应,早期发现脏器损伤	Ⅱb	C

表 7-31 甲亢患者接受 β 受体阻滞剂治疗

药物	剂量	用法	注意事项
普萘洛尔	10~40mg	每日 3 次或 4 次	非选择性 β 受体阻滞剂,用药经验最丰富
阿替洛尔	25~100mg	每日 2 次	选择性 $β_1$ 受体阻滞剂,患者依从性高
美托洛尔	25~50mg	每日 4 次	选择性 $β_1$ 受体阻滞剂
纳多洛尔	40~160mg	每日 1 次	非选择性 β 受体阻滞剂,缺乏用药经验
艾司洛尔	50~100μg/(kg·min)静脉泵入	–	ICU 住院的重症甲亢患者可选用

注:以上推荐的 β 受体阻滞剂均获批用于治疗心血管病,但至今尚未获批用于治疗甲亢

7.12.3 冠心病合并临床和亚临床甲状腺功能减退

7.12.3.1 概述 甲减患者心血管系统症状和体征不明显,但动脉粥样硬化风险升高,包括总胆固醇、低密度脂蛋白胆固醇、舒张压以及颈动脉内膜中层增厚。近期一项荟萃分析证实,亚临床甲减增加冠心病事件和死亡率,尤其 TSH≥10mU/L 或存在抗甲状腺抗体时。亚临床甲减患者接受甲状腺激素替代治疗使 TSH 恢复正常水平,可改善血脂水平,降低体循环阻力,提高心肌收缩力并减少颈动脉内膜中层厚度,同时可降低 70 岁以

下患者缺血性心肌病和心血管死亡风险。梅奥医学中心(Mayo Clinic)一项回顾性研究结果显示,冠心病合并甲减患者介入治疗术后主要不良心脑血管事件发生风险较高,而给予足量的甲状腺激素替代治疗可明显降低相应风险。

7.12.3.2 诊断

(1)甲减:病史,代谢率减低和交感神经兴奋性下降,血清 TSH 增高,TT_4 和 FT_4 均降低,甲状腺抗体监测有助于明确病因。

(2)亚临床甲减:仅有 TSH 增高(一般 >3.5~4.0mU/L),TT_4 和 FT_4,TT_4 和 FT_4 正常。

7.12.3.3 治疗

(1)临床甲减:年龄 <50 岁,既往无心血管疾病患者,可采用甲状腺素全剂量替代治疗(100~150μg/d)。年龄 >50 岁,服用甲状腺素前需评价心脏功能,一般从 25~50μg/d 开始,每天 1 次口服,每 1~2 周增加 25μg,直至达到治疗目标。高龄或冠心病患者起始剂量宜小,应根据动态心率和血清甲状腺素水平调整药物剂量,调整剂量宜慢,防止诱发和加重心血管疾病。

(2)亚临床甲减:根据 2012 年美国成人甲减临床实践指南,TSH>10mU/L 时给予甲状腺素替代治疗,治疗方法同临床甲减;TSH 处于 4.0~10.0mU/L 时不主张给予甲状腺素治疗,定期检查 TSH 变化。为避免进展为严重临床甲减和降低心血管风险,亦有学者推荐甲状腺素替代治疗或可用于 TSH 4.5~10mU/L 且有症状的非老年患者;而 TSH 在 4.5~8mU/L 范围内的老年(≥70 岁)亚临床甲减患者不建议接受甲状腺素替代治疗。

(3)冠心病合并甲减:药物治疗推荐见表 7-32。此类患者启动甲状腺激素替代治疗前,应首先评价冠状动脉血运重建适应证,血运重建的方式包括 PCI 和冠状动脉旁路移植术(CABG)。对于左主干病变或三支病变伴左心室功能障碍患者,可考虑行 CABG,术后接受甲状腺素全剂量替代治疗。稳定型心绞痛尚无需血运重建治疗患者可由小剂量 $L\text{-}T_4$(12.5μg/d 或 25μg/d)开始,然后每 6~8 周增加 12.5~25μg/d,直至血清 TSH 水平恢复正常。甲状腺激素替代治疗可降低这部分患者体循环阻力和后负荷,提高心肌能量利用度,最终改善心肌缺血症状。联合使用 β 受体阻滞剂有助于控制心率。对于无临床症状的冠心病高危患者,$L\text{-}T_4$ 替代治疗可由小剂量(25~50μg/d)开始,每 6~8 周增加 25μg,直至血清 TSH 水平恢复正常。对于上述所有患者,甲状腺激素替代治疗应持续至血清 TSH 水平和临床甲状腺功能恢复正常。

表 7-32　冠心病合并甲状腺功能减退药物治疗推荐

推荐建议	推荐等级	证据水平
甲状腺激素替代治疗可改善临床和亚临床甲减（合并或不合并冠心病）患者症状和预后	Ⅱa	B
推荐 TSH≥10mU/L 亚临床甲减患者接受替代治疗，避免进展为严重甲减，或可降低心力衰竭和心血管死亡风险	Ⅰ	B
不建议 TSH 4.0~10.0mU/L 亚临床甲减患者常规接受替代治疗	Ⅱb	C
高龄(>70 岁)或冠心病患者替代治疗时应从小剂量开始，缓慢加量，避免过度治疗并注意监测	Ⅰ	C
甲减患者服用冠心病药物时应注意药物不良反应	Ⅱa	C

7.12.3.4　特殊情况管理推荐

（1）他汀类药物相关肌病和横纹肌溶解：甲减患者血脂异常主要表现为血清总胆固醇和低密度脂蛋白胆固醇水平升高，是冠心病发生和发展的重要危险因素，虽然他汀类药物广泛用于冠心病一级和二级预防，但对甲减患者血脂异常治疗效果较差。临床上部分甲减患者服用他汀类药物表现为肌酶水平升高，或轻度肌痛和肌无力，停药后症状可缓解，纠正甲状腺功能后仍可谨慎地重新开始使用他汀类药物;部分患者表现为严重肌病和横纹肌溶解，以至于发生急性肾衰竭，应立即停用他汀类药物，行连续肾脏替代治疗并开始静脉补液和 L-T$_4$（50~100μg/d）治疗。出现此类并发症患者可能在服用他汀类药物前已存在甲减或亚临床甲减而未接受替代治疗，提示临床医师在处方他汀类药物前应重视对甲状腺功能和基线肌酸激酶的检查。

不同类型他汀类药物导致肌损伤风险也不同，如普伐他汀、匹伐他汀或瑞舒伐他汀导致肌损伤风险较小，洛伐他汀致肌损伤风险较大;高剂量他汀类药物或联合应用降脂药也是肌损伤危险因素之一;其他危险因素包括:老年女性、糖尿病、慢性肝肾功能不全、围术期等。

（2）CABG 围术期管理:CABG 可改善冠心病合并甲减患

者的心绞痛症状和长期预后,但围术期并发症与远期死亡率仍较高。甲减导致心肌组织黏液水肿使得心肌收缩力下降,毛细血管通透性增加使得循环容量不足;CABG 对正常甲状腺功能具有一过性抑制作用(TT_3、TT_4、FT_3 术后数小时迅速下降,术后第 2 天迅速回升),接受 CABG 的甲减患者甲状腺功能则被进一步抑制,术中容易发生低血压、心力衰竭等,故应该做好充分术前准备、加强术中监护,重度甲减患者在非体外循环下行 CABG 更为安全。甲减患者 CABG 术后静脉补充足量甲状腺素,尽管可以降低循环阻力,增加心输出量,但能否改善总体死亡率还存在争议;若补充剂量过大,可能诱发心绞痛和心肌梗死,增加 β 受体阻滞剂用量并静脉使用硝酸酯类药物多可缓解症状。所以,此类患者术后补充甲状腺素的剂量应根据动态监测甲状腺素水平和心血管系统功能状态决定,并及时作出调整。

(3)黏液性水肿昏迷:此类患者发生心肌梗死并不少见,常见于接受大剂量甲状腺素治疗的缺血性心肌病患者。应注意,此类患者由于意识丧失,缺乏典型症状和心电图动态演变,因此应常规监测心肌酶学变化。诊断后应立即静脉输入 T_4 100μg/d 或 T_3 25~50μg/d,同时应严密监护,注意容量管理、保温及机械辅助通气。

(4)胺碘酮致甲减:接受胺碘酮治疗患者甲减发生率为 15%~30%,桥本甲状腺炎是胺碘酮致甲减最常见危险因素。治疗可选择甲状腺激素替代治疗。在无桥本甲状腺炎时,胺碘酮导致的甲减往往呈自限性,所以在甲状腺激素替代治疗 6~12 周后,需重新评价患者的甲状腺功能,以明确是否需要继续替代治疗。在胺碘酮治疗开始前应检查甲状腺功能,并于开始治疗后每 3 个月复查 1 次。

(赵迎新,杜侯,胡成平,周玉杰)

7.13 冠心病合并风湿免疫疾病

7.13.1 概述 按照美国 1993 年指南的分类标准,风湿免疫疾病包括 10 大类,近 200 种疾病,其中常见的疾病可具体分为 5 类:①自身免疫性弥漫性结缔组织病;②与脊柱关节炎相关的疾病,如强直性脊柱炎;③一些退行性变;④与感染相关的疾病,如既往所谓的风湿热;⑤代谢性疾病,如高尿酸血症和痛风。

上述几类疾病,特别是第一类弥漫性结缔组织病如类风湿关节炎、系统性红斑狼疮患者心血管疾病的发生风险较高,且发病早,女性患者较多,症状不典型,有早发冠心病的风险,包括 ACS 和无症状心肌梗死;充血性心力衰竭的发病率也较高,而且患者预后不良,一旦发病后死亡率非常高。类风湿关节炎患者的寿命较预期寿命缩短 5~10 年,在早逝原因中,近 50% 的死亡由心血管疾病因素造成。系统性红斑狼疮及其他弥漫性结缔组织病也有相似的心血管风险。这些患者的病变主要是自身免疫性炎性反应造成血管内皮细胞破坏,影响血管平滑肌舒缩功能,最终发生早发性动脉粥样硬化,导致心脑血管疾病。对于早发冠心病患者,尤其是女性,患者需通过血沉、C 反应蛋白、补体及其他等免疫学相关指标排除患者合并免疫性疾病的可能。

7.13.2 药物治疗推荐

2016 年欧洲抗风湿病联盟(EULAR)发布类风湿关节炎以及其他形式的炎性关节病患者心血管疾病风险的管理建议,其中对心血管高风险的类风湿关节炎和炎性疾病给出了基于循证医学证据的推荐意见,该管理建议的编写委员会进行了系统文献检索,并根据标准指南对证据进行分类,最终制订了炎性关节炎患者心血管病风险管理三大基本原则及 10 条推荐意见,可以作为风湿免疫科和心血管科医师的临床工作参照标准。

其中的三大基本原则包括:①临床医生应注意到,类风湿关节炎、强直性脊柱炎以及银屑病关节炎患者的冠心病风险高于普通人群;②类风湿关节炎及其他关节炎患者的冠心病风险管理应由风湿免疫疾病专科医生负责;③临床上应用非甾体抗炎药和糖皮质激素应遵循 EULAR 和国际脊柱关节炎评估工作组的治疗推荐。

类风湿关节炎患者是冠心病的高风险人群,一方面是由于该病患者冠心病的传统易患因素增加,另一方面是由于炎性反应的作用(图 7-9)。除类风湿关节炎外也包括其他关节炎,如强直性脊柱炎、银屑病关节炎,这些患者均应视为高危人群。

应尽可能将风湿免疫疾病活动度控制在最低水平,以降低其心血管疾病的风险。

建议所有类风湿关节炎、强直性脊柱炎以及银屑病关节炎患者至少每 5 年进行 1 次冠心病风险评估,而且在抗风湿治疗方案发生重要变化后也应考虑再次评估冠心病风险(图 7-10)。所有类风湿关节炎患者如病程超过 10 年,或血清类风湿因子或环瓜氨酸多肽阳性以及出现关节外表现,均需进行冠心病风险

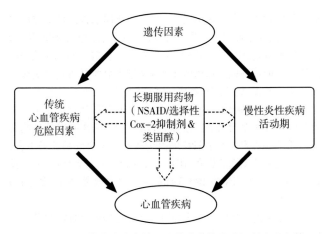

图 7-9 风湿性疾病患者的心血管疾病的发病机制中心血管危险因素、药物作用、遗传因素以及慢性炎症之间的关系

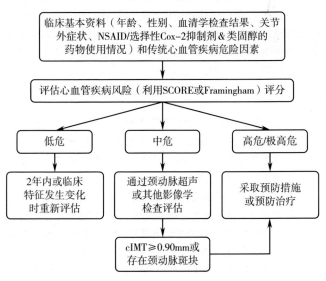

图 7-10 风湿性疾病患者的心血管疾病风险评估流程图

评估,如果冠心病风险预测模型未考虑到类风湿疾病,则需将其系数经 1.5 倍校正后应用于 RA 患者,如冠状动脉风险评估系统(systematic coronary risk evaluation,SCORE)评分指标,根据年龄、性别、吸烟情况、收缩压、TC/HDL-C 比值的积分来评估危险,其

危险程度相当于传统评分的 1.5 倍。根据国家指南评估类风湿关节炎、强直性脊柱炎以及银屑病关节炎患者的冠心病风险；若没有国家指南，则应用 SCORE 评分指标进行冠心病风险预测模型评估。推荐将颈动脉超声筛查无症状动脉粥样硬化斑块作为类风湿关节炎患者冠心病风险评估手段之一。

评价血脂的指标为 TC/HDL-C，建议在疾病活动度稳定或缓解时定期检测血脂水平。相对于 LDL-C，TC/HDL-C 更能预测类风湿关节炎患者的心血管疾病发生风险。类风湿关节炎患者，尤其是处于活动期的患者，HDL-C 水平降低，导致 TC/HDL-C 及 TG 水平升高，应用抗风湿药物（包括糖皮质激素）可以改善 TC/HDL-C 水平。

风湿免疫性疾病患者合并冠心病时降压药和他汀类药物的应用方法基本和普通人群一样。

风湿免疫科最常用的非甾体抗炎药，对血栓形成有一定影响。非甾体抗炎药通过抑制血栓素合成而增加出血风险。至于在冠心病合并心房颤动或瓣膜疾病需要抗凝治疗的患者，COX-2 选择性抑制剂与华法林合用时，同样可能影响凝血功能。此时建议监测 INR 及凝血指标。必要时减少华法林用量，降低出血风险。NOAC 目前缺乏与非甾体抗炎药合用的临床依据。同时非甾体抗炎药可能影响抗血小板药物的活性，需慎用。

糖皮质激素在冠心病合并类风湿关节炎患者中是一把双刃剑，一方面，糖皮质激素可以升高胆固醇、血压，且导致血糖代谢紊乱及胰岛素耐受，另一方面，糖皮质激素可以抑制炎性反应以及降低动脉硬化风险，所以确定糖皮质激素用量一定要考虑患者炎症和冠心病易患因素。研究证实，长期应用高剂量糖皮质激素较低剂量更易于增加心血管风险，所以目前建议糖皮质激素使用时间要短，并且对于需长期维持治疗的患者，应最小剂量应用糖皮质激素，在疾病缓解或疾病活动度降低时应考虑糖皮质激素减量。此外，应定期评估患者病情，明确是否继续糖皮质激素治疗。

吸烟可以增加类风湿关节炎患者心血管疾病的发生风险，强烈建议类风湿关节炎患者戒烟，必要时可以采取干预措施。

（刘巍，翟光耀，周玉杰）

7.14 冠心病合并外科手术

7.14.1 概述 在世界范围内，非心脏外科手术相关的并发症每年总发生率为 7%~11%,死亡率为 0.8%~1.5%,这些并发症中高达 42% 属于心脏并发症。因此,对于冠心病合并外科手术患者,合理用药至关重要。

　　冠心病合并外科手术患者围术期并发症的发生风险取决于多种因素,包括患者术前的一般情况、合并的临床情况、实施外科手术的紧要性、外科手术的大小、手术类型及其持续时间等。ESC 依据外科手术类型评估风险,并划分为低风险、中等风险、高风险(表 7-33)。对于下列患者心脏并发症发生的风险明显升高:明确诊断或无症状的缺血性心脏病、左心室功能不全、心脏瓣膜病、心律失常、既往有较长时间的血流动力学不稳定及心脏负荷状态的外科手术患者。

表 7-33　ESC 外科手术风险评估

低风险:<1%	中等风险:1%~5%	高风险:>5%
表浅手术	腹膜内手术:脾切除术、食管裂孔疝修补术、胆囊切除术	主动脉及主要血管手术
乳腺手术	颈动脉手术	开放式下肢血运重建术或截肢术或血栓栓塞清除术
牙科手术	外周动脉成形术	十二指肠 - 胰腺手术
内分泌:甲状腺手术	介入血管瘤修复术	肝切除术、胆道手术
眼科手术	头颈部手术	食管切除术
置换型手术	大型神经或骨科手术(髋部和脊柱手术)	肠穿孔修复术
无症状颈动脉手术	大型泌尿外科或妇科手术(肾移植)	肾上腺切除术
小型妇科手术	非大型胸腔内手术	胆囊切除术
小型骨科手术(半月板摘除术)		肺切除术
小型泌尿外科手术(经尿道前列腺切除术)		肺或肝移植

　　注:外科手术风险评估是指仅考虑特定的手术操作,不考虑患者并发症前提下心血管死亡和心肌梗死 30 天风险的大致评估;ESC:欧洲心脏病学会

对于冠心病合并外科手术患者,外科手术及麻醉时会增加患者的心肌耗氧、减少心肌氧供,可能诱发心肌缺血,引发不良心血管事件。大部分病情稳定患者能够耐受低危和中危手术,不需额外评估,但某些患者则需多学科的专家团队会诊进行综合评估(包括麻醉师、心内科医师、外科医师及其他必要人员)。优化术前及术后的药物治疗可以明显减少患者围术期并发症的发生。

7.14.2 药物选择

7.14.2.1 β 受体阻滞剂

冠心病合并外科手术患者围术期应用β 受体阻滞剂的主要目的在于通过减慢心率、降低心肌收缩力来减少心肌耗氧,同时延长舒张期供血,同时β 受体阻滞剂对于冠心病患者还有心血管保护作用,可降低患者死亡率。

(1)治疗启动时机:冠心病患者若近期正在服用β 受体阻滞剂,推荐围术期继续使用;冠心病或有明确心肌缺血证据的高危患者,如尚未使用β 受体阻滞剂,在择期外科手术前可考虑根据心率和血压使用β 受体阻滞剂,注意剂量调整;不推荐手术前短时间内不经剂量调整而直接应用大剂量β 受体阻滞剂治疗。

(2)治疗目标:择期外科手术患者如考虑进行β 受体阻滞剂治疗,应在术前至少2 天(争取1 周)起始,由较小剂量开始,按心率和血压逐步上调剂量,围术期目标心率为 60~80 次/分,同时收缩压 >100mmHg,术后继续应用。

(3)药物推荐:推荐使用阿替洛尔或比索洛尔作为非心脏外科手术患者的术前口服药。

ESC 应用推荐见表 7-34。

表 7-34 ESC 对 β 受体阻滞剂的应用推荐

推荐建议	推荐等级	证据水平
若患者近期正在服用β 受体阻滞剂,推荐术前继续服用	I	B
若患者存在两个以上风险因素或美国麻醉师协会(ASA)评分≥3 分,可考虑术前β 受体阻滞剂治疗	II b	B
若患者诊断有 IHD 或心肌缺血,可考虑术前β 受体阻滞剂治疗	II b	B
可考虑阿替洛尔或比索洛尔作为非心脏手术患者的术前口服用药	II b	B

续表

推荐建议	推荐等级	证据水平
不推荐术前使用不加滴定的大剂量 β 受体阻滞剂治疗	Ⅲ	B
不推荐接受低危手术的患者术前使用 β 受体阻滞剂治疗	Ⅲ	B

7.14.2.2 他汀类药物

（1）治疗启动时机：对于冠心病患者，若外科手术前已服用他汀类药物，推荐围术期继续服用；尚未应用他汀类药物的患者，若拟行血管手术，推荐在术前至少 2 周启动他汀类药物治疗（以达到最大的斑块稳定效果），并一直延续使用，对于非血管手术患者也建议加用。

（2）治疗目标：对于冠心病合并外科手术患者，其治疗目标与普通冠心病患者相同，应用他汀类药物应将患者的 LDL-C 控制在 <1.8mmol/L（非 HDL-C<2.6mmol/L），经他汀类药物治疗后仍不达标者，可将基线 LDL-C 水平降低 50% 作为替代目标。

（3）药物推荐：推荐选用长半衰期或缓释型他汀类药物，如阿托伐他汀、瑞舒伐他汀。

ESC 应用推荐见表 7-35。

表 7-35　ESC 对他汀类药物的应用推荐

推荐建议	推荐等级	证据水平
若患者在外科手术前已服用他汀类药物，推荐围术期继续服用	Ⅰ	C
若患者拟行血管手术，应该考虑在术前至少 2 周启动他汀类药物治疗，并一直延续使用	Ⅱa	B

7.14.2.3 血管紧张素转化酶抑制剂或血管紧张素Ⅱ受体拮抗剂

ACEI 对器官的保护作用独立于其降压作用之外。但是对于冠心病患者外科手术围术期是否应该应用 ACEI 一直存在争议，一项观察性研究提示，ACEI 并未降低大血管手术术后高危患者的死亡率和心血管并发症的发生率。同时，外科手术围术期应用 ACEI 或 ARB 可能导致麻醉后严重低血压的发生，这一情况尤其容易出现在麻醉诱导过程中和联合应用β受体阻滞剂时。

（1）治疗启动时机：对于冠心病患者，若合并稳定的心力衰竭或左心室功能不全，可在密切观察的基础上，继续应用 ACEI 或 ARB；若一般状况稳定的冠心病患者在术前发现左心室功能不全，应尽可能推迟手术，明确心功能不全的原因，同时启动 ACEI 和 β 受体阻滞剂治疗；若冠心病合并高血压患者术前应用 ACEI 或 ARB 降压，则应在外科手术前短暂停用 ACEI 或 ARB，术前 1 日停用 ACEI 便可降低低血压发生率。

（2）治疗目标：若患者存在 ACEI 治疗指征，应以不出现低血压等不良反应为治疗目标。

（3）药物推荐：常用药物包括卡托普利、依那普利、西拉普利、贝那普利、培哚普利、雷米普利等，若患者出现干咳的不良反应，可更换为 ARB。

ESC 应用推荐见表 7-36。

表 7-36　ESC 对 ACEI 或 ARB 的应用推荐

推荐建议	推荐等级	证据水平
若患者存在左心室功能不全及心力衰竭，但状况稳定，可考虑在密切观察病情的基础上，继续使用 ACEI 或 ARB	Ⅱa	C
若患者存在左心室功能不全及心力衰竭，但状况稳定，可考虑至少应在术前 1 周开始 ACEI 或 ARB 治疗	Ⅱa	C
若患者有高血压，可考虑在非心脏手术前短暂停用 ACEI 及 ARB 治疗	Ⅱa	C

7.14.2.4　硝酸酯类药物

（1）治疗启动时机：对于冠心病合并外科手术患者，若患者有明确的缺血导致的心绞痛症状，可加用硝酸酯类药物，但应避免低血压等不良反应的发生，尤其在与β受体阻滞剂、ACEI 等药物联用时。

（2）治疗目标：预防和控制患者心绞痛的发作，改善患者心肌缺血。

（3）药物推荐：短效的硝酸甘油和长效的硝酸异山梨酯（亦称二硝酸异山梨酯）以及 5- 单硝酸异山梨酯等。

7.14.2.5 **抗血小板药物** 对于冠心病患者,抗血小板和抗凝药物的应用十分常见,但二者却是增加外科手术围术期出血发生率的独立危险因素,因此术前必须对患者的出血风险和血栓风险进行综合全面的评估,权衡利弊后决定如何用药。

（1）治疗启动时机:若患者外科手术前正在服用小剂量的阿司匹林,则应在权衡患者出血和血栓风险的基础上个体化选择是否继续使用阿司匹林;若预期外科手术术中止血困难,应考虑暂停使用阿司匹林。正在服用 $P2Y_{12}$ 受体抑制剂的患者,如临床情况允许,且不存在缺血事件高风险,应停用替格瑞洛或氯吡格雷 5 天后手术;对于介入治疗术后的冠心病患者,若拟行外科手术,除非阿司匹林相关的手术出血有致命风险,否则推荐阿司匹林在 BMS 置入后使用 4 周、DES 置入后使用 3~12 个月;对于介入治疗术后的冠心病患者,若拟行外科手术,除非 $P2Y_{12}$ 受体抑制剂相关的手术出血有致命风险,否则推荐该类药物在 BMS 置入后使用 4 周、DES 置入后使用 3~12 个月。

（2）治疗目标:治疗目标与普通冠心病患者相同,尽可能平衡血栓和出血风险,避免血栓事件和出血事件的发生。

（3）药物推荐:目前常用的抗血小板药物主要包括阿司匹林和 $P2Y_{12}$ 受体抑制剂,后者推荐使用氯吡格雷或替格瑞洛,对于氯吡格雷反应不佳的患者可考虑更换为替格瑞洛。

ESC 应用推荐见表 7-37。

表 7-37 ESC 对抗血小板药物的应用推荐

推荐建议	推荐等级	证据水平
除非阿司匹林造成严重出血事件,否则推荐其应在裸金属支架放置后使用 4 周或药物洗脱支架放置后使用 3~12 个月	I	C
若患者以往服用阿司匹林,可在权衡患者出血和血栓风险的基础上个体化考虑是否术前继续使用	IIb	B
若预计患者术后血流动力学状况难以控制,可考虑停用阿司匹林	IIa	B
除非造成严重出血事件,否则 $P2Y_{12}$ 受体抑制剂应在裸金属支架放置后使用 4 周或药物洗脱支架放置后使用 3~12 个月	IIa	C

续表

推荐建议	推荐等级	证据水平
若患者服用P2Y$_{12}$受体抑制剂,且需行手术治疗,除非有严重缺血事件,否则可考虑停用替格瑞洛或氯吡格雷5天后再手术	Ⅱa	C

7.14.2.6 抗凝药物

（1）治疗启动时机:抗凝治疗会明显增加外科手术围术期的出血风险,若患者抗凝治疗预期的获益大于其出血风险,则应在综合评估后在围术期继续维持原抗凝治疗方案或适当调整后继续抗凝治疗;对于血栓风险低危的患者应在术前停用抗凝药物,以减少术中出血并发症的发生。

（2）治疗目标:治疗目标与普通冠心病患者相同,尽可能平衡血栓和出血风险,避免血栓事件和出血事件的发生。

（3）药物推荐:目前常用的抗凝药物主要包括普通肝素、LMWH、比伐芦定和磺达肝癸钠等,外科手术围术期主要使用LMWH,LMWH包括依诺肝素、达肝素及那曲肝素,最常使用的药物为依诺肝素。

（4）围术期OAC的停用时间及桥接治疗:目前临床上使用用的OAC主要包括两类:传统的华法林和与NOAC（如达比加群酯、利伐沙班）。冠心病患者在接受外科手术前,如正在服用OAC,需根据手术风险、手术的紧急程度和患者发生血栓和出血的风险决定是否停用抗凝药物及桥接治疗。

桥接抗凝是指暂时中断OAC并使用短效抗凝药物（例如LMWH或普通肝素）,以利于手术或者有创操作的进行,同时降低围术期血栓的发生风险。桥接管理策略取决于患者的出血风险、出血后果、停用抗凝药后的血栓风险及后果,以及桥接方案的有效性。目前大多数指南推荐下述三个重要原则:①低出血风险手术不应中断OAC,包括大多数皮肤手术、整形手术、起搏器和除颤器置入术、血管内介入术、白内障手术和牙科手术等。②高血栓栓塞风险且无大出血风险的患者应考虑桥接抗凝。相反,低血栓栓塞风险的患者不应给予桥接抗凝。③中等风险病例需根据患者和手术特异风险（出血和血栓栓塞）进行个体化考虑。

EACTS应用推荐见表7-38和表7-39。

表 7-38 EACTS 对 OAC 的术前管理推荐

推荐建议	推荐等级	证据水平
如需停用 OAC,推荐外科手术前 5 天停用华法林,并使手术当天 INR<1.5	I	C
如需停用 OAC,推荐根据患者的肾功能于外科手术前 2~4 天停用 NOAC[*]	I	C
推荐下列患者进行桥接抗凝 (1)置换心脏机械瓣的患者 (2)心房颤动合并中至重度二尖瓣狭窄的患者 (3)心房颤动中 CHA_2DS_2-VASc 评分 >4 分患者 (4)4 周内发生过急性血栓栓塞事件的患者	I	C
高血栓栓塞风险患者应考虑桥接抗凝	IIa	C
推荐使用普通肝素进行桥接抗凝	I	B
皮下注射 LMWH 可以作为普通肝素桥接抗凝的替代选择	IIa	B
不推荐使用磺达肝癸钠进行桥接抗凝	III	C
使用普通肝素进行桥接抗凝时,推荐外科手术前 6 小时停止抗凝	I	C
使用 LMWH 桥接抗凝时,推荐术前 24 小时进行最后一次抗凝	I	B

注:[*]利伐沙班应至少于术前 2 天停用;达比加群需根据患者肾功能决定停用时间,肌酐清除率 >80ml/(min·1.73m^2)的患者至少于术前 2 天停用,肌酐清除率在 50~79ml/(min·1.73m^2)的患者至少于术前 3 天停用,肌酐清除率 <50ml/(min·1.73m^2)的患者至少于术前 4 天停用;EACTS:欧洲心胸外科协会

表 7-39 EACTS 对 OAC 的术后管理推荐

推荐建议	推荐等级	证据水平
对于术后有桥接抗凝需要的患者,推荐术后 12~24 小时开始使用普通肝素抗凝	I	C
若使用皮下注射 LMWH 替代普通肝素桥接抗凝,可以考虑术后 24~48 小时开始使用	IIa	C
推荐术后第一天重启华法林抗凝治疗	I	C
可以考虑术后 72 小时重启 NOAC 抗凝治疗	IIa	C

7.14.2.7　钙通道阻滞剂　冠心病合并外科手术的患者,若明确存在血管痉挛所致的心绞痛,可继续使用CCB。

7.14.2.8　α_2受体激动剂　可增加发生有临床意义的低血压和非致死性心搏骤停的风险,因此对于冠心病合并外科手术患者禁用α_2受体激动剂。

7.14.3　注意事项

7.14.3.1　β受体阻滞剂

（1）中枢神经系统不良反应:多梦、幻觉、失眠、疲乏、眩晕以及抑郁等症状,特别是脂溶性高的β受体阻滞剂,易通过血脑屏障引起不良反应,如普萘洛尔。

（2）消化系统不良反应:腹泻、恶心、胃痛、消化不良、便秘等消化系统症状。少数患者可致脏腹膜纤维大量增生。

（3）肢端循环障碍:少数患者出现四肢冰冷、发绀、脉搏消失,以普萘洛尔发生率最高。

（4）支气管痉挛:当服用非选择性β受体阻滞剂时,由于β_2受体被阻断,使支气管收缩,增加呼吸道阻力,诱发或加重支气管哮喘的急性发作。

（5）低血糖反应:β受体阻滞剂不影响胰岛素的降血糖作用,但对正在使用胰岛素治疗的糖尿病患者,使用β受体阻滞剂能延缓胰岛素引起低血糖反应后的血糖恢复速度,即产生低血糖反应,故糖尿病患者或低血糖患者应慎用此类药物。

（6）心血管系统不良反应:临床较为常见的心血管系统不良反应有低血压、心动过缓等。

7.14.3.2　他汀类药物

（1）常见的不良反应:失眠、头痛、腹泻、便秘等。

（2）较为严重的不良反应:①肌病风险:他汀类药物会引起相关性肌病,有些患者会出现横纹肌溶解症。他汀类药物相关性肌病的主要临床表现为肌痛或肢体无力,伴有肌酸激酶水平升高超过10倍ULN,也出现发热和全身不适,肌病如果未及时发现,仍继续服药,可能导致横纹肌溶解和急性肾衰竭。②糖尿病风险:他汀类药物可以引起患者血糖水平升高,尤其是服用大剂量他汀类药物,引发糖尿病的风险会大大增加,主要表现为空腹血糖及糖化血红蛋白水平升高、新发糖尿病及原有糖尿病血糖控制不佳。③肝酶异常:他汀类药物可以引起血清转氨酶水平升高,不同他汀类药物说明书对肝脏安全性的描述详尽程度不同,各种他汀类药物致转氨酶水平升高的发生率各不相同。虽然他汀类药物有肝酶异常的不良反应,但肝功能异常并不是他汀类药物使用的绝对禁忌证。在患者服用他汀类药物过程中,需观察黄疸、肝大、乏力不适及嗜睡等肝损害的症状和体征,一旦出现及时停药,并全面评估明确肝损害的原因。临床实践中,正在服用他汀类药物的患者,如已观察到肝酶水平升高超过 3 倍 ULN,应首先嘱其暂停服用他汀类药物,并每 1~2 周重复检测肝酶,当肝酶正常后再考虑重新服用他汀类药物或其他调脂药物。④对认知功能的影响:胆固醇在大脑的形成及其功能至关重要,因此降低其浓度可能会引发精神和神经症状,如严重的易激惹、攻击行为、自杀冲动、认知功能障碍、记忆丧失、完全健忘、多动神经症及勃起功能障碍等。临床上出现上述症状时,应考虑可能与服用他汀类药物有关,应及时停药。在多数患者中,这些症状均是可逆的,而复用时可再发。

7.14.3.3 血管紧张素转化酶抑制剂

(1)咳嗽:是最常见的不良反应,为无痰干咳,夜间为重,常影响患者睡眠。发生机制不明,可能与药物对激肽酶的抑制作用导致缓激肽在体内水平增高有关。在减少用药剂量并给予止咳药物后,患者能继续耐受治疗,真正需要停药的患者为数不多。

(2)肾功能减退、蛋白尿:由于 ACEI 主要扩张肾小球出小动脉,降低肾小球滤过压,可以不同程度地降低 GFR,从而出现程度不等的血肌酐水平升高现象,存在基础肾功能不全或心力衰竭的患者更易发生。为避免或减轻用药后血肌酐水平的升高,临床常从小剂量起始,密切观察用药后的血肌酐水平变化,用药后血肌酐水平升高超过基础状态的 50% 或绝对值超过 2.5mg/dl 应考虑停药。一般认为在血肌酐水平 >3mg/dl 时应避免使用 ACEI。特别值得提出的是,对存在高血压肾损害或糖尿病肾病的患者,无论其治疗前的血肌酐水平,一旦能够顺利加用 ACEI,可以显著延缓肾功能的进一步恶化。ACEI 使用早期可出现一过性蛋白尿,一般不影响治疗,随着用药时间的延长,蛋白尿的排泄可以减少或消失。事实上,ACEI 对存在高血压肾损害或糖尿病肾病的患者,可以显著减少尿微量清蛋白的排泄量。

(3)高钾血症:为用药后抑制醛固酮的释放所致。在联用保钾利尿剂或口服补钾时更易发生。因此,服用 ACEI 的患者同时口服补钾应慎重,并减少补钾的剂量,密切观察血钾的变化,在调整 ACEI 剂量时尤其如此。目前对重度心力衰竭患者,推荐合并使用 ACEI 和小剂量螺内酯,故应密切注意血钾变化,必要时减少 ACEI 剂量。

(4)低血压:首剂低血压是这类药物常见的不良反应,尤其在老年、血容量不足和心力衰竭患者容易发生。首剂低血压的发生与过敏反应以及今后使用 ACEI 的疗效无关。为避免首剂低血压的发生,推荐采用小剂量起始(如卡托普利 3.125~6.25mg/d),同时使用利尿剂的患者加用 ACEI 前暂停或减少利尿剂的用量。某些心力衰竭患者尽管血压偏低,应设法小剂量加用 ACEI,因为研究资料表明,一旦能够使用 ACEI,肯定可以使患者获益。

(5)肝功能异常、味觉和胃肠功能紊乱:可能出现一过性转氨酶水平升高,一般不影响治疗。少数患者用药后出现腹泻而不能坚持服药,可以试用另一种 ACEI 或停药。

(6)皮疹、血管神经性水肿:为药物的过敏反应,一旦出现应立即停药。罕见引起喉头水肿窒息的报道。

7.14.3.4 **硝酸酯类药物**

(1)头痛:是硝酸酯药物最常见的不良反应,呈剂量和时间依赖性,如将初始剂量减半后可明显减少头痛的发生,大部分患者服药 1~2 周后头痛可自行消失。阿司匹林亦可使之有效缓解。头痛的消失并不意味着抗心肌缺血效应的减弱或缺失。

(2)面部潮红。

(3)心率加快。

(4)低血压:可伴随出现头晕、恶心等。

(5)舌下含服硝酸甘油可引起口臭。

(6)少见皮疹。

(7)长期大剂量使用可罕见高铁血红蛋白血症。

7.14.3.5 **抗血小板、抗凝药物**

(1)过敏反应:部分应用阿司匹林等抗血小板药物患者可以出现过敏反应,轻者皮肤出现皮疹,重者可发生哮喘。一旦用药过程中出现过敏反应,应立即停药,并加用抗过敏药。

(2)胃肠道反应:为该药常见的不良反应,表现为上腹不适、恶心、食欲差,是药物对胃的刺激所致,采用肠溶制剂、微粒化制剂或泡腾片等可以减少这类症状;也可以采取与食物同时服用的方法,以减轻胃肠道刺激症状。

（3）出血倾向：应用抗血小板药物时，部分患者可以出现皮肤、黏膜出血。皮肤出血表现为皮肤出现压之不褪色的小红点或青紫色淤斑，皮肤出血患者减小服药剂量或暂时停用抗血小板药物即可消失。黏膜出血表现为消化道出血（呕血）、泌尿道出血（尿血），尤其消化道出血比较常见。消化道出血多数发生于原有慢性胃病（尤其伴溃疡病）的患者，轻者可以表现为大便发黑，重者可以表现为吐血和贫血。一旦发生须立即停药，并加用 PPI（如雷贝拉唑、泮托拉唑）和保护胃黏膜药物等，必要时进行胃镜检查，以明确出血部位和病变性质。罕见脑出血，但后果严重，所以有严重高血压者一定要遵医嘱服药。

（4）肝酶水平升高：抗血小板药物经肝脏代谢，部分患者用药后可以使转氨酶水平轻度升高，如转氨酶水平升高幅度低于正常值上限的 2 倍，一般不影响用药，明显升高者，须停药并予以保肝治疗。

（5）白细胞减少、血小板降低：为比较严重的不良反应，主要发生于使用 LMWH、氯吡格雷的患者，轻度白细胞减少或血小板降低只需停药观察或换药，重者（尤其伴内脏出血者）需接受对症治疗。

（史冬梅，于一，周玉杰）

7.15 冠心病合并外周动脉硬化疾病

7.15.1 概述

动脉粥样硬化性外周血管病（peripheral atherosclerotic disease，PAD）的发病率随年龄逐步增长。在 PAD 人群中，30%~50% 没有症状，仅有 19% 的患者有典型的跛行。PAD 的危险因素与冠心病基本一致，吸烟和糖尿病是 PAD 重要危险因素。踝肱指数（arkle brachial index，ABI）因其具备简单、广泛有效、低风险、低成本等特点，从而成为 PAD 最佳的筛选试验。当 ABI<0.9 的时候，诊断 PAD 的敏感性为 79%~95%，特异性≥95%。但是需要注意的是，对老年 PAD 患者，因其血管存在钙化和血管硬化，所以其 ABI>1.3 比年轻患者更为常见。

冠心病和 PAD 的治疗目标存在诸多重合之处，包括对有症状的人群减轻症状和改善功能 / 预后，降低动脉粥样硬化性血栓事件的风险。抗血小板药物是治疗冠心病和（或）PAD 的基石，同时治疗高脂血症和高血压也可显著改善这两种疾病的临床进展和预后，戒烟可降低心血管事件和 PAD 引起的跛行发生率等。

7.15.2 诊断与鉴别诊断

7.15.2.1 冠心病诊断方法见本书相关章节。

7.15.2.2 外周动脉疾病诊断方法（图 7-11）

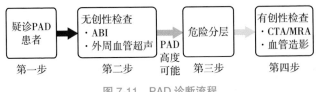

图 7-11 PAD 诊断流程

（1）踝肱指数（ABI）：静息状态下的 ABI 应该成为 PAD 疑似诊断的首选检查，正常人休息时 ABI 的范围为 0.9~1.3。有以下一个以上危险因素的患者应该考虑应用 ABI 进行筛查：劳累后腿部症状；下肢存在难以愈合的伤口；65 岁及以上；或 50 岁以上但有吸烟或糖尿病史。ABI 测量方法为：患者仰卧，用 12cm×40cm 气袖分别置于双侧踝部及上臂，用多普勒听诊器协助测取足背或胫前动脉、胫后动脉以及腘动脉收缩压，两者之比即为踝肱指数。ABI 测量值 <0.8 预示着中度 PAD 风险，<0.5 预示着重度 PAD 风险。需要注意的是，当 ABI>1.3 则提示血管壁钙化或血管失去收缩功能，同样也反映严重的 PAD。

（2）外周血管超声多普勒检查：对于存在 PAD 风险或有可疑／明确 PAD 症状的人群，推荐常规采用超声多普勒进行外周血管检查。超声检查可在一定程度上明确病变血管部位、深度、病变程度、管壁僵硬程度以及血管狭窄程度。某些情况下，超声可直接指导临床治疗方式和策略选择。

（3）CT 血管造影（CTA）或磁共振血管成像（MRA）：无论是应用碘剂行 CTA 检查还是应用钆剂增强行 MRA 检查，都有助于诊断解剖位置、判断 PAD 狭窄程度，较超声检查更为准确并可对血管病变的程度和性质进行评估，对后期血管介入治疗也有重要的指导意义。

（4）血管造影：与单独的冠心病或 PAD 类似，X 线透视下血管造影是评估冠心病合并 PAD 严重程度及预测预后的重要指标，对无创检查提示高危的患者应进行血管造影检查。必要时可对狭窄程度严重的冠脉或外周血管行血管重建治疗。

7.15.3 冠心病合并外周动脉疾病患者治疗 主要包括两方面，

即:降低心血管风险的治疗以及缓解症状的治疗(图 7-12)。其中血管腔内治疗已成为重要的治疗方式,其改善预后和缓解患者临床症状的疗效确切,其治疗指征和方式详见相关指南,本指南不做赘述。

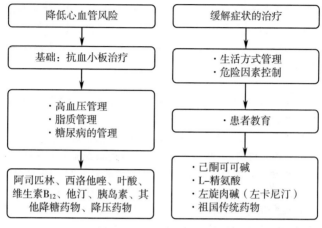

图 7-12 CHD+PAD 治疗策略

7.15.3.1 降低心血管风险的治疗(表 7-40)

表 7-40 冠心病合并外周动脉疾病降低心血管风险药物推荐

药物名称		给药途径	建议剂量和用法	主要不良反应
抗血小板药物	阿司匹林	口服	75~325mg,每日 1 次	胃肠道反应、出血
	西洛他唑	口服	100mg,每日 2 次	出血

(1)抗血小板及抗凝治疗药物:对于冠心病合并 PAD 患者,抗血小板治疗可以显著减少心肌梗死、脑卒中和心血管死亡的风险,同时还可以改善 PAD 患者的临床症状,包括有间歇性跛行或之前进行过下肢血管重建术(血管内或外科)、或截肢术的患者。证据表明,每天 75~325mg 的阿司匹林能有效控制冠心病合并 PAD 患者的心血管风险并改善患者的生活质量。研究显示,75mg/d 的氯吡格雷同样有上述疗效。对于 ABI<0.9 的有症状的冠心病合并 PAD 患者,抗血小板治疗可以有效降低患者

心肌梗死、卒中或其他原因引起的血管源性死亡的风险。此外，西洛他唑（100mg，每日2次）也是可供选择的抗血小板药物，但现有证据表明其只能改善 PAD 患者症状，至于其是否可以减少事件、改善预后，尚不明确。

（2）高血压管理：推荐初始采取非药物治疗。低危高血压仅需改变生活方式（包括降低体重、改善精神紧张和限制钠盐摄入，戒烟），饮食富含水果、蔬菜和低脂肪奶制品和低饱和脂肪，适量的体力活动，可减少降压药物的种类和剂量。最近 AHA/ACCF 专家意见一致认为，冠心病合并 PAD 的老年人群中，对大多数年龄 <80 岁的高血压患者，推荐目标为收缩压 <140mmHg，对于年龄≥80岁的患者，在其能耐受的情况下，收缩压控制在 140~145mmHg 更为合适。老年冠心病患者应避免过度降低舒张压，以避免过度降低脑和冠脉血流灌注。几乎 2/3 的高血压人群中，需要 2 种或以上降压药物来达到靶目标水平。考虑到年龄相关改变对药理学药物的吸收、分布、代谢和排泄，此类人群中应用降压药物应从最小剂量开始，逐步增加至耐受剂量。联合用药较低的剂量常常有效，剂量依赖性副作用最小化并达到更久药效持续时间，增加靶器官保护作用。

（3）脂质管理：LDL-C 目标水平对大多数冠心病和（或）PAD 患者，均设定为 <100mg/dl，同时基线 LDL-C 水平相对降低 50% 可降低更多的风险。在极高风险的患者中，LDL-C 推荐降至 <70mg/dl。但应慎重权衡风险，因更高的他汀剂量可能增加其副作用。需要指出的是，即使在甘油三酯≥200mg/dl 的冠心病合并 PAD 患者，non-HDL 靶目标也至少要控制在 <130mg/dl。对于这样的人群他汀依然是 ASCVD 人群二级预防的一线治疗，应从最低剂量起始，审慎加量至耐受剂量。因其在高龄、女性、小个子、脂肪肝疾病及多系统疾病患者中可诱发不良事件。经细胞色素 P450 系统代谢的亲脂类他汀与经此途径代谢的其他药物同时服用增加相互作用的可能。贝特类（吉非贝齐、非诺贝特）可有效降低甘油三酯和 LDL-C 并升高 HDL-C，其与他汀联合运用与肌病的风险倍增相关，应格外谨慎，尤其是在老年人群中。烟酸经慎重权衡后可以联合他汀治疗以进一步降低 LDL-C 和甘油三酯并升高 HDL-C，但 AIM-HIGH 的阴性结果使得对烟酸的应用减低。尚缺乏证据支持应用胆汁酸螯合剂（考来烯胺、考来替泊、考来维仑）能降低冠心病及 PAD 风险。胆固醇吸收抑制剂依折麦布对于该类患者是安全的，加入他汀治疗

能有效降低 LDL-C,同时也可降低 ASCVD 相关风险。新型降脂药物 PCSK-9 抑制剂同样具有上述疗效,但我国尚未上市相关药物,本指南暂不做相关推荐。

(4)糖尿病的管理:对糖尿病患者的主要目标为管理高血糖和减少其并发症所带来的不良临床结局的风险。对肥胖的冠心病合并 PAD 患者,减肥可以减少胰岛素抵抗和改善血糖控制。指南建议定期进行有氧和抵抗运动,这能够使糖化血红蛋白降低 0.5%~1.0%。当然,绝大多数冠心病合并 PAD 的糖尿病患者需要药物来达到最佳的血糖控制。对年龄 <65 岁的成年人或非常健康的老年人,目标糖化血红蛋白 <7%,而 65 岁以上人群,其糖化血红蛋白可放宽至 7%~7.9%。

降糖药物应该从最低剂量开始缓慢加量。二甲双胍作为一线治疗用药,近年来备受青睐,因为其引起低血糖和其他副作用的风险相对较低。另外可供选择的包括短效磺酰脲类、格列吡嗪和短效胰岛素促分泌素,瑞格列奈。需要胰岛素治疗的情况下,首选超长效基础胰岛素和短效餐时胰岛素,优于中效胰岛素。

(5)戒烟:吸烟的临床和实验室表现包括增加心率、炎症标志物和血浆儿茶酚胺水平升高,从而引起的动脉收缩和血管收缩。这些吸烟诱导的改变的累积效应包括致动脉粥样硬化、趋于凝血改变和血管收缩,进一步增加 ASCVD 患者已有的高风险状态。戒烟即使对≥80 岁的人群仍然可以获益。冠状动脉手术注册研究(CASS)的数据显示,更早戒烟的患者其总体死亡率能得到显著降低。同时,戒烟也会降低新发和再发卒中的风险,改善 PAD 患者跛行症状。此外,戒烟还可改善已有的肺功能损害。AHA/ACCF 二级预防指南列表将戒烟作为 I/A 类推荐。

7.15.3.2 缓解症状的治疗(表 7-41)

表 7-41 冠心病合并外周动脉疾病缓解症状药物推荐

药物名称	给药途径	建议剂量和用法	主要不良反应
己酮可可碱	口服	200~600mg,每日 3 次	胃肠道反应、头昏、视物模糊
L- 精氨酸	口服	0.7~1.5g,每日 3 次	酸中毒、肾功能损伤

续表

药物名称	给药途径	建议剂量和用法	主要不良反应
左旋肉碱（左卡尼汀）	口服	每日 1g,分 2~3 次服用	口干、胃肠道不适
银杏叶片	口服	一次 2 片,每日 3 次	胃肠道不适

（1）西洛他唑（见前文）。

（2）己酮可可碱具有扩张脑血管及外周血管的作用,同时能降低血液黏稠度,改善心脏、脑和四肢血液循环,同时还具有抗纤维化的作用。其能改善皮肤微循环、改善皮肤血流量,还能改善缺氧组织的氧化能力,对萎缩性皮肤病有一定疗效。己酮可可碱（400mg/ 次,每日 3 次）可作为二线疗法替代西洛他唑不耐受的人群,用于增加间歇性跛行患者步行距离。但其亦尚不具有改善患者预后的疗效。

（3）减肥:新近国际健康和营养调查观察显示,肥胖在冠心病合并 PAD 人群中发生比例高,肥胖会增加多重动脉粥样硬化危险因素的风险,包括高血压、高脂血症和糖尿病等。减轻体重同样改善胰岛素抵抗和糖尿病患者血糖控制水平。

部分证据表明 L- 精氨酸对部分间歇性跛行患者可以起到改善 PAD 症状作用,服用 L- 精氨酸对内皮依赖性血管舒张有益,研究表明,新近确诊的高血压患者应用 L- 精氨酸,其硝酸甘油诱导的内皮依赖性血管舒张程度较安慰剂组能得到明显改善。但是,服用 L- 精氨酸预防和治疗也会遇到一些问题,如口服剂量必须较大才能达到临床效果,但由此可导致某些并发症,包括胃肠道刺激等。

其他:研究表明以下药物可能对 PAD 有效,包括:维生素 E、左旋肉碱（左卡尼汀）和前列腺素类药物（如前列地尔）等。祖国传统医药中,银杏对于提高间歇性跛行患者步行距离可能有一定功效。

（赵昕,顾崇怀）

参考文献

[1] Chobanian AV,Bakris GL,Black HR,et al. The Seventh Report of the Joint National Committee on Prevention,Detection,Evaluation,

and Treatment of High Blood Pressure:the JNC 7 report[J]. JAMA, 2003,289:2560-2572.

[2] James PA,Oparil S,Carter BL,et al. 2014 evidence-based guideline for the management of high blood pressure in adults:report from the panel members appointed to the Eighth Joint National Committee (JNC 8)[J]. JAMA,2014,311(5):507-520.

[3] Rosendorff C,Lackland DT,Allison M,et al. American Heart Association,American College of Cardiology,and American Society of Hypertension. Treatment of hypertension in patients with coronary artery disease:a scientific statement from the American Heart Association,American College of Cardiology,and American Society of Hypertension[J]. Circulation,2015,131(19):e435-470.

[4] 中国高血压防治指南修订委员会. 中国高血压防治指南 2010 [J]. 中国医学前沿杂志(电子版),2011,3(5):42-93.

[5] Reboussin DM,Allen NB,Griswold ME,et al. Systematic review for the 2017 ACC/AHA/AAPA/ABC/ACPM/AGS/APhA/ASH/ASPC/NMA/PCNA guideline for the prevention,detection,evaluation,and management of high blood pressure in adults[J]. Circulation,2017. In press.

[6] Lu J,Lu Y,Wang X,et al,Prevalence,awareness,treatment,and control of hypertension in China:data from 1. 7 million adults in a population-based screening study(China PEACE Million Persons Project)[J]. Lancet,2017,390:2549-2558.

[7] Su M,Zhang Q,Bai X,et al. Availability,cost,and prescription patterns of antihypertensive medications in primary health care in China:a nationwide cross-sectional survey[J]. Lancet,2017,390:2559-2568.

[8] 赵连友,孙宁玲,孙英贤,等. α/β 受体阻滞剂在高血压治疗中应用的中国专家共识[J]. 中华高血压杂志,2016,24(6):522-527.

[9] Orn S,Cleland JGF,Romo M,et al. Recurrent infarction causes the most deaths following myocardial infarction with left ventricular dysfunction[J]. Am J Med,2005,118:752-758.

[10] 中华医学会心血管病学分会,中华心血管病杂志编辑委员会. 中国心力衰竭诊断和治疗指南 2014[J]. 中华心血管病杂志,

2014,42:98-122.

[11] Flaherty JD,Bax JJ,De Luca L,et al. Acute heart failure syndromes in patients with coronary artery disease:early assessment and treatment[J]. J Am Coll Cardiol,2009,53:254-263.

[12] Beohar N,Erdogan AK,Lee DC,et al. Acute heart failure syndromes and coronary perfusion[J]. J Am Coll Cardiol,2008,52:13-16.

[13] Gheorghiade M,Abraham WT,Albert NM,et al. Systolic blood pressure at admission,clinical characteristics,and outcomes in patients hospitalized with acute heart failure[J]. JAMA,2006, 296:2217-2226.

[14] Velageti RS,Pencina MJ,Murabito JM,et al. Long-term trends in the incidence of heart failure after MI[J]. Circulation,2002,118: 2057-2062.

[15] Nieminen MS,Brutsaert K,Dickstein K. ,et al. EuroHeart failure survey Ⅱ :a survey on hospitalized acute heart failure patients: description of population[J]. Eur Heart J,2006,27:2725- 2736.

[16] St. John Sutton MG,Sharpe N. Left ventricular remodeling after myocardial infarction:pathophysiology and therapy[J]. Circulation,2000,101:2981-2988.

[17] Goldstein JA,Demetriou D,Grines CL,et al. Multiple complex coronary plaques in patients with acute myocardial infarction[J]. N Engl J Med,2000,343:915-922.

[18] Gheorghiade M,Bonow,RO. Chronic heart failure in the United States:a manifestation of coronary artery disease[J]. Circulation, 1998,97:282-289.

[19] Challapalli S,Hendel RC,Bonow RO. Clinical profile of patients with congestive heart failure due to coronary artery disease: stunned/hibernating myocardium,ischemia,scar[J]. Coron Artery Dis,1998,9:629-644.

[20] Al-Mohammad A,Mahy IR,Norton MY,et al. Prevalence of hibernating myocardium in patients with severely impaired ischemic left ventricles[J]. Heart,1998,80:559-564.

[21] Camici PG,Prasad SK,Rimoldi OE. Stunning,hibernation,and assessment of myocardial viability[J]. Circulation,2008,117: 103-114.

[22] Gheorghiade M,Pang,PS. Acute heart failure syndromes[J]. J Am Coll Cardiol,2009,53:557-573.

[23] Cox ZL,Lenihan DJ. Loop diuretic resistance in heart failure: resistance etiology based strategies to restoring diuretic efficacy[J]. J Card Fail,2014,20:611-622.

[24] Mentz RJ,Kjeldsen K,Rossi GP,et al. Decongestion in acute heart failure[J]. Eur J Heart Fail,2014,16:471-482.

[25] Felker GM,Benza RL,Chandler AB,et al. Heart failure etiology and response to milrinone in decompensated heart failure:results from the OPTIME-CHF study[J]. J Am Coll Cardiol,2003,41:997-1003.

[26] Schmieder RE. Mechanisms for the clinical benefits of angiotensin II receptor blockers[J]. Am J Hypertension,2005,18:720-730.

[27] The Heart Outcomes Prevention Evaluation(HOPE)Study Investigators. Effects of an angiotensin-converting-enzyme inhibitor,ramipril,on cardiovascular events in high-risk patients [J]. N Engl J Med,2000,342:145-153.

[28] The EUROPA Investigators. Efficacy of perindopril in reduction of cardiovascular events among patients with stable coronary artery disease:randomised,double blind,placebo-controlled,multicentre trial[J]. Lancet,2003,362:782-788.

[29] The ONTARGET Investigators. Telmisartan,ramipril,or both in patients at high risk for vascular events[J]. N Engl J Med,2008,358:1547-1559.

[30] Al-Mohammad A,Mahy IR.,Norton MY,et al. Prevalence of hibernating myocardium in patients with severely impaired ischemic left ventricles[J]. Heart,1998,80:559-564.

[31] Carluccio E,Biagioli P,Alumni G,et al. Patients with hibernating myocardium show altered left ventricular volumes and shape,which revert after revascularization[J]. J Am Coll Cardiol,2006,47:969-977.

[32] NCEP Expert Panel. Executive summary of the third report of the national cholesterol education panel(NCEP)expert panel on detection,evaluation,and treatment of high blood cholesterol in adults(adult treatment panel III)[J]. JAMA,2001,285:2486-

2497.

[33] Smith SC, Allen J, Blair SN, et al. AHA/ACC guidelines for secondary prevention for patients with coronary and other atherosclerotic vascular disease[J]. J Am Coll Cardiol, 2006, 47: 2130-2139.

[34] Hays AG, Sacco RL, Rundek T, et al. Left ventricular systolic dysfunction and the risk of ischemic stroke in a multiethnic population[J]. Stroke, 2006, 37: 1715-1719.

[35] Yancy CW, Jessup M, Bozkurt B, et al. 2013 ACCF/AHA Guideline for the Management of Heart Failure: A Report of the American College of Cardiology Foundation/American Heart Association Task Force on Practice Guidelines[J]. Circulation, 2013, 128: e240-e327.

[36] Ponikowski P, Voors AA, Anker SD, et al. 2016 ESC Guidelines for the Diagnosis and Treatment of Acute and Chronic Heart Failure [J]. Rev EspCardiol (Engl Ed), 2016, 69: 1167.

[37] Vodovar N, Paquet C, Mebazaa A, et al. Neprilysin, cardiovascular, and Alzheimer's diseases: the therapeutic split? [J]. Eur Heart J, 2015, 36: 902-905.

[38] Langenickel TH, Tsubouchi C, Ayalasomayajula S, et al. The effect of LCZ696 on amyloid-b concentrations in cerebrospinal fluid in healthy subjects[J]. Br J ClinPharmacol, 2016, 81: 878-890.

[39] WRITING COMMITTEE MEMBERS; ACC/AHA TASK FORCE MEMBERS. 2016 ACC/AHA/HFSA Focused Update on New Pharmacological Therapy for Heart Failure: An Update of the 2013 ACCF/AHA Guideline for the Management of Heart Failure: A Report of the American College of Cardiology/American Heart Association Task Force on Clinical Practice Guidelines and the Heart Failure Society of America[J]. J Card Fail, 2016, 22: 659-669.

[40] Swedberg K, Komajda M, Bdhm M, et al. Ivabradine and outcomes in chronic heart failure (SHIFT): a randomized placebo—controlled study[J]. Lancet, 2010, 376: 875-885.

[41] Böhm M, Borer J, Ford I, et al. Heart rate at baseline influences the effect of ivabradine on cardiovascular outcomes in chronic heart failure: analysis from the SHIFT study[J]. Clin Res Cardiol, 2013,

102：11-22.

[42] Böhm M,Robertson M,Ford I,et al. Influence of Cardiovascular and Noncardiovascular Co-morbidities on Outcomes and Treatment Effect of Heart Rate Reduction With Ivabradine in Stable Heart Failure(from the SHIFT Trial)[J]. Am J Cardiol,2015,116：1890-1897.

[43] McDonagh T,Sechtem U,Bonet LA,et al. ESC Guidelines for the diagnosis and treatment of acute and chronic heart failure 2012[J]. Eur Heart J,2012,33：1787-1847.

[44] Abraham WT,Fonarow GC,Albert NM,et al. Predictors of in-hospital mortality in patients hospitalized for heart failure：insights from the Organized Program to Initiate Lifesaving Treatment in Hospitalized Patients with Heart Failure(OPTIMIZE-HF)[J]. J Am Coll Cardiol,2008,52：347-356.

[45] Mulder BA,van Veldhuisen DJ,Crijns HJGM,et al. Effect of nebivolol on outcome in elderly patients with heart failure and atrial fibrillation：insights from SENIORS[J]. Eur J Heart Fail,2012,14：1171-1178.

[46] Fukuta H,Goto T,Wakami K,et al. Effects of drug and exercise intervention on functional capacity and quality of life in heart failure with preserved ejection fraction：a meta-analysis of randomized controlled trials[J]. Eur J PrevCardiol,2016,23：78-85.

[47] Chugh SS,Havmoeller R,Narayanan K. Worldwide epidemiology of atrial fibrillation：a Global Burden of Disease 2010 Study[J]. Circulation,2014,129：837-847.

[48] Zoni-Berisso M,Lercari F,Carazza T,et al. Epidemiology of atrial fibrillation：European perspective[J]. Clin Epidemiol,2014,6：213-20.

[49] Akao M,Chun YH,Wada H,et al. Current status of clinical background of patients with atrial fibrillation in a community-based survey：the Fushimi AF Registry[J]. J Cardiol. 2013;61：260-6.

[50] Chiang CE,Naditch-Brûlé L,Murin J,et al. Distribution and risk profile of paroxysmal,persistent,and permanent atrial fibrillation in routine clinical practice：insight from the real-life global survey evaluating patients with atrial fibrillation international registry[J].

Circ Arrhythm Electrophysiol. 2012;5:632-9.

[51] Lee S,Monz BU,Clemens A et al. Representativeness of the dabigatran,apixaban and rivaroxaban clinical trial populations to real-world atrial fibrillation patients in the United Kingdom: a cross-sectional analysis using the General Practice Research Database[J]. BMJ Open. 2012;2:e001768.

[52] Kirchhof P,Benussi S,Kotecha D,et al. 2016 ESC Guidelines for the management of atrial fibrillation developed in collaboration with EACTS[J]. Europace. 2016;18:1609-1678.

[53] January CT,Wann LS,Alpert JS,et al. 2014 AHA/ACC/HRS guideline for the management of patients with atrial fibrillation: a report of the American College of Cardiology/American Heart Association Task Force on Practice Guidelines and the Heart Rhythm Society. J Am Coll Cardiol. 2014;64:2305-7.

[54] Lip GY,Windecker S,Huber K,et al. Management of antithrombotic therapy in atrial fibrillation patients presenting with acute coronary syndrome and/or undergoing percutaneous coronary or valve interventions:a joint consensus document of the European Society of Cardiology Working Group on Thrombosis,European Heart Rhythm Association(EHRA),European Association of Percutaneous Cardiovascular Interventions(EAPCI)and European Association of Acute Cardiac Care(ACCA)endorsed by the Heart Rhythm Society(HRS)and Asia-Pacific Heart Rhythm Society (APHRS)[J]. Eur Heart J. 2014;35:3155-79.

[55] 中华医学会老年医学分会. 2016 年老年人非瓣膜性心房颤动诊治中国专家建议(2016). 中华老年医学杂志,2016,35:915-928. 2016。

[56] Cannon CP,Bhatt DL,Oldgren J,et al. Dual Antithrombotic Therapy with Dabigatran after PCI in Atrial Fibrillation[J]. N Engl J Med. 2017;377:1513-1524

[57] Michael Gibson,Roxana Mehran,Christoph Bode,et al. An open-label,randomized,controlled,multicenter study exploring two treatment strategies of rivaroxaban and a dose-adjusted oral vitamin k antagonist treatment strategy in subjects with atrial fibrillation who undergo percutaneous coronary intervention(PIONEER AF-PCI)[J]. Am Heart J,2014,0:1-7. e5.

[58] Marco Valgimigli, He'ctor Bueno, Robert A. Byrne, et al. 2017 ESC focused update on dual antiplatelet therapy in coronary artery disease developed in collaboration with EACTS[J]. European Heart Journal, 2017, 0: 1-48.

[59] Roffi, M. 2015 ESC Guidelines for the Management of Acute Coronary Syndromes in Patients Presenting Without Persistent ST-segment Elevation[J]. Revista Española De Cardiología, 2015, 68: 12.

[60] Windecker S, Kolh P, Alfonso F, et al. 2014 ESC/EACTS Guidelines on myocardial revascularization: The Task Force on Myocardial Revascularization of the European Society of Cardiology (ESC) and the European Association for Cardio-Thoracic Surgery (EACTS) Developed with the special contribution of the European Association of Percutaneous Cardiovascular Interventions (EAPCI) [J]. Eur Heart J, 2014, 35: 2541-619.

[61] Vahanian A, Iung B, Vahanian A, et al. The new ESC/EACTS Guidelines on the management of valvular heart disease[J]. Revista Espa De Cardiologia, 2012, 105 (10): 465-467.

[62] Nishimura RA, Otto CM, Bonow RO, et al. 2014 AHA/ACC Guideline for the Management of Patients With Valvular Heart Disease: executive summary: a report of the American College of Cardiology/American Heart Association Task Force on Practice Guidelines[J]. Circulation, 2014, 129 (1): 2440-2492.

[63] Amsterdam EA, Wenger NK, Brindis RG, et al. 2014 AHA/ACC Guideline for the Management of Patients With Non-ST-Elevation Acute Coronary Syndromes: A Report of the American College of Cardiology/American Heart Association Task Force on Practice Guidelines[J]. Journal of the American College of Cardiology, 2014, 64 (24): e139-228.

[64] Raffaele D C, A John C. What is 'valvular' atrial fibrillation? A reappraisal[J]. European Heart Journal, 2014, 35 (47): 3328-3335.

[65] Douketis JD. Contra: "Bridging anticoagulation is needed during warfarin interruption when patients require elective surgery" [J]. Thrombosis and Haemostasis, 2012, 108: 210-212.

[66] Cannegieter SC, Rosendaal FR, Bri€et E. Thromboembolic and

bleeding complications in patients with mechanical heart valve prostheses[J]. Circulation,1994,89:635-641.

[67] Douketis JD,Spyropoulos AC,Spencer F,et al. Perioperative management of antithrombotic therapy:Antithrombotic Therapy and Prevention of Thrombosis,9th ed:American College of Chest Physicians Evidence-Based Clinical Practice Guidelines[J]. Chest,2012,141(2 Suppl):e326S-50S.

[68] Baumgartner H,Falk V,Bax JJ,et al. 2017 ESC/EACTS Guidelines for the management of valvular heart disease[J]. Eur Heart J, 2017,38(36):2739-2791.

[69] Nishimura RA,Otto CM,Bonow RO,et al. 2017 AHA/ACC Focused Update of the 2014 AHA/ACC Guideline for the Management of Patients With Valvular? Heart Disease:A Report of the American College of Cardiology/American Heart Association Task Force on Clinical Practice Guidelines[J]. J Am Coll Cardiol,2017,70(2): 252-289.

[70] Hemerich D. Impact of carotid atherosclerosis loci on cardiovascular events[J]. Atherosclerosis,2015. 243(2):466-468.

[71] Gencer B. Association between resist in levels and cardiovascular disease events in older adults:the Health,Aging and Body composition study[J]. Atherosclerosis,2016,245:181-186.

[72] Yeboah J. Utility of Nontraditional Risk Markers in Atherosclerotic Cardiovascular Disease Risk Assessment[J]. Journal of the American College of Cardiology,2016,67(2):139-147.

[73] 常岐,王世强. 同型半胱氨酸在冠心病及脑卒中诊断中的应用 [J]. 医疗装备,2008(6):37-38.

[74] Ettehad D. Blood pressure lowering for prevention of cardiovascular disease and death:a systematic review and meta-analysis[J]. The Lancet,2016;387:957-967.

[75] Conforto AB. Is there a consistent association between coronary heart disease and ischemic stroke caused by intracranial atherosclerosis? [J]. Arquivos de Neuro-Psiquiatria,2013. 71 (5):320-326.

[76] 中华医学会神经病学分会脑血管病血组. 中国急性缺血性脑卒中诊治指南. 中华神经科杂志[J]. 2015,48:246-257.

[77] 急性冠状动脉综合征抗栓治疗合并出血防治多学科专家共识

组.急性冠状动脉综合征抗栓治疗合并出血防治多学科专家共识[J].中华内科杂志,2016,55(10):813-824.

[78] He J,Whelton PK,Vu B,et al. Aspirin and risk of hemorrhagic stroke:a meta-analysis of randomized controlled trials[J]. JAMA, 1998,280:1930-1935.

[79] Hart,R. G. ,Tonarelli,S. B. & Pearce,L. A. Avoiding central nervous system bleeding during antithrombotic therapy:recent data and ideas[J]. Stroke,2005;36,1588-1593.

[80] Campbell PG,Sen A,Yadla S,et al. Emergency reversal of antiplatelet agents in patients presenting with an intracranial hemorrhage:a clinical review[J]. World neurosurgery,2010;74, 279-285.

[81] Naidech AM. Reduced platelet activity is associated with more intraventricular hemorrhage[J]. Neurosurgery,2009,65:684-688.

[82] Subherwal S. Baseline risk of major bleeding in non-ST-segment-elevation myocardial infarction:the CRUSADE(Can Rapid risk stratification of Unstable angina patients Suppress ADverse outcomes with Early implementation of the ACC/AHA Guidelines) Bleeding Score[J]. Circulation,2009,119:1873-1882.

[83] Hemphill JC. Guidelines for the Management of Spontaneous Intracerebral Hemorrhage:A Guideline for Healthcare Professionals From the American Heart Association/American Stroke Association [J]. Stroke,2015,46:2032-2060.

[84] Thompson BB. Prior antiplatelet therapy and outcome following intracerebral hemorrhage:a systematic review[J]. Neurology, 2010;75:1333-1342.

[85] 徐艳玲,徐桂军,于刚.肺血栓栓塞22例临床分析[J].实用心脑肺血管病杂志,2010,18(1):66.

[86] Piazza G,Goldhaber SZ. Venous thromboembolism and atherothrombosis:anintegrated approach[J]. Circulation,2010, 121(19):2146-2150.

[87] Severinsen MT,Kristensen SR,Johnsen SP,et al. Smoking and venous thromboembolism:a Danish follow-up study[J]. J ThrombHaemost,2009,7(8):1297-1303.

[88] Steffen LM,Cushman M,Peacock JM,et al. Metabolic syndrome

and risk of venous thromboembolism:Longitudinal Investigation of Thromboembolism Etiology[J]. J Thromb Haemost,2009,7(5): 746-751.

[89] AgenoW,Becattini C,Brighton T,et al. Cardiovascular risk factors and venous thromboembolism:a meta-analysis[J]. Circulation, 2008,117(1):93-102.

[90] Sørensen HT,Horvath-Puho E,Lash TL,et al. Heart disease may be a risk factor for pulmonary embolism without peripheral deep venous thrombosis[J]. Circulation,2011,124(13):1435-1441.

[91] Prandoni P,Pesavento R,Sorensen HT,et al. Prevalence of heart diseases in patients with pulmonary embolism with and without peripheral venous thrombosis:findings from a cross-sectional survey[J]. Eur J Intern Med,2009,20(5):470-473.

[92] Sørensen HT,Horvath-Puho E,Pedersen L,et al. Venous thrombo-boembolism and subsequent hospitalisation due to acute arterial cardiovascular events:a 20-year cohort study[J]. Lancet,2007, 370(9601):1773-1779.

[93] 熊长明,胡恩慈. 冠心病合并肺血栓栓塞症诊治策略[J]. 中华临床医师杂志(电子版),2013,7(15):6788-6791.

[94] January CT,Wann LS,Yancy CW. et al. 2014 AHA/ACC/HRS guideline for the management of patients with atrial fibrillation[J]. Circulation,2014,130:e199-267.

[95] Brignole M,Auricchio A,Wilson CM. et al. 2013 ESC Guidelines on cardiac pacing and cardiac resynchronization therapy:the Task Force on cardiac pacing and resynchronization therapy of the European Society of Cardiology(ESC)[J]. Eur Heart J,2013,34: 2281-2329.

[96] Manetti L,Bogazzi F,Giovannetti C,et al. Changes in coagulation indexes and occurrence of venous thromboembolism in patients with Cushing's syndrome:results from a prospective study before and after surgery[J]. Eur J Endocrinol,2010,163(5):783-791.

[97] Kearon C. Natural history of venous thromboembolism[J]. Circulation,2003,107(23 Suppl 1):I22-30.

[98] Pinede L,Duhaut P,Cucherat M,et al. Comparison of long versus

short duration of anticoagulant therapy after a first episode of venous thromboembolism:a meta-analysis of randomized,controlled trials[J]. J Intern Med,2000,247(5):553-562.

[99] Büller HR,Davidson BL,Decousus H,et al. Subcutaneous fond aparinux versus intravenous unfractionated heparin in the initial treatment of pulmonary embolism[J]. N Engl J Med,2003,349(18):1695-1702.

[100] Garcia DA,Baglin TP,Weitz JI,et al. Parent eral anticoagulants: Antithrombotic Therapy and Prevention of Thrombosis,9th ed: American College of Chest Physicians Evidence-Based Clinical Practice Guidelines[J]. Chest,2012,141(2 Suppl):e24S-e43S.

[101] 中华医学会心血管病学分会肺血管病学组,中国医师协会心血管内科医师分会. 急性肺血栓栓塞症诊断治疗中国专家共识[J]. 中华内科杂志,2010,49:74-81.

[102] 胡大一,张鹤萍,孙艺红,等. 华法林与阿司匹林预防非瓣膜性心房颤动患者血栓栓塞的随机对照研究[J]. 中华心血管病杂志,2006,34(4):295-298.

[103] 中华医学会心血管病学分会,中国老年学学会心脑血管病专业委员会. 华法林抗凝治疗的中国专家共识[J]. 中华内科杂志,2013,52(1):76-82.

[104] Schulman S,Kearon C,Kakkar AK,et al. Dabigatran versus warfarin in the treatment of acute venous thromboembolism[J]. N Engl J Med,2009,361(24):2342-2352.

[105] Schulman S,Kakkar AK,Goldhaber SZ,et al. Treatment of acute venous thromboembolism with dabigatran or warfarin and pooled analysis[J]. Circulation,2014,129(7):764-772.

[106] Bauersachs R,Berkowitz SD,Brenner B,et al. Oral rivaroxaban for symptomatic venous thromboembolism[J]. N Engl J Med,2010,363(26):2499-2510.

[107] Büller HR,Prins MH,Lensin AW,et al. Oral rivaroxaban for the treatment of symptomatic pulmonary embolism[J]. N Engl J Med,2012,366(14):1287-1297.

[108] van der HulleT,KooimanJ,den ExterPL,et al. Effectiveness and safety of novel oral anticoagulants as compared with vitamin K antagonists in the treatment of acute symptomatic venous

thromboembolism：a systematic review and meta-analysis［J］. J Thromb Haemost，2014，12（3）：320-328.

[109] AtayaA，CopeJ，Shahmohammadi A，et al. Do patients with submassive pulmonary embolism benefit from thrombolytic therapy？［J］. Cleve Clin J Med，2016，83（12）：923-932.

[110] Konstantinides SV，Torbicki A，Agnelli G，et al. 2014 ESC Guidelines on the diagnosis and management of acute pulmonary embolism：The Task Force for the Diagnosis and Management of Acute Pulmonary Embolism of the European Society of Cardiology （ESC）Endorsed by the European Respiratory Society（ERS）［J］. Eur Heart J，2014，29. pii：283.

[111] 程显声，何建国，高明哲，等. 急性肺血栓栓塞症溶栓及抗凝治疗多中心临床分析［J］. 中华内科杂志，2002，41（1）：6-10.

[112] Wang C，Zhai Z，Yang Y，et al. Efficacy and safety of low dose recombinant tissue-type plasminogen activator for the treatment of acute pulmonary thromboembolism：a randomized，multicenter，controlled trial［J］. Chest，2010，137（2）：254-262.

[113] 陆慰萱. 静脉血栓栓塞症//刘大为. 实用重症医学［M］.北京：人民卫生出版社，2010：515-539.

[114] 张明亮，张萍萍，汪凡，等. 瑞替普酶与尿激酶在急性肺栓塞溶栓治疗中的比较研究［J］. 中华临床医师杂志（电子版），2010，4（1）：86-89.

[115] 肖明，张化勇，马林，等. 注射用重组人组织型纤溶酶原激酶衍生物不同给药方式治疗急性肺栓塞的效果及安全性研究［J］.临床误诊误治，2015，28（10）：89-92.

[116] Brandjes DP，Heijboer H，Büller HR，et al. Acenocoumarol and heparin compared with acenocoumarol alone in the initial treatment of proximal-vein thrombosis［J］. N Engl J Med，1992，327（21）：1485-1489.

[117] Cossette B，Pelletier ME，Carrier N，et al. Evaluation of bleeding risk in patients exposed to therapeutic unfractionated or low-molecular-weight heparin：a cohort study in the context of a quality improvement initiative［J］. Ann Pharmacother，2010，44（6）：994-1002.

[118] vanDongen CJ，van den Belt AG，Prins MH，et al. Fixed dose

subcutaneous low molecular weight heparins vs. adjusted dose unfractionated heparin for venous thromboembolism[J]. Cochrane Database Syst Rev,2004(4):CD001100.

[119] Büller HR,Davidson BL,Decousus H,et al. Fond aparinux orenoxaparin for the initial treatment of symptomatic deep venous thrombosis:a randomized trial[J]. Ann Intern Med,2004,140 (11):867-873.

[120] Hull RD,Raskob GE,Rosenbloom D,et al. Heparin for 5 days as compared with 10 days in theinitial treatment of proximal venous thrombosis[J]. N Engl J Med,1990,322(18):1260-1264.

[121] Agnelli G,Prandoni P,Becattini C,et al. Extended oral anticoagulant therapy after a first episode of pulmonary embolism [J]. Ann Intern Med,2003,139(1):19-25.

[122] Schulman S,Rhedin AS,Lindmarker P,et al. A comparison of six weeks with six months of oral anticoagulant therapy after a first episode of venous thromboembolism. Duration of Anticoagulation Trial Study Group[J]. N Engl J Med,1995,332(25):1661-1665.

[123] Levine MN,Hirsh J,Gent M,et al. Optimal duration of oral anticoagulant therapy:a randomized trial comparing four weeks with three months of warfarin in patients with proximal deep vein thrombosis[J]. Thromb Haemost,1995,74(2):606-611.

[124] Optimum duration of anticoagulation for deep-vein thrombosis and pulmonary embolism. Research Committee of the British Thoracic Society[J]. Lancet,1992,340(8824):873-876.

[125] Campbell IA,Bentley DP,Prescott RJ,et al. Anticoagulation for three versus six months in patients with deep vein thrombosis or pulmonary embolism,or both:randomised trial[J]. BMJ,2007, 334(7595):674.

[126] Kearon C,Gent M,Hirsh J,et al. A comparison of three months of anticoagulation with extended anticoagulation for a first episode of idiopathic venous thromboembolism[published erratum appears in N Engl J Med,1999,341(4):298]. N Engl J Med,1999,340 (12):901-907.

[127] Schulman S,Granqvist S,Holmström M,et al. The duration of oral anticoagulant therapy after a second episode of venous

thromboembolism. The Duration of Anticoagulation Trial Study Group[J]. N Engl J Med,1997,336(6):393-398.

[128] Schulman S,Kearon C,Kakkar AK,et al. Extended use of dabigatran,warfarin,or placebo in venous thromboembolism[J]. N Engl J Med,2013,368(8):709-718.

[129] Agnelli G,Büller HR,Cohen A,et al. Apixaban for extended treatment of venous thromboembolism[J]. N Engl J Med,2013, 368(8):699-708.

[130] Becattini C,Agnelli G,Schenone A,et al. Aspirin for preventing there currence of venous thromboembolism[J]. N Engl J Med, 2012,366(21):1959-1967.

[131] Brighton TA,Eikelboom JW,Mann K,et al. Low-dose aspirin for preventing recurrent venous thromboembolism[J]. N Engl J Med, 2012,367(21):1979-1987.

[132] Gibson CM,Mehran R,Bode C,et al. Prevention of bleeding in patients with atrial fibrillation undergoing PCI[J]. N Engl J Med, 2016,375:2423-2434.

[133] Fiedler KA,Maeng M,Mehilli J et al. Duration of triple therapy in patients requiring oral anticoagulation after drug-eluting stent implantation:the ISAR-TRIPLE trial[J]. J Am Coll Cardiol, 2015,65:1619-1629.

[134] Dewilde WJ,Oirbans T,Verheugt FW,et al. Use of clopidogrel with or without aspirin in patients taking oral anticoagulant therapy and undergoing percutaneous coronary intervention:an open-label,randomised,controlled trial[J]. Lancet,2013,381:1107-1115.

[135] Lamberts M,Gislason GH,Lip GY et al. Antiplatelet therapy forstable coronary artery disease in atrial fibrillation patients taking an oral anticoagulant:a nationwide cohort study[J]. Circulation, 2014,129:1577-1585.

[136] Vestbo J,Hurd SS,Agust AG,et al. Global strategy for the diagnosis,management,and prevention of chronic obstructive pulmonary disease:GOLD executive summary[J]. Am J Respir Crit Care Med,2013,187:347-365.

[137] Murray CJ,Lopez AD. Alternative projections of mortality and disability by cause 1990—2020:Global Burden of Disease Study

[J]. Lancet,1997,349:1498-1504.

[138] Almagro P,Cabrera FJ,Diez J,et al. Comorbidities and short—term prognosis in patients hospitalized for acute exacerbation of COPD:The EPOC en Servicios de medicina intema(ESMI)study [J]. Chest,2012,142:1126-1133.

[139] Iyes SJ,Hams RA,Witman MA,et al. Vascular dysfunction and chronic obstructive pulmonary disease:The role of redox balance [J]. Hypertension,2014,63:459-467.

[140] Maclay JD,Macnee W. Cardiovascular disease in COPD: mechanisms[J]. Chest,2013,143:798-807.

[141] Vanfleteren LE,Spruit MA,Groenen M,et al. Clusters of comorbidities based on validated objective measurements and systemic inflammation in patients with chronic obstructive pulmonary disease[J]. Am J Respir Crit Care Med,2013,187: 728-735.

[142] Williams MC,Murchison Ⅱ,Edwards LD,et al. Coronary artery calcification is increased in patients with COPD and associated with increased morbidity and mortality[J]. Thorax,2014,69: 718-723.

[143] Nakamori S,Onishi K,Ishida M,et al. Myocardial perfusion reserve is impaired in patients with chronic obstructive pulmonary disease:A comparison to current smokers[J]. Eur Hean J Cardiovasc Imaging,2014,15:180-188.

[144] Fabbri LM,Rabe KF. From COPD to chronic systemic inflammatory syndrome? [J]. Lancet,2007,370:797-799.

[145] Fabbri LM,Luppi F,Beghe B,et al. Complex chronic comorbidities of COPD[J]. Eur Respir J,2008,31:204-212.

[146] Kawut SM. COPD:CardioPulmonary disease? [J]. Eur Respir J, 2013,41:1241-1243.

[147] Cosio MG,Saetta M,Agusti A. Immunologic aspects of chronic obstructive pulmonary disease[J]. N Engl J Med,2009,360: 2445-2454.

[148] Steg PG,James SK,Atar D,et al. ESC Guidelines for the management of acute myocardial infarction in patients presenting with ST-segment elevation[J]. Eur Heart J,2012,33:2569-2619.

[149] Matera MG,Calzetta L,Rinaldi B,et al. Treatment of COPD: moving beyond the lungs[J]. Curr Opin Pharmacol,2012,12: 315-322.

[150] 周春霞,江山平. 慢性阻塞性肺疾病合并心血管疾病的研究进展[J].中华结核和呼吸杂志,2015,38:72-75.

[151] Roversi S,Roversi P,Spadafora G,et al. Coronary artery disease concomitant with chronic obstructive pulmonary disease[J]. Eur J Clin Invest,2014,44:93-102.

[152] Calverley PM,Anderson JA,Celli B,et al. Cardiovascular events in patients with COPD:TORCH study results[J]. Thorax,2010, 65:719-725.

[153] Decramer ML,Hanania NA,Lotvall JO,et al. The safety of long-acting beta2-agonists in the treatment of stable chronic obstructive pulmonary disease[J]. Int J Chron Obstruct Pulmon Dis,2013,8: 53-64.

[154] Statsenko ME,Derevianchenko MV. The place of β-adreno blockers in the treatment of cardiovascular disease in patients with chronic obstructive pulmonary disease[J]. Kardiologiia,2012, 52:57-63.

[155] Salpeter S,Ormiston T,Salpeter E. Cardioselective beta-blockers for chronic obstructive pulmonary disease[J]. Cochrane Database Syst Rev,2005,4:CD003566.

[156] Dransfield MT,Rowe SM,Johnson JE,et al. Use of beta blockers and the risk of death in hospitalised patients with acute exacerbations of COPD[J]. Thorax,2008,63:301-305.

[157] Etminan M,Jafari S,Carleton B,et al. Beta-blocker use and COPD mortality:a systematic review and meta-analysis[J]. BMC Pulm Med,2012,12:48.

[158] Ekstrom MP,Hermansson AB,Strom KE. Effects of cardiovascular drugs on mortality in severe chronic obstructive pulmonary disease [J]. Am J Respir Crit Care Med,2013,187:715-720.

[159] Lahousse L,Loth DW,Joos GF,et al. Statins,systemic inflammation and risk of death in COPD:the Rotterdam study[J]. Pulm Pharmacol Ther,2013,26:212-217.

[160] Kew KM,Mavergames C,Walters JA. Long-acting beta2-agonists for chronic obstructive pulmonary disease[J]. Cochrane Database

Syst Rev,2013,10:CD010177.

[161] Khoukaz G,Gross NJ. Effects of salmeterol on arterial blood gases in patients with stable chronic obstructive pulmonary disease. Comparison with albuterol and ipratropium[J]. Am J Respir Crit Care Med,1999,160:1028-1030.

[162] Andell P,Erlinge D,Smith JG,et al. b-Blocker Use and Mortality in COPD Patients After Myocardial Infarction:A Swedish Nationwide Observational Study[J]. J Am Heart Assoc,2015, 4:4.

[163] Young RP,Hopkins R,Eaton TE. Pharmacological actions of statins:potential utility in COPD[J]. Eur Respir Rev,2009,18: 114,222-232.

[164] Gan WQ,Man SFP,Senthilselvan A,et al. Association between chronic obstructive pulmonary disease and systemic inflammation: a systematic review and a meta-analysis[J]. Thorax,2004,59: 574-580.

[165] Barnes PJ,Celli BR. Systemic manifestations and comorbities in COPD[J]. Eur Respir J,2009,33:1165-1185.

[166] Murphy DM,Forrest IA,Corris PA,et al. Simvastatin attenuates release of neutrophilic and remodeling factors from primary bronchial epithelial cells derived from stable lung transplant recipients[J]. Am J Physiol Lung Cell MolPhysiol,2008,294: L592-L599.

[167] Criner GJ,Connett JE,Aaron SD,et al. Simvastatin for the prevention of exacerbations in moderate-to-severe COPD[J]. N Engl J Med,2014,370:2201-2210.

[168] Ingebrigtsen TS,Marott JL,Nordestgaard BG,et al. Statin use and exacerbations in individuals with chronic obstructive pulmonary disease[J]. Thorax,2015,70:33-40.

[169] De COC,Argüelles AF,Martínd A d P C,et al. Proton-pump inhibitors adverse effects:a review of the evidence and position statement by the Sociedad Española de Patología Digestiva[J]. Revista Espanola De Enfermedades Digestivas,2016,108(4): 207-224.

[170] Kerneis M,Silvain J,Abtan J,et al. Switching Acute Coronary Syndrome Patients From Prasugrel to Clopidogrel[J]. Jacc

Cardiovascular Interventions,2013,6(2):158-165.

[171] Stone G W,Witzenbichler B,Weisz G,et al. Platelet reactivity and clinical outcomes after coronary artery implantation of drug-eluting stents(ADAPT-DES):a prospective multicentre registry study[J]. Lancet,2013,382(9892):614-623.

[172] Santopinto JJ,Fox KA,Goldberg RJ,et al. Creatinine clearance and adverse hospital outcomes in patients with acute coronary syndromes:findings from the global registry of acute coronary events(GRACE)[J]. Heart,2003,89(9):1003-1008.

[173] Andrassy KM. Comments on 'KDIGO 2012 Clinical Practice Guideline for the Evaluation and Management of Chronic Kidney Disease'[J]. Kidney Int,2013,84(3):622-623.

[174] Fox CS,Muntner P,Chen AY,et al. Use of evidence-based therapies in short-term outcomes of ST-segment elevation myocardial infarction and non-ST-segment elevation myocardial infarction in patients with chronic kidney disease:a report from the National Cardiovascular Data Acute Coronary Treatment and Intervention Outcomes Network registry[J]. Circulation,2010, 121(3):357-365.

[175] Ross R. Atherosclerosis is an inflammatory disease[J]. Am Heart J,1999,138(5 Pt 2):S419-S420.

[176] Crea F,Libby P. Acute Coronary Syndromes:The Way Forward From Mechanisms to Precision Treatment[J]. Circulation,2017, 136(12):1155-1166.

[177] Szummer K,Lundman P,Jacobson SH,et al. Relation between renal function,presentation,use of therapies and in-hospital complications in acute coronary syndrome:data from the SWEDEHEART register[J]. J Intern Med,2010,268(1):40-49.

[178] Herzog C A,Littrell K,Arko C,et al. Clinical characteristics of dialysis patients with acute myocardial infarction in the United States:a collaborative project of the United States Renal Data System and the National Registry of Myocardial Infarction[J]. Circulation,2007,116(13):1465-1472.

[179] Thygesen K,Alpert JS,Jaffe AS,et al. Third universal definition of myocardial infarction[J]. Circulation,2012,126(16):2020-

2035.

[180] 全国 eGFR 课题协作组. MDRD 方程在我国慢性肾脏病患者中的改良和评估[J]. 中华肾脏病杂志,2006,22(10):589-595.

[181] Ibanez B,James S,Agewall S,et al. 2017 ESC Guidelines for the management of acute myocardial infarction in patients presenting with ST-segment elevation:The Task Force for the management of acute myocardial infarction in patients presenting with ST-segment elevation of the European Society of Cardiology(ESC)[J]. Eur Heart J,2018,39:119-177.

[182] Kaul P,Armstrong PW,Chang WC,et al. Long-term mortality of patients with acute myocardial infarction in the United States and Canada:comparison of patients enrolled in Global Utilization of Streptokinase and t-PA for Occluded Coronary Arteries (GUSTO)-I[J]. Circulation,2004,110(13):1754-1760.

[183] Modi NB,Fox NL,Clow FW,et al. Pharmacokinetics and pharmacodynamics of tenecteplase:results from a phase Ⅱ study in patients with acute myocardial infarction. J Clin Pharmacol, 2000,40(5):508-515.

[184] Armstrong PW,Gershlick AH,Goldstein P,et al. Fibrinolysis or primary PCI in ST-segment elevation myocardial infarction[J]. N Engl J Med,2013,368(15):1379-1387.

[185] 急性 ST 段抬高心肌梗死溶栓治疗中国专家共识组. 急性 ST 段抬高心肌梗死溶栓治疗中国专家共识(2009 年版)[J]. 中华内科杂志,2009,48(10):885-890.

[186] O'Gara PT,Kushner FG,Ascheim DD,et al. 2013 ACCF/AHA guideline for the management of ST-elevation myocardial infarction:executive summary:a report of the American College of Cardiology Foundation/American Heart Association Task Force on Practice Guidelines:developed in collaboration with the American College of Emergency Physicians and Society for Cardiovascular Angiography and Interventions[J]. Catheter Cardiovasc Interv, 2013,82(1):E1-E27.

[187] Roffi M,Patrono C,Collet JP,et al. 2015 ESC Guidelines for the management of acute coronary syndromes in patients presenting without persistent ST-segment elevation:Task Force for the

Management of Acute Coronary Syndromes in Patients Presenting without Persistent ST-Segment Elevation of the European Society of Cardiology(ESC)[J]. Eur Heart J,2016,37(3):267-315.

[188] 孙宁玲,王文,王拥军,等. 长效二氢吡啶类钙通道阻滞剂临床应用多学科专家建议书[J]. 中华内科杂志,2014,53(8):672-676.

[189] 王士雯,钱方毅,周玉杰. 老年心脏病学[M]. 第3版. 北京:人民卫生出版社,2012.

[190] 矫杰. 2型糖尿病合并冠心病患者心血管危险因素控制现状的调查[J]. 心肺血管病杂志,2012(06):710-712.

[191] 吕树铮,王立新. 糖尿病合并冠心病流行病学现状与研究进展[J]. 中华老年心脑血管病杂志,2009,(11)910-911.

[192] Prenner SB. Very low density lipoprotein cholesterol associates with coronary artery calcification in type 2 diabetes beyond circulating levels of triglycerides[J]. Atherosclerosis,2014,236(2):244-250.

[193] Sartore G. High-density lipoprotein oxidation in type 2 diabetic patients and young patients with premature myocardial infarction[J]. Nutrition,Metabolism and Cardiovascular Diseases,2015,25(4):418-425.

[194] Boukhris M. Impacts of cardiac rehabilitation on ventricular repolarization indexes and ventricular arrhythmias in patients affected by coronary artery disease and type 2 diabetes[J]. Heart & Lung:The Journal of Acute and Critical Care,2015,44(3):199-204.

[195] Chhabra L. Temporal trends of stress myocardial perfusion imaging:Influence of diabetes,gender and coronary artery disease status[J]. International Journal of Cardiology,2016. 202:922-929.

[196] Thapa R. Disparities in lipid control and statin drug use among diabetics with noncoronary atherosclerotic vascular disease vs those with coronary artery disease[J]. Journal of Clinical Lipidology,2015,9(2):241-246.

[197] Turrini F. Does coronary Atherosclerosis Deserve to be Diagnosed early in Diabetic patients? The DADDY-D trial. Screening diabetic patients for unknown coronary disease[J]. European

Journal of Internal Medicine,2015,26(6):407-413.

[198] 张丽中.2型糖尿病发生冠心病相关危险因素的研究[J].中华老年心脑血管病杂志,2013(4):373-375.

[199] 闫丽儒.2型糖尿病的冠心病患者临床和冠状动脉病变特点分析[J].中国全科医学,2006(6):460-462.

[200] 中华医学会心血管病学分会,中华心血管病杂志编辑委员会.中国心血管病预防指南[J].中华心血管病杂志,2011,39:3-22.

[201] 中华医学会糖尿病学分会.中国2型糖尿病防治指南(2010年版)[J].中国医学前沿杂志(电子版),2011,3(6):54-109.

[202] 心血管内科糖代谢异常早期筛查及管理专家组.心血管内科糖代谢异常早期筛查及管理专家共识[J].中华内科杂志,2012,51:574-578.

[203] 中国成人血脂异常防治指南修订联合委员会.中国成人血脂异常防治指南(2016年修订版)[J].中国循环杂志,2016,31(10):937-53.

[204] 卫生部医疗服务标准专业委员会.冠状动脉粥样硬化性心脏病诊断标准[M].北京:中国标准出版社,2010.

[205] Montalescot G,Sechtem U,Achenbach S,et al. 2013 ESC guidelines on the management of stable coronary artery disease: the Task Force on the management of stable coronary artery disease of the European Society of Cardiology[J]. Eur Heart J, 2013,34(38):2949-3003.

[206] 中国老年学学会心脑血管病专业委员会,中国康复医学会心脑血管病专业委员会.稳定性冠心病口服抗血小板治疗中国专家共识[J].中华心血管病杂志,2016,44(2):104-111.

[207] 中华医学会心血管病学分会,中华心血管病杂志编辑委员会.急性ST段抬高型心肌梗死诊断和治疗指南[J].中华心血管病杂志,2015,43:380-393.

[208] Stone NJ,Robinson J,Lichtenstein AH,et al. 2013 ACC/AHA Guideline on the treatment of blood cholesterol to reduce atheroselerotie cardiovascular risk in adults:a report of the American College of Cardiology/American Heart Association task force on practice guidelines[J]. Circulation,2013,pii:80735-1097(13)06028-2.

[209] Qasseem A,Barry MJ,Humphrey LL,et al. Oral pharmacologic treatment of type 2 diabetes mellitus:a clinical practice guideline update from the American College of Physicians[J]. Ann Intern Med,2017,166(4):279-90.

[210] 中华医学会心血管病学分会,中华心血管病杂志编辑委员会. 慢性稳定性心绞痛诊断与治疗指南[J]. 中华心血管病杂志, 2007,35(3):195-206.

[211] Fihn SD,Gardin JM,Abrams J,et al. 2012 ACCF/AHA/ ACP/AATS/PCNA/SCAI/STS Guideline for the diagnosis and management of patients with stable ischemic heart disease: a report of the American College of Cardiology Foundation/ American Heart Association Task Force on Practice Guidelines, and the American College of Physicians,American Association for Thoracic Surgery,Preventive Cardiovascular Nurses Association, Society for Cardiovascular Angiography and Interventions,and Society of Thoracic Surgeons[J]. J Am Coil Cardiol,2012,60 (24):e44-e164. 616.

[212] Douglas LM,Douglas PZ,et al. Braunwald's heart disease:a textbook of cardiovascular medicine[M]. 10th ed. Philadelphia: Saunders,2015:1798-1808.

[213] 中华医学会内分泌学分会. 中国甲状腺疾病诊治指南——甲状腺功能亢进症[J]. 中华内科杂志,2007,46(10):876-882.

[214] Klein I,Danzi S. Thyroid disease and the heart[J]. Circulation, 2007,116(15):1725-1735.

[215] Bahn RS,Burch HB,Cooper DS,et al. Hyperthyroidism and other causes of thyrotoxicosis:Management guidelines of the American Thyroid Association and American Association of Clinical Endocrinologists[J]. Thyroid,2011,21(6):593-646.

[216] 唐熠达. 甲状腺与心血管疾病[M]. 长沙:中南大学出版社, 2012:110-111.

[217] Razvi S,Weaver JU,Butler TJ,et al:Levothyroxine treatment of subclinical hypothyroidism,fatal and nonfatal cardiovascular events,and mortality[J]. Arch Intern Med,2012,172(10):811-817.

[218] Zhang M,Sara JD,Matsuzawa Y,et al. Clinical outcomes of patients with hypothyroidism undergoing percutaneous coronary

intervention[J]. Eur Heart J, 2016, 37 (26): 2055-2065.

[219] Garber JR, Cobin RH, Gharib H, et al. Clinical practice guidelines for hypothyroidism in adults: cosponsored by the American Association of Clinical Endocrinologists and the American Thyroid Association[J]. Thyroid, 2012, 22 (12): 1200-1235.

[220] Ortiz-Sanjuan F, Reappraisal of the 1990 American College of Rheumatology criteria for the classification of cutaneous vasculitis: an analysis based on 766 patients[J]. Clin Exp Rheumatol, 2014, 32 (3 Suppl 82): S51-54.

[221] Agca R. EULAR recommendations for cardiovascular disease risk management in patients with rheumatoid arthritis and other forms of inflammatory joint disorders: 2015/2016 update[J]. Ann Rheum Dis, 2017, 76 (1): 17-28.

[222] Castaneda S, MT Nurmohamed, MA Gonzalez-Gay. Cardiovascular disease in inflammatory rheumatic diseases[J]. Best Pract Res Clin Rheumatol, 2016, 30 (5): 851-869.

[223] Kristensen SD, Knuuti J, Saraste A, et al. 2014 ESC/ESA Guidelines on non-cardiac surgery: cardiovascular assessment and management: The Joint Task Force on non-cardiac surgery: cardiovascular assessment and management of the European Society of Cardiology (ESC) and the European Society of Anaesthesiology (ESA)[J]. Eur Heart J, 2014, 14, 35 (35): 2383-2431.

[224] Fleisher LA, Fleischmann KE Auerbach AD, et al. 2014 ACC/AHA guideline on perioperative cardiovascular evaluation and management of patients undergoing noncardiac surgery: executive summary: a report of the American College of Cardiology/American Heart Association Task Force on Practice Guidelines[J]. Circulation, 2014, 130 (24): 2215-2245.

[225] Sousauva M, Head S J, Milojevic M, et al. 2017 EACTS Guidelines on perioperative medication in adult cardiac surgery. European journal of cardio-thoracic surgery: official journal of the European Association for Cardio-thoracic Surgery, 2017[J]. Eur J Cardiothorac Surg, 2018, 53 (1): 1-2.

[226] 中华医学会心血管病学分会非心脏手术患者围术期 β 受体阻滞剂应用专家组. 非心脏手术患者围术期 β 受体阻滞剂应

用中国专家建议[J]. 中华心血管病杂志,2014,42(11):895-897.

[227] 中华医学会心血管病学分会,中华心血管病杂志编辑委员会. 硝酸酯在心血管疾病中规范化应用的专家共识[J]. 中华心血管病杂志,2010,38(9):801-807.

[228] Albert N,Bozkurt B,Brindis FRG,et al. Management of patients with peripheral artery disease(Compilation of 2005 and 2011 ACCF/AHA Guideline Recommendations)[J]. Journal of the American College of Cardiology,2013,61(14):1555-1570.

[229] Fleg J L,Forman D E,Berra K,et al. Secondary prevention of atherosclerotic cardiovascular disease in older adults:a scientific statement from the American Heart Association[J]. Circulation,2013,128(22):2422-2446.

[230] Gibbons GH,Harold JG,Jessup M,et al. The Next Steps in Developing Clinical Practice Guidelines for Prevention[J]. Journal of the American College of Cardiology,2013,62:1399-1400.

[231] Gibbons GH,Shurin SB,Mensah GA,et al. Refocusing the Agenda on Cardiovascular Guidelines:An Announcement From the National Heart,Lung,and Blood Institute[J]. Journal of the American College of Cardiology,2013,62:1396-1398.

[232] Dawber TR,Kannel WB,Lyell LP. An approach to longitudinal studies in a community:the Framingham study[J]. Ann N Y Acad Sci,1963,107:539-556.

[233] Fried LP,Borhani NO,Enright P,et al. The Cardiovascular Health Study:design and rationale[J]. Annals of epidemiology,1991,1:263-276.

[234] Kannel WB,Feinleib M,McNamara PM,et al. An investigation of coronary heart disease in families. The Framingham offspring study[J]. Am J Epidemiol,1979,110:281-290.

[235] Kaptoge S,Di Angelantonio E,Lowe G,et al. C-reactive protein concentration and risk of coronary heart disease,stroke,and mortality:an individual participant meta-analysis[J]. Lancet,2010,75:132-140.

[236] Kashani M,Eliasson A,Vernalis M,et al. Improving Assessment of Cardiovascular Disease Risk by Using Family History:An

Integrative Literature Review[J]. The Journal of cardiovascular nursing,2013,28(6):E18-27.

[237] Moyer VA. Screening for peripheral artery disease and cardiovascular disease risk assessment with the ankle-brachial index in adults:u. s. Preventive services task force recommendation statement[J]. Annals of internal medicine, 2013,159:342-348.

[238] Giannopoulos A,Kakkos S,Abbott A,et al. Long-term mortality in patients with asymptomatic carotid stenosis:implications for statin therapy[J]. Eur J Vasc Endovasc Surg,2015,50:573-582.

[239] Criqui MH,Aboyans V. Epidemiology of peripheral artery disease [J]. Circ Res,2015,116:1509-1526.

[240] Fowkes FG,Murray GD,Butcher I,Heald CL,et al. Ankle brachial index combined with Framingham Risk Score to predict cardiovascular events and mortality:a meta-analysis[J]. JAMA, 2008,300:197-208.

[241] Weitz JI,Byrne J,Clagett GP,et al. Diagnosis and treatment of chronic arterial insufficiency of the lower extremities:a critical review[J]. Circulation,1996,94:3026-3049.

[242] Valentine RJ,Guerra R,Stephan P,et al. Family history is a major determinant of subclinical peripheral arterial disease in young adults[J]. J Vasc Surg,2004,39:351-356.

[243] Wassel CL,Loomba R,Ix JH,et al. Family history of peripheral artery disease is associated with prevalence and severity of peripheral artery disease:the San Diego population study[J]. J Am Coll Cardiol,2011,58:1386-1392.

[244] Khaleghi M,Isseh IN,Bailey KR,et al. Family history as a risk factor for peripheral arterial disease[J]. Am J Cardio,2014,114: 928-932.

[245] Vlachopoulos C,Xaplanteris P,Aboyans V,et al. The role of vascular biomarkers for primary and secondary prevention. A position paper from the European Society of Cardiology Working Group on peripheral circulation:endorsed by the Association for Research into Arterial Structure and Physiology(ARTERY) Society[J]. Atherosclerosis,2015,241:507-532.

[246] Criqui MH,McClelland RL,McDermott MM,et al. The ankle-

brachial index and incident cardiovascular events in the MESA
(Multi-Ethnic Study of Atherosclerosis)[J]. J Am Coll Cardiol,
2010,56:1506-1512.

[247] Wu MY,Hsiang HF,Wong CS,et al. The effectiveness of
N-acetylcysteine in preventing contrast induced nephropathy in
patients undergoing contrast-enhanced computed tomography:
a meta-analysis of randomized controlled trials[J]. Int Urol
Nephrol,2013,45:1309-1318.

[248] O'Sullivan S,Healy DA,Moloney MC,et al. The role of
N-acetylcysteine in the prevention of contrast-induced nephropathy
in patients undergoing peripheral angiography:a structured review
and meta-analysis[J]. Angiology,2013,64:576-582.

[249] Morris PB,Ference BA,Jahangir E,et al. Cardiovascular effects
of exposure to cigarette smoke and electronic cigarettes:clinical
perspectives from the Prevention of Cardiovascular Disease Section
Leadership Council and Early Career Councils of the American
College of Cardiology[J]. J Am Coll Cardiol,2015,66:1378-
1391.

[250] Antoniou GA,Fisher RK,Georgiadis GS,et al. Statin therapy in
lower limb peripheral arterial disease:systematic review and meta-
analysis[J]. Vascul Pharmacol,2014,63:79-87.

[251] Murphy SA,Cannon CP,Blazing MA,et al. Reduction in total
cardiovascular events with ezetimibe/simvastatin post-acute
coronary syndrome:the IMPROVE-IT Trial[J]. J Am Coll
Cardiol,2016,67:353-361.

[252] Huang Y,Li W,Dong L,et al Effect of statin therapy on the
progression of common carotid artery intima-media thickness:
an updated systematic review and meta-analysis of randomized
controlled trials[J]. J Atheroscler Thromb,2013,20:108-
121.

[253] Sabatine MS,Giugliano RP,Keech AC,et al,Pedersen TR.
Evolocumab and clinical outcomes in patients with cardiovascular
disease[J]. N Engl J Med,2017,376:1713-1722.

[254] Wright JT,Williamson JD,Whelton PK,et al. A randomized trial
of intensive versus standard blood-pressure control[J]. N Engl J
Med,2015,373:2103-2116.

[255] Cushman WC,Whelton PK,Fine LJ,et al. SPRINT trial results：latest news in hypertension management[J]. Hypertension,2016,67:263-265.

8 冠心病特殊类型

8.1 川崎病所致冠状动脉病变

8.1.1 概述
川崎病又称皮肤黏膜淋巴结综合征,是一种原因不明的全身性血管炎综合征,主要累及中小动脉,以发热、皮肤黏膜病损、淋巴结肿大和肢端改变为临床特征,多见于婴幼儿,85%发生于5岁以下儿童,常见于男孩,男:女为1.5:1。川崎病最严重的危害为心血管系统受累,尤其是冠状动脉损害(coronary arterial lesions,CAL),未经治疗的川崎病患儿中CAL发生率为15%~25%。川崎病的冠状动脉病变包括冠状动脉炎、冠状动脉扩张及冠状动脉瘤(coronary arterial aneurysms,CAA),后期由于冠状动脉狭窄、闭塞及血栓形成,导致缺血性心脏病、心肌梗死,甚至猝死。目前川崎病所致的CAL已成为儿童获得性心脏病的首要病因。

尽管川崎病流行病学和临床特征支持川崎病是由感染引起的,但病因尚未清楚,川崎病急性期出现免疫紊乱,可能为感染或抗原(如药物)所致变态反应,即异常的免疫反应。川崎病是一种全身性血管炎,不仅仅累及冠状动脉。病初受累血管主要为中膜水肿,中膜平滑肌细胞分离,血管内皮细胞肿胀,内皮下水肿,但内弹力层保留完整;发病7~9天后,炎性细胞浸润,内弹力层破坏及肌层断裂,成纤维细胞增殖,血管结构重建,内膜增生和新生血管形成,可致动脉瘤、血栓、狭窄。

8.1.2 临床诊断

8.1.2.1 川崎病合并冠状动脉损害的诊断
日本川崎病研究组制定川崎病患儿冠状动脉扩张诊断标准:<5岁患儿冠状动脉内径>3mm,≥5岁患儿冠状动脉内径>4mm,冠状动脉局部内径较邻近处明显扩大≥1.5倍或冠状动脉管腔明显不规则。扩张的冠状动脉内有血栓形成或内膜增厚,可产生狭窄甚至闭塞。多为左冠状动脉扩张,占30%~50%,其中15%~20%发展为CAA。

8.1.2.2 AHA 制定的 CAA 分类 小型 CAA（内径 <5mm）、中型 CAA（内径 5~8mm）、巨大 CAA（内径 >8mm）。CAA 是川崎病最严重的并发症，血管内膜易形成血栓、血管内皮增生致冠状动脉管腔狭窄，发生心肌梗死和猝死，也是川崎病患儿首要死亡原因。如果超声心动图发现血管周围灰度增强、膨胀、冠状动脉未见逐渐变细则提示冠状动脉炎（CAA 前表现）。

最新研究指出，体表面积校正的冠状动脉内径能更好地反映真实的 CAL 情况，降低漏诊率。体表面积校正的冠状动脉内径计算方法：体表面积校正的左冠状动脉内径 = 左冠状动脉内径 / 体表面积；体表面积校正的右冠状动脉内径 = 右冠状动脉内径 / 体表面积。校正后的冠状动脉内径与主动脉根部内径的比值是判断冠心病的理想指标。当体表面积校正的左冠状动脉内径 / 主动脉根部内径 >0.20 或体表面积校正的右冠状动脉内径 / 主动脉根部内径 >0.18 时，即可考虑合并冠状动脉扩张。

8.1.3 药物治疗 治疗原则：抗感染、抗凝、保护冠状动脉、防止 CAA 形成及预防心肌梗死。由于川崎病可出现严重的 CAL，甚至 CAA，因此，川崎病的治疗无需等到完全符合诊断标准。常规有效的治疗方案为静脉注射用丙种球蛋白（IVIG）+ 阿司匹林。

8.1.3.1 阿司匹林 阿司匹林是治疗川崎病的首选药物，可以抑制血小板环氧化酶产生，阻止 TXA2 合成，具有防止血小板聚集、抗血栓形成及抗炎作用。用法：急性期 30~50mg/(kg·d)，热退后减为 3~5mg/(kg·d)，口服，6~8 周。合并有 CAL 者加用双嘧达莫 3~5mg/(kg·d)，维生素 E 20~30mg/(kg·d)，并延长至冠状动脉内径恢复到 3mm 以内，疗程 1.5~2 年。单用阿司匹林不能减轻 CAL，必须与 IVIG 联合治疗。

8.1.3.2 大剂量 IVIG IVIG 具有抗炎、保护冠状动脉作用，可阻止或明显降低 CAL 发生率，缩短发热进程。其作用机制主要为封闭自身抗体、阻断引起血管损伤的免疫效应，减少血小板凝集。使用最佳时机为发病 10 天（尤其 5~7 天）内应用。用法：2g/(kg·d) 单次或分 2 次静脉滴注。IVIG 耐受的川崎病患儿治疗可以在首次大剂量 IVIG 治疗后，再次大剂量 IVIG 追加治疗，尤其对同时合并 CAL 的 IVIG 耐受患儿具有很好的疗效；经过 2 次大剂量 IVIG 冲击治疗后仍然无法控制病情时，可以考虑给予糖皮质激素治疗。

8.1.3.3 CAA 的治疗 主要采用抗凝及溶栓治疗。

（1）长期抗凝治疗：小剂量阿司匹林基础上加用华法林

0.1mg/（kg·d）（剂量调整期间每周测 INR，稳定后每 1~2 个月测 1 次。调整 INR 至 1.5~2.5）可降低冠状动脉狭窄及猝死的发生率。其他抗血小板药物，如双嘧达莫、氯吡格雷等也可用于 CAA 抗凝治疗。低分子肝素对婴幼儿更安全，可短期应用于因手术停用华法林时。为预防缺血性心脏病发作和心功能不全，可同时应用 β 受体阻滞剂、CCB、ACEI。

（2）溶栓治疗：CAA 血栓形成或发生冠状动脉阻塞、心肌梗死时需要溶栓治疗。药物包括：链激酶、尿激酶、组织型纤溶酶原激活剂（t-PA）等。当 CAA 内径≥8mm 时，应避免重体力活动和激烈运动。

8.1.3.4 冠状动脉狭窄的治疗

晚期并发症包括冠状动脉狭窄及心肌梗死等，主要采用介入手术治疗和外科手术治疗。介入手术包括经皮内冠状动脉成形术、冠状动脉支架植入术、经皮腔内冠状动脉药物球囊扩张术。外科手术治疗方法为冠状动脉搭桥手术，具体治疗方法应由心脏专科医师决定。心脏移植适用于重症不可逆性心肌功能不全和冠状动脉病变，且无法进行手术和介入治疗者。

8.1.3.5 其他药物

英利昔单抗（Infliximab）即抗肿瘤坏死因子（TNF）-α 的单克隆抗体，能够减少细胞因子介导的炎性反应；依那西普是一种 TNF 阻断剂，能结合 TNF 受体 α。依那西普和英利昔单抗未来有可能成为难治型川崎病的替代药物。阿昔单抗（抗血小板凝集单克隆抗体）和替罗非班（GPⅡb/Ⅲa 受体的可逆性拮抗剂）有抗血小板凝聚作用。中国临床常用制剂有替罗非班，通过阻止纤维蛋白原与 GPⅡb/Ⅲa 受体结合，发挥抑制血小板聚集作用，用于急性期及亚急性期巨大冠状动脉瘤的患者。乌司他丁属蛋白酶抑制剂，可通过抑制中性粒细胞弹性蛋白酶、TNF-α 及其他炎性细胞因子，发挥抗感染、抑制血小板活性作用，是 IVIG 耐受或无反应时可选择的一线或二线用药。他汀类药物：川崎病急性期会出现血脂异常，如 HDL 水平下降等。调整川崎病患儿血脂至正常水平，对血管炎性反应和内皮细胞功能障碍有益，但远期疗效尚待研究。

8.1.4 预后及随访

川崎病的预后取决于 CAL 的严重程度。虽经积极治疗，但仍有 5%~10% 的川崎病患儿并发冠状动脉扩张或 CAA，后期还可发展为缺血性心脏病，其中巨大 CAA 预后最差。研究提示，消退的冠状动脉病变远期仍然存在内膜结构与功能异常，川崎病是成人冠心病病因之一。因此，川崎病的长期随访（病程后 1、2、3、6 个月、1~5 年，有 CAA 者终身随访）及必要的干预至关重要。1%~2% 患者死于心肌梗死或动脉瘤破裂，个别患者数年后猝死。

（刘桂英，周玉杰）

8.2 家族性高胆固醇血症所致冠心病

8.2.1 概述

家族性高胆固醇血症（familial hypercholesterolemia，FH）是指由于遗传基因异常所致的脂代谢疾病，有家族聚集性，是早发冠心病患者的重要病因之一。低密度脂蛋白受体（LDLR）基因突变是 FH 患者最为常见的遗传基因缺陷，可导致 LDLR 表达异常或功能受损。杂合子型 FH（HeFH）患者胆固醇水平可为正常人群的 2~3 倍，而纯合子型（HoFH）则更为严重，胆固醇水平可达正常人的 3~6 倍。FH 可导致严重的冠状动脉粥样硬化性病变，在童年或青年早期发生冠心病。由于基因缺陷而导致 LDL-C 水平极度升高，FH 患者的冠心病进展非常迅速并导致早期死亡。除 LDLR 基因突变可导致 FH 外，其他基因的突变（如 *APOB* 基因缺陷、*PCSK9* 基因突变）也可引起常染色体显性遗传 FH，*LDLR AP1* 基因突变与常染色体隐性遗传 FH 相关，近年来 *STAP1* 基因突变也被认为可导致 FH。

8.2.2 筛查

《家族性高胆固醇血症筛查与诊治中国专家共识》（2018 年版）建议符合以下任意 1 项都要进入 FH 的筛查流程：①早发不良心脑血管事件（ASCVD，男性 <55 岁或女性 <65 岁）；②成人 LDL-C≥3.8mmol/L（146.7mg/dl），儿童血清 LDL-C≥2.9mmol/L（112.7mg/dl），且能除外继发性高脂血症；③有皮肤/腱黄瘤或脂性角膜弓（<45 岁）；④一级亲属有上述 3 种情况。筛查内容包括家族史、临床病史、体格检查以及检测血清 LDL-C 水平。

8.2.3 诊断

对 FH 患者早期诊断并进行降 LDL-C 治疗，可以有效预防冠心病的发生和延缓冠心病的发展。LDL-C 水平、黄色瘤、角膜弓、家族史以及基因检测可以协助诊断 FH。

根据《家族性高胆固醇血症筛查与诊治中国专家共识》（2018 年版），患者有以下情况需考虑 FH 可能：未接受过调脂药物治疗的患者血清 LDL-C 水平≥4.7mmol/L（180mg/dl）；有皮肤/腱黄瘤或 <45 岁的人存在脂性角膜弓；一级亲属中有 FH 或早发 ASCVD，特别是冠心病患者。成人符合以上标准中 2 项即可诊断为 FH。儿童 FH 的诊断标准为未治疗的血 LDL-C 水平≥3.6mmol/L（140mg/dl）且一级亲属中有 FH 患者或早发冠心病患者。2016 年 ESC/EAS 血脂管理指南中也列出了 FH 的诊断标准（表 8-1）。

表 8-1　FH 临床诊断标准

诊断标准		分值
家族史	一级亲属早发冠心病（男性 18~55 岁 / 女性 18~60 岁）	1
	一级亲属 LDL-C>95% 百分位数	1
	<18 岁的儿童 LDL-CD 水平 >95% 百分位数	2
	一级亲属有腱黄瘤或角膜脂质弓	2
患者早发 ASCVD 个人史	早发冠心病	2
	早发脑血管或外周血管疾病	1
体格检查	腱黄瘤	6
	<45 岁出现角膜脂质弓	4
血浆 LDL-C 水平（mg/dl）	>325	8
	251~325	5
	191~250	3
	155~190	1
基因检测	致病基因 LDLR、APOB、PCSK9	8

　　注：按照上述评分标准，得分大于 8 分者为确诊的（definite）FH 患者，6~8 分为非常可能的（probable）FH 患者，3~5 分为可疑（possible）的 FH 患者，小于 3 分者不考虑为 FH 患者。该表格译自 2016 ESC/EAS Guidelines for the Management of Dyslipidaemias

　　传统的心血管危险因素同样增加 FH 患者冠心病的发生风险。所有诊断为 FH 的患者同时需评估其他冠心病危险因素以及是否存在症状性或亚临床的动脉粥样硬化。

　　在青年期诊断为 FH 且有早发冠心病家族史的患者，有必要进行运动负荷试验并评估其运动负荷量，通过血管影像学（颈动脉超声、冠状动脉 CTA 等）等检查对这类患者进行危险分层从而决定治疗强度。主动脉瓣狭窄及瓣上狭窄亦是 HoFH 患者死亡的高危因素。通过 CT 及经胸或经食管超声心动图可评估主动脉瓣及瓣上狭窄情况。

8.2.4　调脂药物治疗

8.2.4.1　调脂治疗原则　　FH 目前尚不能在精准诊断下进行病因治疗，其治疗主要针对降低 LDL-C 水平，预防冠心病的发生发展。他汀类药物和 PCSK9 抑制剂均能发挥上述治疗效果（图 8-1）。

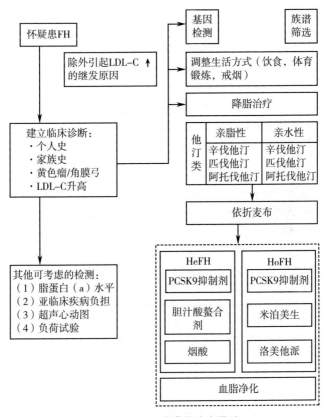

图 8-1　FH 调脂药物治疗原则

8.2.4.2　调脂药物开始时间　2016 年 ESC/EAS 血脂管理指南建议 HoFH 患者和 LDL-C 水平极度升高［≥10.3mmol/L（400mg/dl）］的 HeFH 患者应尽早进行药物治疗。对于其他的 HeFH 患者可在 8~10 岁开始进行他汀类药物治疗。

8.2.4.3　调脂药物治疗目标　《家族性高胆固醇血症筛查与诊治中国专家共识》（2018 年版）建议，合并与不合并 ASCVD 的成年 FH 患者 LDL-C 应 <1.8mmol/L（70mg/dl）和 <2.6mmol/L（100mg/dl），儿童 FH 患者 LDL-C 应 <3.4mmol/L（130mg/dl）。若难以达到上述目标，建议 LDL-C 水平应至少降低 50%。

8.2.4.4 调脂药物种类及选择(表 8-2)

（1）他汀类药物:首选药物,建议使用最大耐受剂量的强效他汀。目前,普伐他汀批准在 8 岁的儿童患者中使用,而其他的他汀类药物批准在 10 岁以后开始使用。他汀类药物治疗前需评估患者的肝酶和肌酐水平。治疗过程中如发生肌肉疼痛可考虑中断药物治疗。女性妊娠期间禁止使用他汀类药物。开始治疗后 1~3 个月内需监测患者肝功能,日常饮食可考虑低脂饮食、低胆固醇饮食。

（2）胆固醇吸收抑制剂及其他降脂药物:HoFH 患者的 LDLR 功能丧失,他汀类药物通常在此类患者中效果不佳,仅能使血脂轻度下降达 20%。加用胆固醇吸收抑制剂——依折麦布可使 LDL-C 水平进一步下降 10%~15%,从而减少心血管事件的发生。也可联用其他药物如胆汁酸螯合剂或烟酸类药物,但不良反应限制其应用,HoFH 通常对传统治疗无效,很少能够将 LDL-C 降至建议的水平。因此对治疗无效的患者可考虑应用其他新型降脂药物。

（3）微粒体甘油三酯转移蛋白抑制剂:洛美他派（Lomitapide）于 2012 年 12 月 21 日获 FDA 批准用于 18 岁以上的 HoFH 患者。洛美他派通过抑制微粒体甘油三酯转移蛋白以减少脂蛋白的合成从而降低 LDL-C、TC、载脂蛋白 B（ApoB）和 non-HDL-C 水平,需每日空腹服用 1 次,且在晚餐后 2 小时后服用。洛美他派可导致肝脏酶学指标异常及肝脏脂肪堆积,长期应用可诱发进行性肝病,并抑制脂溶性维生素吸收。洛美他派与数种药物存在相互作用,患者用药过程中应同时服用含脂溶性维生素和必需氨基酸的补充剂,以防止肝毒性。

（4）载脂蛋白 B-100 合成抑制剂:FDA 于 2014 年宣布批准注射用抗胆固醇药物米泊美生钠（KYNAMRO）用于治疗 12 岁以上的 HoFH 患者,米泊美生钠通过抑制 ApoB 合成有助于进一步降低 LDL-C、TC 及 non-HDL-C 水平。开始治疗前应检测 ALT、AST、ALP 及总胆红素水平。该药的推荐剂量为 200mg/次,1 周 1 次,皮下注射。米泊美生钠仅用于皮下注射,禁止肌内或静脉注射。注射应于每周同一天进行,如错过用药时间,应于下次用药至少 3 日前注射。开始治疗后第 1 年,应至少每 3 个月检测 1 次血脂水平。用药 6 个月后 LDL-C 可降至最低水平。用药 6 个月后评估患者 LDL-C 水平,以确定 LDL-C 降低水平是否足够,并确定肝毒性的潜在风险。

表 8-2　FH 患者的调脂治疗药物

药物	作用机制	分型	用量	用法
依折麦布	抑制 NPCILI 蛋白	HeFH HoFH	每天 10mg	口服
烟酸	多个位点	HeFH	每天 1.5~2g	口服
胆汁酸螯合剂	使胆汁酸与盐结合	HeFH HoFH	每天一次（不同药物剂量不同）	口服
Alirocumab	PCSK9 的单克隆抗体	HeFH	每 2 周 75~150mg/ 次	皮下注射
Evolocumab	PCSK9 的单克隆抗体	HeFH HoFH	每 2 周 140mg 或 1 个月 420mg 每个月 420mg	皮下注射 皮下注射
米泊美生	ApoB 的反式核苷酸	HoFH	200mg 体重 <50kg,160mg 每周 1 次	皮下注射
洛美他派	MTP 抑制剂	HoFH	10~60mg 每天一次	口服
脂蛋白分离剂	ApoB 运载粒子的免疫吸附剂	HeFH HoFH	每周 2 次 根据患者 LDL-C 水平调整用量	–

（5）PCSK9 抑制剂：*PCSK9* 的功能为降解 *LDLR*，成为继 *LDLR* 及 *ApoB* 基因后的第 3 个与 FH 常染色体显性遗传相关的基因。*PCSK9* 基因功能获得性突变导致 LDLR 活性降低，并与 ASCVD 高风险相关。PCSK9 单克隆抗体——Evolocumab 已于 2015 年被欧洲及美国批准用于 12 岁及以上青少年及成人 HoFH 患者的降血脂治疗，另一种药物 Alirocumab 也于 2015 年由 FDA 批准用于已接受饮食治疗及最大剂量他汀类药物治疗的成年 HoFH 患者或作为需进一步降脂治疗的 ASCVD 患者的辅助治疗。对于不能耐受他汀类药物治疗且 Lp（a）水平较高的 HeFH 患者也可考虑应用 PCSK9 抑制剂。PCSK9 的不良反应同其他单克隆药物相似，包括上呼吸道感染、胃肠炎及咽

喉炎等。

8.2.4.5 **联合治疗** FH患者常常需要联合调脂治疗。对于他汀类药物单药治疗效果不好或因药物不良反应不能耐受大剂量他汀类药物的患者,可联合使用不同类别的调脂药物。他汀类药物联合胆固醇吸收抑制剂依折麦布是联合治疗的首选推荐。若药物联合治疗效果欠佳,可考虑血浆置换。血浆置换主要用于HoFH患者,对合并冠心病的高危HeFH患者或对他汀类不耐受或药物治疗下LDL-C水平仍较高的HeFH患者也可以采用。

(刘巍,周玉杰)

8.3 **非粥样硬化性冠心病** 尽管冠状动脉的粥样硬化斑块导致的管腔狭窄及堵塞是冠心病的最常见原因,但也存在许多引起相关临床不良冠状动脉事件(如心绞痛或AMI)的非动脉粥样硬化原因,该类患者常规冠状动脉造影结果大多正常。多项大型注册研究显示,1%~13%的心肌梗死患者造影无明显的冠脉狭窄,而该类患者预后并不乐观——1年死亡率约为3.5%。因此对于该类患者进行正确的病因学诊断,并给予相应药物治疗具有重要的临床意义。

8.3.1 **冠状动脉痉挛**

8.3.1.1 **概述** 冠状动脉痉挛(coronary artery spasm,CAS)依据发生部位、严重程度及有无侧支循环可分为不同类型,包括CAS导致的典型变异型心绞痛、非典型冠状动脉痉挛性心绞痛、AMI、猝死、各类心律失常及心力衰竭等,统称为冠状动脉痉挛综合征(coronary artery spasm syndrome,CASS)。既往报道中,冠状动脉造影中通过乙酰胆碱激发试验证实的CAS患病率为43%~75%。吸烟、血脂异常、毒品滥用及酗酒等为危险因素。临床诊治流程见图8-2。

8.3.1.2 **药物治疗策略**

(1)急性发作期治疗:治疗总体原则为缓解持续性CAS状态,同时处理并发症。推荐药物如下:①硝酸甘油:首选舌下含服或喷雾剂口腔内喷雾,若5分钟左右仍未显著好转可追加剂量,若连续使用2次仍不能缓解,应尽快静脉滴注硝酸甘油;导管室内发生的CASS可直接于冠状动脉内注射硝酸甘油200μg,部分患者需要反复多次注射硝酸甘油方能解除CAS;②CCB:部分顽固性CASS患者使用硝酸甘油无效,或可能因反复或连续使用而产生耐药,可以改用短效CCB或二者联合应用,特别

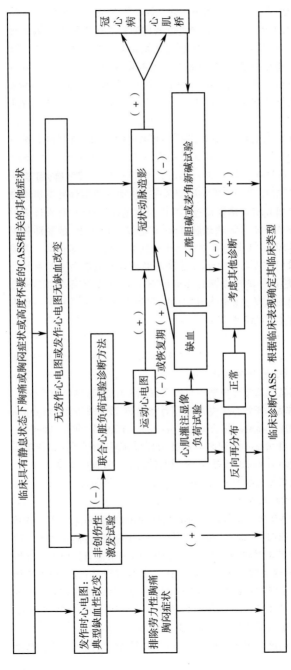

图 8-2 冠状动脉痉挛诊治流程图

顽固的患者可持续静脉滴注或冠状动脉内注射地尔硫草;③镇静镇痛药物:可以缓解紧张情绪、降低心肌耗氧量以缓解心绞痛症状,但需慎用吗啡等阿片类药物,以防诱发或加重痉挛;④抗血小板药物:持续性痉挛多发展为 AMI 或猝死,应尽早启动抗血小板治疗,包括阿司匹林 300mg 和氯吡格雷 300~600mg 负荷剂量,后续以阿司匹林 100mg/d 和氯吡格雷 75mg/d 常规剂量维持。

并发症处理:以 AMI、恶性心律失常或心搏骤停为表现的 CASS 患者,应及时处理威胁生命的并发症。当明确为 CAS 所致的心源性休克或低血压时,应在主动脉球囊反搏(IABP)或其他辅助装置支持下及时使用扩血管药解除 CAS 状态,不宜按照常规单独使用收缩血管的升压药;而单独使用抗心律失常药物通常难以纠正 CAS 诱发的恶性心律失常,解除 CAS 持续状态后心律失常才能得以纠正。

(2)稳定期治疗:对于诊断明确的各种类型 CASS,均应坚持长期治疗,目的为防止复发,减少 CAS 性心绞痛或无症状性心肌缺血发作,避免或减少 CAS 诱发的急性心脏事件。推荐药物如下:① CCB:是疗效最肯定且应用最广泛的药物。a. 地尔硫草:适用于心率偏快且心功能良好的患者。常用剂量为 30~60mg/次,每日 3~4 次。其缓释或控释制剂为 90mg/次,每日 1~2 次,清晨发作者,可以睡前口服长效制剂。b. 硝苯地平:因有过度降低血压和增快心率作用已极少使用。硝苯地平缓释或控释制剂主要适用于心动过缓和合并高血压的 CASS 患者。常用剂量缓释制剂为 20mg/次,每日 2 次;控释制剂为 30mg/次,每日 1~2 次。c. 氨氯地平:适用于合并心功能不全、心动过缓或传导阻滞的 CASS 患者,常规剂量为 2.5~10mg/次,每日 1 次。d. 贝尼地平:具有对 L、T 和 N 通道的三通道阻滞作用,起效平缓,不激活交感神经,对心率无明显影响,水肿发生率相对较低,适用于各类 CASS 患者。剂量为 4~8mg/次,每日 1~2 次。②硝酸酯类药物:其预防 CASS 复发的疗效不及 CCB,常用于不能使用 CCB 时的替代或当 CCB 疗效不佳时与之联合。由于有耐药性,硝酸酯类药物不宜采用覆盖全天的给药方式,应尽可能保留 6~8 小时的空白期以防发生耐受。③钾通道开放剂:目前临床应用尼可地尔,在增加冠状动脉血流量的同时不影响血压、心率及心脏传导系统,无耐药性,可长期应用。由于其作用机制与目前的抗心绞痛药物不同,当疗效不佳时可与之联用。禁用于心源性休克、伴左心衰竭、低血压和特异性体质的患者。常用剂量为 5~10mg/ 次，每日 3 次。④他汀类药物：可以显著降低CASS 的发作频率并改善血管内皮功能，应根据 CASS 的临床类型确定胆固醇的目标值或降低幅度，坚持长期应用，但尚无充分的循证医学证据。⑤抗血小板治疗：CASS 患者均应接受抗血小板治疗，长期口服阿司匹林 100mg/d，以防发生急性不良冠状动脉事件。⑥β 受体阻滞剂：用于合并有冠状动脉器质性狭窄或严重冠状动脉肌桥（myocardial bridge，MB），且临床主要表现为劳力性心绞痛的患者，若 CCB 和硝酸酯类药物疗效不佳时可以慎重联用高选择性 β 受体阻滞剂。对于冠状动脉无显著狭窄的CASS 患者禁忌单独使用。

8.3.2 冠状动脉肌桥

8.3.2.1 概述 心肌桥冠状动脉的部分节段埋入心肌内，形成MB，占所有因胸痛行冠状动脉造影患者的 0.5%~7.5%。有报道认为 MB 是年轻运动员猝死的原因之一。最易受 MB 压迫的是左前降支。多数患者无症状，少数患者可有心绞痛，极个别患者出现心肌梗死。心肌缺血可见室性心律失常，左前降支和第一穿行支阻塞可引起高度房室传导阻滞，优势冠状动脉近端受压时，可导致猝死。该类患者回旋支和右冠状动脉较细，且少有侧支循环，受损冠状动脉供血区多为缺血性坏死。

8.3.2.2 药物治疗策略 对有症状的 MB 患者，药物治疗通常作为首选。药物治疗的目的主要是降低壁冠状动脉受压程度，延长舒张期，改善冠状动脉灌注。常用药物包括 CCB、β 受体阻滞剂等，通过降低体循环压及肌内压减少 MB 段血管受压程度，延长舒张期，改善冠状动脉灌注，从而缓解症状，改善心肌缺血，减少不良心血管事件。①β 受体阻滞剂可减轻对血管的压迫，减轻收缩期、舒张期冠状动脉狭窄程度，其负性传导作用使舒张期延长，亦可改善冠状动脉的血流灌注。常用药物包括酒石酸美托洛尔 25mg/ 次，每日 2 次；琥珀酸美托洛尔 47.5mg/ 次，每日1 次。②当有 β 受体阻滞剂禁忌或疑有 CAS 时，非二氢吡啶类CCB（地尔硫䓬等）对此类患者可提供理想治疗。

8.3.3 自发性冠状动脉夹层

8.3.3.1 概述 伴或不伴内膜撕裂的动脉中层因出血而分离的情况称为冠状动脉夹层。中层分离迫使内膜中膜层（真腔的壁）移向冠状动脉真腔而导致远端心肌缺血或梗死。冠状动脉夹层包括自发性冠状动脉夹层（spontaneous coronary artery dissection，

SCAD）和继发性冠状动脉夹层，后者更常见，尤其是主动脉根部夹层延展所致者。SCAD 可由冠状动脉造影、心脏外科手术、胸外伤等因素引起。

大多数自发性冠状动脉夹层发生于较年轻的女性（通常在产后），常累及左前降支（或左主干）。男性右冠状动脉亦易被累及。自发性冠状动脉夹层的病因尚不清楚，但大致可分为三组：①有动脉粥样硬化病变基础患者；②与产后有关的患者；③特发性患者。系统性高血压并不是自发性冠状动脉夹层的危险因素。临床诊治流程见图 8-3。

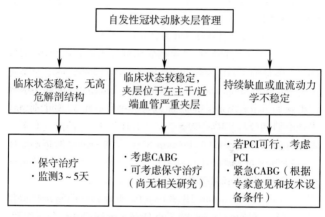

图 8-3　自发性冠状动脉夹层诊治流程图

8.3.3.2 药物治疗策略

SCAD 发病后可自行愈合，亦可长期存在，目前 SCAD 的治疗尚无相关指南遵循，其治疗策略主要取决于患者的临床症状、夹层范围大小、缺血心肌范围大小等因素。

（1）抗血小板、抗凝治疗：双联抗血小板治疗可以降低假腔内的血栓负荷，在理论上减少真腔受压，但也存在更高的出血风险和扩大夹层的潜在风险，应结合临床情况进行个性化管理。溶栓药物可以溶解动脉壁内血凝块，使夹层愈合，但也可导致 IMH 扩大夹层，因此应谨慎使用。常用药物包括：阿司匹林，常用剂量为 100mg/ 次，每日 1 次；硫酸氢氯吡格雷，常用剂量为 75mg/ 次，每日 1 次；低分子肝素，常用剂量为 1mg/kg 体重，皮下注射，每 12 小时 1 次等。

（2）β受体阻滞剂：能够降低血压并减低冠状动脉血管壁受

到的剪切力。常用药物包括：酒石酸美托洛尔，25mg/次、每日2次；琥珀酸美托洛尔47.5mg/次，每日1次。

（3）硝酸酯类药物和CCB缓释片：能够防止冠状动脉痉挛导致的夹层扩展。

（4）ACEI/ARB：RAAS与MMPs的调节有关，MMPs可以降解胶原和弹性蛋白，导致局部动脉壁薄弱。ACEI/ARB通过抑制RAAS从而下调MMPs的产生，维持血管壁稳定。此外，ACEI/ARB还具有降压作用。

（刘晓丽，吴思婧，周玉杰）

参考文献

[1] Newburger JW, Takahashi M, Gerber MA, et al. Diagnosis, treatment, and long-term management of Kawasaki disease: a statement for health professionals from the Committee on Rheumatic Fever, Endocarditis and Kawasaki disease, Council on Cardiovascular Disease in the Young, American Heart Association[J]. Circulation, 2004, 110(17): 2747-2771.

[2] Ayusawa M, Sonobe T, Uemura S, et al. Revision of diagnostic guidelines for Kawasaki disease (the 5th revised edition)[J]. Pediatr Int, 2005, 47(2): 232-234.

[3] Daniels LB, Gordon JB, Bums JC. Kawasaki disease: late cardiovascular sequelae[J]. Cult Opin Cardiol, 2012, 27(6): 572-577.

[4] Lemura M, Ishii M, Sugimura T, et al. Long term consequences of regressed coronary aneurysms after Kawasaki disease: vascular wall morphology and function[J]. Heart, 2000, 83(3): 307-311.

[5] JCS Joint Working Group. Guidelines for diagnosis and management of cardiovascular sequelae in Kawasaki disease (JCS 2008)[J]. Cire J, 2010, 74: 1989-2020.

[6] Cuchel M, Bruckert E, Ginsberg HN, et al. Homozygous familial hypercholesterolaemia: new insights and guidance for clinicians to improve detection and clinical management. A position paper from the Consensus Panel on Familial Hypercholesterolaemia of the European Atherosclerosis Society[J]. European Heart Journal, 2014, 35(32): 2146-2157.

[7] Gidding SS, Champagne MA, de Ferranti SD, et al. The Agenda for

Familial Hypercholesterolemia: A Scientific Statement From the American Heart Association[J]. Circulation, 2015, 132 (22): 2167-2192.

[8] Ito MK, Watts GF. Challenges in the Diagnosis and Treatment of Homozygous Familial Hypercholesterolemia[J]. Drugs, 2015, 75 (15): 715.

[9] Nordestgaard BG, Chapman MJ, Humphries SE, et al. Familial hypercholesterolaemia is underdiagnosed and undertreated in the general population: guidance for clinicians to prevent coronary heart disease[J]. European Heart Journal, 2013, 34 (45): 3478-3490.

[10] Teramoto T, Sasaki J, Ishibashi S, et al. Familial hypercholesterolemia [J]. J Atheroscler Thromb, 2014, 21 (1): 6-10.

[11] Catapano AL, Graham I, De Backer G, et al. 2016 ESC/EAS Guidelines for the Management of Dyslipidaemias[J]. Eur Heart J, 2016, 37 (39): 2999-3058.

[12] 向定成,曾定尹,霍勇. 冠状动脉痉挛综合征诊断与治疗中国专家共识[J]. 中国介入心脏病学杂志, 2015, 23 (4): 181-186.

[13] 李岳环,张海波. 冠状动脉肌桥的诊疗进展[J]. 心肺血管病杂志, 2015, 34 (6): 519-521.

[14] Saw J, Mancini GBJ, Humphries KH. Contemporary Review on Spontaneous Coronary Artery Dissection[J]. J Am Coll Cardiol, 2016, 68 (3): 297-312.

[15] Bastante T, Rivero F, Cuesta J, et al. Nonatherosclerotic causes of acute coronary syndrome: recognition and management[J]. Curr Cardiol Rep, 2014, 16 (11): 543.

[16] Alfonso F. Spontaneous coronary artery dissection: new insights from the tip of the iceberg? [J]. Circulation, 2012, 126 (6): 667-670.

[17] Corban MT, Hung OY, Eshtehardi P, et al. Myocardial bridging: contemporary understanding of pathophysiology with implications for diagnostic and therapeutic strategies[J]. J Am Coll Cardiol, 2014, 63 (22): 2346-2355.

[18] Pasupathy S, Air T, Dreyer RP, et al. Systematic review of patients presenting with suspected myocardial infarction and nonobstructive

coronary arteries[J]. Circulation,2015,131(10):861-870.

[19] Agewall S,Beltrame JF,Reynolds HR,et al. ESC working group position paper on myocardial infarction with non-obstructive coronary arteries[J]. Eur Heart J,2016,38(3):ehw149.

9　冠心病相关中成药治疗

　　目前我国冠心病的治疗以 AHA/ACC、ESC 以及中华医学会心血管病学分会和中国医师协会心血管内科医师分会的指南为依据,结合医师临床经验,呈现以西医西药治疗为主的模式。然而,冠心病危险因素较多,病理生理过程也与人体自身免疫密切相关,西药治疗靶点单一,对疾病很难进行全方位的干预,这时,以整体调节和辨证论治为特色的中医则在治疗上表现出很多优势。首先是中医中药的整体性优势,冠心病是冠状动脉供血不足引发的临床症候群,对冠心病的长期药物治疗需要综合考虑多方位因素;其次是其综合性,中医诊断可与冠脉影像学、心肌酶分析、心电图结合,而中医治疗有中药、针灸等多种疗法;中医最大的特色是其动态性,中医证候分型随患者个体体质差异、疾病的不同病程、轻重缓急而不同,如心血瘀阻、痰浊闭阻、气阴两虚、心肾阳虚等随证治之。随着制药工艺的不断提高,大量经典中药方剂被制成便于携带及服用的中成药,为各种类型冠心病患者的辨证施治提供了可能。本章旨在介绍中医在冠心病治疗上的分型以及与冠心病治疗相关的中成药物在现代生物医学和循证医学领域的研究成果,以为广大医疗工作者提供参考依据。

9.1　中医分型及用药

　　中华中医药学会 2008 年发布的《中医内科常见病诊疗指南西医疾病部分》依据专家共识,将冠心病诊疗分为 4 个证型。2011 年国家中医药管理局医政司组织编写的 105 个病种中医诊疗方案将卒心痛(冠心病血运重建后心绞痛)分为 5 个证型,胸痹心痛病(慢性稳定型心绞痛)分为 6 个证型。中国中医科学院 2011 年组织编写的《中医循证临床实践指南》将冠心病诊疗分为 8 个证型。有些报道分得更细,如分为两类 13 证等。现将主要证型及用药汇总如下。

9.1.1　心血瘀阻　主要症状:胸部刺痛,痛引肩背,舌质紫暗或

有瘀斑,脉象细涩或结代。治法:活血化瘀,通络止痛。方药如:血府逐瘀汤加减、丹参饮及桃红四物汤等,当归、生地、红花、桃仁、枳壳、赤芍、柴胡、桔梗、川芎等。中成药:速效救心丸、麝香保心丸、复方丹参滴丸、银杏叶胶囊、血府逐瘀汤、精制冠心片等。静脉给药:丹参粉针、丹参川芎嗪注射液等。

9.1.2 痰浊内阻 主要症状:胸闷如窒而痛,或痛引肩背,气短喘促,痰多,肢体沉重,形体肥胖,舌质暗,舌苔浊腻,脉弦滑。治法:通阳泄浊,理气化痰、活血化瘀。方药如瓜蒌薤白半夏汤加味。中成药如丹蒌片、二陈丸。

9.1.3 气滞血瘀 主要症状:胸闷胸痛,时痛时止,窜行左右,疼痛多与情绪有关,伴有胁胀,喜叹息,舌暗或紫暗、苔白,脉弦。治法:辛散温通,行气活血。方药如血府逐瘀汤。中成药如速效救心丸、复方丹参气雾剂、血府逐瘀汤、宽胸气雾剂、银丹心脑通软胶囊等。

9.1.4 气虚血瘀 主要症状:胸痛、胸闷,动则尤甚,休息时减轻,乏力气短,心悸汗出,舌体胖有齿痕,舌质暗有瘀斑或瘀点、苔薄白,脉弦或有间歇。治法:益气活血止痛。方药如:保元汤合冠心Ⅱ号方。中成药如舒心口服液、补心气口服液、通心络胶囊、芪参益气滴丸等。

9.1.5 寒凝血瘀 主要症状:胸痛、胸闷较剧,遇寒加重,气短、心悸,面色苍白,形寒肢冷,舌质淡暗,舌苔薄白或白腻,脉沉无力、迟缓或结代。治法:温阳散寒,活血化瘀。方药如:瓜蒌薤白桂枝汤。中成药如:苏合香丸、参桂胶囊、活心丹、宽胸气雾剂等。静脉制剂:参附汤等。

9.1.6 瘀热互结 主要症状:胸部缩窄样疼痛,胸闷,心悸,或伴口干苦,便结,舌暗红或有紫气,苔薄黄,脉弦数。治法:活血化瘀、清热解毒。方药如:丹参、红花、蒲黄、丹皮、虎杖、何首乌等。中成药如:银丹心泰滴丸等。

9.1.7 气阴两虚 主要症状:胸闷隐痛、时作时止,心悸气短,倦怠懒言,面色少华,头晕目眩,遇劳则甚,舌暗红少津,脉细弱或结代。治法:益气养阴,通络止痛。方药如:生脉散加减。中成药为生脉饮、天王补心丹、心通口服液。

9.1.8 心肾阳虚 主要症状:心悸怔忡,形寒肢冷,肢体浮肿,小便不利,神疲乏力,腰膝酸冷,唇甲青紫,舌淡紫,苔白滑,脉弱。治法:温补心肾。方药如:参附汤合右归饮加减。中成药如金匮肾气丸、桂附理中丸等。

9.1.9 心肾阴虚

主要症状:心痛憋闷,心悸盗汗,虚烦不寐,腰膝酸软,头晕耳鸣,口干便秘,舌红少津,苔薄或剥,脉细数或促代。治法:滋阴补肾,养心安神。方药如左归饮加减。中成药如滋心阴汤等。

9.1.10 阳气虚衰

主要症状:胸闷气喘,心悸,咳嗽,咯稀白痰,肢冷、畏寒,尿少浮肿,自汗,汗出湿冷,舌质暗淡或绛紫,苔白腻,脉沉细或涩、结代。治法:益气温阳,活血通脉,化瘀利水。方药如参附汤合右归饮加减、参附汤合丹参饮、苓桂术甘汤加味。中成药如右归丸、麝香保心丸、心宝丸、芪苈强心胶囊等。注射剂可选用补阳、化瘀类中药注射剂,如参附注射液、黄芪注射液等。

9.2 中药的现代医学作用机制

9.2.1 中药的抗血小板作用

血小板活化、黏附、聚集、释放炎性因子,参与了动脉粥样硬化、冠脉痉挛、支架内血栓形成等多种冠心病的病理生理过程。抗血小板治疗可有效减少心血管事件的发生,是目前临床冠心病治疗的基础。抗血小板的西药治疗作用机制清晰,作用针对性强,但近年来发现部分患者由于基因多态性等因素出现药物抵抗现象,且长期服药可增加不良反应。中药抗血小板有多靶点、作用温和等特点,可作为临床医生联合常规抗血小板方案治疗的选择。

前文所述中医将冠心病分为不同证型进行辨证施治,其中气虚血瘀、心血瘀阻是常见的两种证型,治疗上以活血化瘀为主。近年来随着基础研究的深入,发现多种具有活血化瘀功效的中成药具有抗血小板作用,在临床上与常规冠心病药物联合应用,可提高治疗效果,目前已取得大量循证医学证据。

复方丹参滴丸是冠心病患者家中常备的中成药,该药可有效缓解心绞痛发作时的症状。一项基于 PubMed、EMBASE、知网、万方数据数据库的荟萃分析对阿司匹林联合复方丹参滴丸治疗冠心病的疗效进行了研究,该分析纳入 14 项随机对照实验,共 1367 例患者,结果显示,联合用药较单用阿司匹林在缓解心绞痛症状、降血脂等方面可获得更显著的治疗效果。李江等从 426 例接受阿司匹林治疗的冠心病患者中筛选出 96 例阿司匹林抵抗者作为研究对象,进行治疗前后的对照研究,发现给予阿司匹林、丹参滴丸联合治疗后,患者血小板聚集率明显下降,改善了阿司匹林抵抗患者抗血小板治疗的效果。吕红等人将 128 例冠心病患者随机分组,对照组在常规治疗的基础上口服阿司匹林,观察组在常规治疗的基础上加服丹参滴丸,2 个月后观察组的临床总有效率显著高于对照组。与治疗前比较,两组患者的血小板最大聚集率(maximal platelet aggregation,PAGM)、血栓素 B2(thromboxane,TXB2)水平显著下降,而观察组下降较对照组更为明显。

通心络是根据络病理论研制出的复方制剂,刘紫燕等人将39 例确诊 X 综合征的冠心病患者随机分为常规药物治疗组及通心络治疗组(常规治疗组药物基础上加服通心络),服药 8 周后通过比较心绞痛症状、运动实验心电图 ST 段压低幅度、血管性假血友病因子(von willebrand factor,VWF)浓度等指标发现,通心络治疗组疗效明显优于常规治疗组,说明通心络可降低血小板与胶原纤维的黏附。沈阳军区总医院韩雅玲院士主持的一项关于冠心病介入治疗术后氯吡格雷抵抗患者双联抗血小板联用通心络治疗的随机对照临床研究,通过测定患者治疗前后血小板聚集率、VASP 以及 Verifynow 等指标发现,通心络可以显著缓解双联抗血小板治疗过程中的氯吡格雷抵抗。

沈国满等人将 92 例 UA 患者按住院前后随机分为对照组和观察组各 46 例,对照组按冠心病二级预防药物治疗,观察组在对照组治疗的基础上加服大株红景天胶囊,两组疗程均为 8 周。治疗后观察组全血黏度、全血还原黏度、血浆黏度、纤维蛋白原和血小板聚集率的改善均优于对照组,UA 患者心绞痛发作次数明显减少。

陈慧、吴小盈等通过一项随机对照研究发现,氯吡格雷慢代谢患者在阿司匹林、氯吡格雷双联抗血小板基础上联合使用脑心通胶囊,经过 12 个月治疗后,较传统双联抗血小板药物治疗,加用脑心通的患者血小板聚集率显著降低,且主要心脏不良事件(major cardiovascular events,MACE)的发生率也显著降低。

9.2.2 中药的抗支架内再狭窄作用 冠状动脉支架植入术是治疗冠脉狭窄、改善心肌供血的重要手段。最早 PTCA 技术出现后,50% 患者在该手术后半年可出现血管内再狭窄。随着支架植入术的出现和药物洗脱支架的发展,以及对患者康复教育的加强,术后再狭窄发生率得到一定控制,但仍有发生。中医理论认为,痰浊、血瘀为 PCI 术后再狭窄的病机,中医药可通过益气扶正、活血化瘀化痰的方式降低支架内再狭窄的发生,起到辅助治疗的效果。

邓铁涛教授基于冠心病多由气虚血瘀致病的理论创制方剂冠通胶囊,该药具有抑制动脉损伤后胶原表达及内皮增生的作用。广东省中医院心脏中心通过一项随机对照研究发现,加用冠通胶囊治疗 PCI 术后患者较常规西药治疗,能够更有效地降低血管内再狭窄的发生。刘蕾等将 156 例行冠状支架置入术患者随机分为常规治疗组、联用阿托伐他汀组、阿托伐他汀与通心络联合治疗组,结果发现,通心络胶囊可协同阿托伐他汀在常规治疗基础上显著降低 ISR、MACE 发生率与术后炎性因子水平。

9.2.3 中药改善冠脉血管内皮功能、改善微循环的作用

内皮功能损伤是冠状动脉粥样硬化病理生理过程的启动点,冠心病患者冠状动脉内皮功能恶化,可致血管舒张功能下降、保护性因子分泌明显减少,加重微循环障碍,出现心肌"微缺血"。李树仁等采用随机对照研究探讨了脑心通胶囊对冠状动脉临界病变炎性反应及远期预后的影响,经过 12 个月的治疗,脑心通组(常规治疗加服脑心通)患者血清白介素(IL)-6、肿瘤坏死因子 -α(tumor necrosis factor-α,TNF-α)、高敏 C 反应蛋白(high sensitive C reaction protein,hs-CRP)及基质金属蛋白酶 -9(matrix metalloproteinse-9,MMP-9)水平较常规组明显降低。另有学者发现,脑心通、通冠胶囊治疗后均可明显降低心梗患者血液中 VWF 表达,同时增加血管内皮 NO 的分泌,提高内皮功能,增加血管舒张效应,改善心肌灌注。

陆卫红等通过对 200 例冠心病患者进行随机对照试验,比较了麝香保心丸治疗前后患者肱动脉血液峰值流速变化率及反应性充血后肱动脉内径变化率(flow mediated diameter percent change,FMD)的变化,其中 FMD 是反映血管内皮功能的重要指标。结果发现麝香保心丸可显著增加冠心病患者峰值流速变化率及 FMD,即可显著改善患者血管内皮功能。

中国中医研究院西苑医院及首都医科大学安贞医院王阶等通过临床随机对照试验发现,葛兰心宁软胶囊治疗组的内皮素(ET)较对照组均显著降低、NO 较对照组均显著升高,明显改善灌注。孙元隆等系统评价了葛兰心宁软胶囊治疗冠心病的临床疗效和安全性,检索数据库包括 PubMed、Cochrane 图书馆、中国期刊全文数据库(CNKI)、中文科技期刊全文数据库(VIP)、中国生物医学文献数据库(CBM)、万方数据医药期刊数据库,纳入 14 项研究,共计 1557 例患者。结果显示:西药常规治疗加用葛兰心宁软胶囊与单纯西药常规治疗比较,能提高冠心病患者的中医证候疗效[OR=2.28,95%CI(1.03 to 5.04),P=0.04];心绞痛症状疗效[OR=2.12,95%CI(1.45 to 3.11),P=0.0001],心电

图改善［OR=2.16,95%CI（1.24 to 3.78），P=0.007］；内皮素降低（P<0.0001），血清 NO 升高（P=0.03），降低三酰甘油（P<0.00001）、总胆固醇（P=0.04）、低低度脂蛋白胆固醇（P=0.01），升高高密度脂蛋白胆固醇（P=0.0002）。

　　吴以岭院士在 2006 年提出通心络胶囊有益气活血、搜风通络作用，对微血管病变有独特作用。梁俊清通过实验发现通心络可通过 PI-3K/Akt/HIF 信号通路改善血管内皮细胞缺氧损伤。杨跃进团队自 2005 年开始"通络药物防治急性心肌梗死再灌注后心肌无再流的作用和机制"的课题研究，报道了大量临床与实验研究成果，以此荣获中华中医药学会科学技术一等奖。他们在体外研究中发现，通心络通过酪氨酸激酶 A 途径调节一氧化碳合酶（endothelial nitric-oxide syn-thase，eNOS）可减少急性缺血再灌注后无复流损伤。基于猪心肌缺血再灌注损伤模型的研究发现，通心络可降低 VE- 钙黏蛋白、MMP-2/9、黏附分子、促炎性因子的表达，保护内皮细胞完整性，减少无复流损伤面积。ENLEAT 随机对照研究发现，通心络较安慰剂可明显降低急性心梗患者 PCI 术后无复流发生率及心肌梗死的面积。

　　李立志等进行了多中心随机分组对照研究发现，宽胸气雾剂在缓解心绞痛和改善心电图缺血改变方面不劣于硝酸甘油，而不良反应发生率明显低于硝酸甘油。中国中医科学院西苑医院心血管病中心通过临床随机对照研究发现，宽胸气雾剂可通过改善血管内皮功能缓解心绞痛发作，具体机制与一氧化氮 - 环磷酸鸟苷通路有关。杨杰等通过随机对照研究发现，冠心病患者长期使用麝香通心滴丸可有效改善血管内皮功能。

9.2.4　中药的抗氧化及炎性反应作用

从血管内皮功能损伤、粥样斑块形成到斑块破裂等多个病理过程都有炎性反应参与，一些炎性因子，如 hs-CRP、IL-6 也是目前临床常用的评价冠脉斑块稳定程度的指标，而抗炎抗氧化治疗已成为临床常规治疗的方向。

　　Song J 等通过动物实验发现，丹参滴丸联合阿托伐他汀可较他汀单药应用更好地抑制 NF-κB，减少单核细胞趋化蛋白 -1（monocyte chemotactic protein-1，MCP-1）生成，从而抑制兔腹主动脉损伤后的平滑肌增生。李婷将 137 例老年冠心病患者按照随机分组，观察组给予氯吡格雷联合复方丹参滴丸，对照组给予氯吡格雷联合阿托伐他汀，发现观察组 TXB2、CRP、IL-6 等炎性因子较对照组下降更明显，差异具有显著性。

冠心舒通胶囊由广枣、丹参、丁香等药物组成,有通经活络功效。沈阳军区总医院韩雅玲院士团队研究发现,冠心舒通胶囊可有效减少心肌缺血再灌注大鼠模型 TNF-α、IL-1β、IL-6、ICAM-1 等炎性因子的表达,并抑制 NF-κB 活性,对急性心梗大鼠的左室功能有保护作用。陈峰等通过随机对照试验观察 PCI 术后患者心绞痛发作次数、心电图 ST 段改变及中医证候等指标,发现加用冠心舒通胶囊的观察组较常规西药治疗的对照组治疗效果更好,且差异具有显著性。

芪参益气滴丸用于治疗气虚血瘀型胸痹。一项随机对照研究发现,对 PCI 术后患者加用芪参益气滴丸治疗 6 个月后,与常规西药治疗的患者比较,其血清 hs-CRP、人可溶性蛋白配体(soluble cluster of differentiation 40 ligand,sCD40L)、MMP-9 等炎性因子及 MACE 均明显降低。

韩雅玲院士团队通过 ApoE(−/−)鼠模型进行研究,发现服用黄芪提取物可抑制巨噬细胞对血管内皮的浸润、迁移,并下调 VCAM-1、ICAM-1 等炎性因子,通过这一系列抗炎作用起到抗动脉粥样硬化的作用。杨晨曦等也系统评价了黄芪注射液治疗冠心病心绞痛的临床有效率与安全性,说明黄芪中成药对冠心病的治疗作用。

速效救心丸的主要成分为川芎、冰片,实验发现,速效救心丸可通过调节基质金属蛋白酶/组织金属蛋白酶抑制剂(MMPs/TIMPs)的平衡来稳定 ApoE 基因敲除小鼠斑块。另有研究发现,速效救心丸有缓解冠心病患者心绞痛、抗动脉粥样硬化、调节自由基等作用。丹蒌片同样具有抑制炎性反应、稳定斑块及抗氧化作用。王师菡等通过 4 个中心的随机对照研究发现,较对照模拟药物在原有冠心病常规治疗基础上加用丹蒌片可使患者心绞痛发作频率、持续时间、心绞痛积分、ST 段下移导联数、T 波低平导联数、T 波倒置导联数、心绞痛缓解时间、硝酸甘油用量、胸闷、胸痛发作频率、hs-CRP、sCD40L、HCY、IL-6、MMP-9、MPO、VCAM-1 水平明显降低。王亮等通过临床试验发现,服用银丹心脑通软胶囊可明显降低不稳定型心绞痛患者血浆 hs-CRP 和 P 选择素浓度,辅助治疗不稳定型心绞痛,减少急性冠脉事件的发生。赵水平团队通过多中心随机对照研究证明了银丹心脑通软胶囊治疗稳定型心绞痛的安全性和有效性。

麝香保心丸具有抑制炎症、稳定斑块的作用。复旦大学范维琥教授总结了麝香保心丸抑制炎性反应在冠心病治疗中的作用,其中麝香保心丸可通过影响可溶性细胞间黏附因子(soluble intercellular adhesion molecule-1,sICAM-1)、血管性细胞黏附因子(vascular cell adhesion molecule-1,VCAM-1)及 MMPs 的表达而进一步发挥抗炎、稳定斑块的作用。谭昕等人通过对 130 例心绞痛患者的治疗与研究,测定麝香保心丸治疗前后患者血清中相关炎性因子如 IL-6、hs-CRP 等,发现麝香保心丸可通过抑制炎性因子的表达而发挥抗炎作用。

9.2.5 中药改善冠心病患者精神焦虑及抑郁状态的作用 随着医学的发展和医学心理学的进步,近年来双心医学进入心内科医生的视野。冠心病与抑郁症有着密切的关系,由于长期患病,患者易产生焦虑、抑郁等不良情绪,PCI 术后患者因生活习惯及方式改变,更容易罹患抑郁症。不稳定的情绪可使心脏负荷增加,加重心功能损伤,所以冠心病伴心理疾病的治疗不仅能缓解患者的不良情绪,也对冠心病治疗有着很大帮助。舒肝解郁胶囊是目前应用较为广泛的抗抑郁中成药,该药主要由刺五加和贯叶金丝桃组成。一项纳入 7 个 RCT,包含 595 例患者的荟萃分析,结果显示舒肝解郁对于抑郁治疗的有效性及安全性优于安慰剂。谢芳将 84 例冠心病合并抑郁患者随机分组,对照组给予常规冠心病治疗,治疗组在常规冠心病药物治疗基础上,加服抗抑郁药舒肝解郁胶囊,分别在第 4 周和第 8 周对患者进行汉密尔顿抑郁量表(Hamilton depression scale,HAMD)评分以及临床指标观察。结果显示,与对照组治疗后 8 周比较,治疗组 HAMD 分值减低($P<0.05$)。治疗组心绞痛症状改善率、心电图改善率优于对照组,差异具有显著性($P<0.05$)。

9.2.6 中药改善缺血性心律失常作用 心肌缺血后因心肌损伤,影响心脏电传导,可导致各种类型的心律失常,其中以室性心律失常较多见,而且室性心律失常是急性心肌梗死患者早期主要死亡原因。张炜将 92 例冠心病无症状心肌缺血伴室性早搏患者随机分为两组,在给予常规治疗基础上比较参松养心胶囊和复方丹参片的疗效,8 周治疗后自身前后对照发现两组室性早搏均明显减少,而相比复方丹参片,参松养心胶囊药物效果更明显,结果具有统计学意义。曹克将、邹建刚教授等将 859 例有或无器质性心脏病的室性早搏随机双盲与安慰剂和美西律对照多中心临床试验中,美西律($n=180$)和参松养心($n=181$)对冠心病患者的室性早搏疗效差异具有显著性,参松养心降低室性早搏次数的效果显著优于美西律（P=0.023）。

稳心颗粒由党参、黄精、三七、琥珀、甘松组成，具有疏通气血、定悸安神等作用。有实验证实稳心颗粒可通过调节钙调蛋白依赖的蛋白激酶信号转导通路来降低心梗大鼠心律失常发生率。曾晓会等研究发现，稳心颗粒可能是通过保持缺血 - 再灌注心肌细胞膜稳定性、改善缺血心肌能量代谢障碍以发挥其抗心律失常作用的。吉俭等对 80 例冠心患者随机分组，在常规治疗组给予冠心病药物治疗基础上，实验组加服稳心颗粒，定期观察心电图发现，患者服用稳心颗粒后各种心律失常明显减少，差异具有显著性。

研究发现，益心舒胶囊可明显减少心梗面积，从而避免心律失常发生。孟亮等用益心舒胶囊联合比索洛尔治疗冠心病心律失常，以单用比索洛尔治疗为对照组，结果显示，益心舒治疗组患者心律失常症状缓解率优于对照组，差异具有显著性。

随着技术的进步，目前中药材可经提炼加工制成各种剂型，由于针剂具有作用快速、药效明显的特点，在多种心血管疾病的治疗上有着重要的作用。如前文提到大株红景天胶囊的同成分针剂——大株红景天注射液，已被证实可从抗炎、抗氧化、抗凋亡等多个方面起到辅助治疗稳定性冠心病的作用。参芎葡萄糖注射液是天然植物化学药物复方制剂，可通过对抗炎性反应起到治疗急性冠脉综合征的作用。参附注射液有回阳救逆、益气固脱的作用，荟萃分析显示常规治疗联用参附注射液能显著改善冠心病患者心绞痛症状及心电图缺血性 ST-T 改变。注射用丹参多酚酸盐可通过多种机制和途径发挥治疗冠心病的作用，包括抗血小板、改善内皮功能等，荟萃分析发现注射用丹参多酚酸盐可改善症状，减少心绞痛发作，减少硝酸酯类药物的使用。丹红注射液同样具有抗血小板的作用，并在临床 RCT 实验中得到证实。以上针剂均在临床上广泛被使用，并得到大量临床试验的验证。但是，针剂药物对心血管患者的容量负荷影响较大，而且直接静脉用药避开首关消除，药效提高的同时会增加药物的风险性，在冠心病治疗中应酌情使用。

（韩雅玲，张权宇）

参考文献

[1] Huang J, Tang X, Ye F, et al. Combination with Fufang Danshen Diwan, a Traditional Chinese Medicine Formula, on Coronary Heart

Disease:A Systematic Review and Meta-Analysis[J]. Cell Physiol Biochem,2016,39(5):1955-1963.

[2] 李江,刘文娴,马琛明.复方丹参滴丸在阿司匹林抵抗患者治疗中血小板聚集率的研究[J].中国新药杂志,2009,18(15):1424-1426.

[3] 吕玉红,催国旺,王茜.复方丹参滴丸协同阿司匹林对冠心病患者的临床效果及血小板聚集功能的影响[J].世界中西医结合杂志,2016,11(8):1137-1139.

[4] 刘紫燕,殷旭光,李振龙.通心络胶囊治疗心脏X综合征的疗效观察[J].中西医结合心脑血管杂志,2013,11(11):1390-1391.

[5] Zhang L,Li Y,Yang BS,et al. A Multicenter,Randomized,Double-Blind,and Placebo-Controlled Study of the Effects of Tongxinluo Capsules in Acute Coronary Syndrome Patients with High On-Treatment Platelet Reactivity[J]. Chin Med J(Engl),2018,131(5):508-515.

[6] 沈国满,樊世明,田香山.大株红景天胶囊对不稳定性心绞痛患者血栓形成的影响[J].中国实验方剂学杂志,2014,20(16):200-203.

[7] Chen H,Wu XY,Wu HX,et al. A Randomized Controlled Trial of Adjunctive Bunchang Naoxintong Capsule Versus Maintenance Dose Clopidogrel in Patients with CYP2C19*2 Polymorphism[J]. Chin J Integr Med,2014,20(12):894-902.

[8] 祁键勇,张敏州,李健.通冠胶囊对冠脉再狭窄疗效及血液流变学的影响[J].中医药学刊,2003,21(6):882-884.

[9] 刘蕾,姜涛.通心络胶囊与阿托伐他汀对PCI术狭窄与炎性因子的协同干预作用研究[J].中西医结合心脑血管病杂志,2017,15(7):769-771.

[10] 李树仁,王天红,张宝军.脑心通胶囊对冠状动脉临界病变冠心病患者炎性反应及预后的影响[J].中国中西医结合杂志,2012,32(5):607-611.

[11] 黎丽娴,陈立,赵焕佳.脑心通胶囊对急性心肌梗死患者血管内皮功能及梗死面积的影响[J].中国中西医结合杂志,2011,31(12):1615-1618.

[12] 陆卫红,吴小庆,王强,等.麝香保心丸对冠心病患者血管内皮功能的保护作用[J].中国中西医结合杂志,2011,31(6):845-846.

[13] 王阶,许军,温林军,等.葛兰心宁对冠心病心绞痛患者中医证候疗效及血管内皮功能的影响[J].中国医药学报,2004,9(10):595-597.

[14] 孙元隆,王肖龙,李益萍,等.葛兰心宁软胶囊治疗冠心病临床疗效和安全性的 Meta 分析[J].中西医结合心脑血管病杂志,2017,15(5):513-519.

[15] 梁俊清,徐海波,陈小娟.通心络通过 PI-3K/Akt/HIF 信号通路改善血管内皮细胞缺氧损伤[J].中国病理生理杂志,28,(5):846-851.

[16] Li XD,Yang YJ,Geng YJ,et al. Tongxinluo reduces myocardial no-reflow and ischemia-reperfusion injury by stimulating the phosphorylation of eNOS via the PKA pathway[J]. Am J Physiol Heart Circ Physiol,2010,299(4):1255-1261.

[17] Zhang HT,Yang YJ,Wu YL,et al. Effects of tongxinluo on mini-swine vascular endothelial integrity and myocardial no-reflow in early reperfusion of acute myocardial infarction[J]. Zhonghua Yi Xue Za Zhi,2009,89(20):1421-1425.

[18] Zhang HT,Yang YJ,Cheng YT. Effect of tongxinluo on mini-swine cytokines and myocardial no reflow in early reperfusion of acute myocardial infarction[J]. Zhongguo Zhong Xi Yi Jie He Za Zhi,2009,29(9):821-824.

[19] Zhang HT,Jia ZH,Zhang J,et al. No-reflow protection and long-term efficacy for acute myocardial infarction with Tongxinluo:a randomized double-blind placebo-controlled multicenter clinical trial(ENLEAT Trial)[J]. Chin Med J(Engl),2010,123(20):2858-2864.

[20] 李立志,董国菊,葛长江.宽胸气雾剂缓解冠心病心绞痛的多中心随机对照临床研究[J].中国中西医结合杂志,2014,34(4):396-401.

[21] 王宝君,董国菊,刘剑刚.宽胸气雾剂缓解冠心病心绞痛发作及对血管内皮功能的影响[J].中国中医急症,2015,24(12):2175-2178.

[22] 杨杰,张邢炜,邓亚萍.麝香通心滴丸对冠心病患者血管内皮功能改善作用的研究[J].中华中医药学刊,2016,34(9):2188-2190.

[23] Song J,Zeng J,Zhang Y,et al. Effect of compound Danshen dripping

pills combined with atorvastatin on restenosis after angioplasty in rabbits[J]. Nan Fang Yi Ke Da Xue Xue Bao,2014,34(9):1337-1341.

[24] 李婷,焦文君,秦海凤. 氯吡格雷联合复方丹参滴丸治疗老年冠心病的疗效及机制探讨[J]. 中国医院药学杂志. 2014,34(17):1504-1507.

[25] Liang Z,Liu LF,Yao TM,et al. Cardioprotective effects of Guanxinshutong(GXST)against myocardial ischemia/reperfusion injury in rats[J]. J Geriatr Cardiol,2012,9(2):130-136.

[26] 梁卓,姚天明,霍煜,等. 冠心舒通对急性心肌梗死大鼠心功能的保护作用[J]. 中华内科杂志,2012,51(3):225-227.

[27] 陈峰,张顺利,李迎. 冠心舒通胶囊联合黛力新治疗冠心病PCI术后心绞痛的疗效观察[J]. 中西医结合心血管病杂志,2015,3(8):91-94.

[28] 张晓云,魏万林,田国祥. 芪参益气滴丸对冠状动脉介入术后炎性因子及心脏不良事件的影响[J]. 中国循证心血管医学杂志,2013,5(2):167-169.

[29] You Y,Duan Y,Liu SW,et al. Anti-atherosclerotic function of Astragali Radix extract:downregulation of adhesion molecules in vitro and in vivo[J]. BMC Complement Altern Med,2012,26,12:54.

[30] 杨晨曦,刘敏,陈学君. 黄芪注射液治疗冠心病心绞痛疗效和安全性系统评价[J]. 山东中医药大学学报,2016,40(5):419-423.

[31] Zhang J,Zhuang P,Lu Z,et al. Suxiaojiuxin pill enhances atherosclerotic plaque stability by modulating the MMPs/TIMPs balance in ApoE-deficient mice[J]. J Cardiovasc Pharmacol,2014,64(2):120-126.

[32] 王师菡,王阶,李霁. 丹蒌片治疗痰瘀互阻型冠心病心绞痛的疗效评价[J]. 中国中西医结合杂志,2012,3(8):1051-1055.

[33] 王亮,朱兵,杜瑞雪. 银丹心脑通软胶囊对不稳定型心绞痛患者高敏C反应蛋白和P选择素的影响[J]. 中西医结合心脑血管病杂志,2010,8(5):542-543.

[34] 谭茗月,赵水平,和渝斌. 银丹心脑通软胶囊治疗稳定性心绞痛的随机对照临床研究[J]. 中华中医药学刊,2016,34(10):2537-2541.

[35] Zhang X, Kang D, Zhang L, et al. Shuganjieyu capsule for major depressive disorder(MDD)in adults：a systematic review[J]. Aging Ment Health, 2014, 18(8)：941-953.

[36] 谢芳. 舒肝解郁胶囊治疗冠心病合并抑郁症的疗效观察[J]. 中西医结合心脑血管病杂志, 2014, 12(2)：164-165.

[37] 张炜, 杨禹娟. 参松养心胶囊治疗冠心病无症状心肌缺血伴室性早搏的研究[J]. 现代中西医结合杂志, 2014, 23(31)：3470-3471.

[38] Xing Y, Gao Y, Chen J, et al. Wenxin-Keli Regulates the Calcium/Calmodulin-Dependent Protein Kinase Ⅱ Signal Transduction Pathway and Inhibits Cardiac Arrhythmia in Rats with Myocardial Infarction[J]. Evid Based Complement Alternat Med, 2013, 2013：464508.

[39] 曾晓会, 周瑞玲, 陈玉兴. 步长稳心颗粒对大鼠心肌缺血再灌注心律失常的影响[J]. 临床心血管病杂志, 2006, 22(12)：742-743.

[40] 吉俭, 邱健强, 黄艳平. 稳心颗粒对冠心病患者心肌缺血及心律失常疗效观察[J]. 中国实用内科杂志, 2002, 22(11)：704-705.

[41] Liu JW, Liu XY, Li JH, et al. Protective effect of yixinshu capsule on myocardial ischemia reperfusion injury in rats[J]. Zhongguo Zhong Yao Za Zhi, 2013, 38(12)：2005-2008.

[42] 孟亮, 于波, 齐国先. 比索洛尔联合益心舒胶囊治疗心律失常190例临床分析[J]. 中国药学导报, 2009, 6(15)：61-62.

[43] 王海洋, 杨守忠, 杨小青. 大株红景天注射液治疗冠心病稳定型心绞痛疗效及作用机制研究[J]. 中医药信息, 2017, 34(6)：56-70.

[44] 祁宏, 董彦文. 血栓通粉针治疗不稳定型心绞痛疗效观察[J]. 中华临床医师杂志, 2011, 5(19)：5801-5803.

[45] 李海苗, 袁明远, 吴朝晖. 早期应用参芎注射液对急性冠脉综合征患者血清白细胞介素-18和高敏C-反应蛋白的影响[J]. 现代中西医结合杂志, 2008, 17(26)：4060-4061.

[46] 周鑫斌, 缪静, 庄钦. 参附注射液辅助治疗冠心病心绞痛疗效的 Meta 分析[J]. 中国中药杂志, 2016, 41(3)：356-340.

[47] Zhang Y, Xie Y, Liao X, et al. A Chinese patent medicine Salvia miltiorrhiza depside salts for infusion combined with conventional

treatment for patients with angina pectoris：A systematic review and meta-analysis of randomized controlled trials［J］. Phytomedicine，2017，25：100-117.

[48] Chen ZQ，Hong L，Wang H. Effect of danhong injection on platelet activation and inflammatory factors in patients of acute coronary syndrome after intervention therapy［J］. Zhongguo Zhong Xi Yi Jie He Za Zhi，2009，29（8）：692-694.

[49] 游洋，段岩，张效林，等 . 黄芪水提取物对载脂蛋白 E 基因敲除小鼠动脉粥样硬化斑块部位基质金属蛋白酶 -9 表达及斑块形成的影响［J］. 中华心血管病杂志，2012，40（6）：522-526.

[50] 霍煜，梁卓，韩雅玲，等 . 冠心舒通胶囊对 ApoE$^{(-/-)}$ 小鼠动脉粥样硬化斑块内 MMP-9 和 TIMP-1 表达的影响［J］. 中国动脉硬化杂志，2014，22（5）：463-466.

10 冠心病常用药物用药小结

冠心病的药物治疗包括一级预防用药和二级预防用药,本章对前述各章节进行了简要总结,侧重对临床常用冠心病治疗药物的简要概述,涉及具体用药细则及指南中的推荐等级等请参照相应章节。

10.1 冠心病一级预防常用药物

冠心病一级预防用药主要针对冠心病危险因素进行治疗,主要危险因素包括:高血压、高脂血症及糖尿病等。相关药物选择应满足:性价比最高,患者长期服药依从性好。

10.1.1 冠心病合并高血压的常用药物

包括β受体阻滞剂、CCB、ACEI/ARB及利尿剂等。利尿剂、α受体阻滞剂在冠心病合并高血压的使用,请参见《高血压合理用药指南》(第2版)。

(1)β受体阻滞剂:根据β受体阻滞剂的作用特性不同将其分为3类:①选择性β_1受体阻滞剂:特异性阻断β_1受体,对β_2受体的影响相对较小,是临床常用的β受体阻滞剂。常用药物为美托洛尔、比索洛尔、阿替洛尔等。②非选择性β_1受体阻滞剂:竞争性阻断β_1和β_2受体,导致对糖脂代谢和肺功能的不良影响;阻断血管上的β_2受体,相对兴奋α受体,增加周围动脉血管阻力。常用药物为普萘洛尔,目前已较少应用。③非选择性β受体阻滞剂:可同时作用于β和α_1受体,具有扩张外周血管的作用,常用药物为阿罗洛尔和拉贝洛尔。

β受体阻滞剂能够抑制心脏β_1肾上腺素能受体,从而减慢心率,减弱心肌收缩力,降低血压,减少心肌耗氧量,减少患者心绞痛发作,增加患者运动耐量。用药后要求静息心率降至55~60次/分,严重心绞痛患者如无心动过缓症状,可将心率降至50次/分。β受体阻滞剂尤其适用于伴快速性心律失常、冠心病、慢性心力衰竭、主动脉夹层、交感神经活性增高以及高动力状态的高血压患者。如无禁忌证,β受体阻滞剂应作为稳定型心绞痛的初始治疗药物。β受体阻滞剂能降低心肌梗死后稳定型心绞痛患者的死亡和再梗死的风险。目前可用于治疗心绞痛的β受体阻滞剂有多种，给予足够剂量，均能有效预防心绞痛发作。为减少β体受体被阻滞后引发的不良反应，目前更倾向于使用选择性β$_1$受体阻滞剂（如美托洛尔、比索洛尔及阿替洛尔）。同时具有α受体和β受体阻滞作用的非选择性β受体阻滞剂药物，在CSA的治疗中也有效（如阿罗洛尔和拉贝洛尔）。

伴严重心动过缓和高度房室传导阻滞、窦房结功能紊乱、明显支气管痉挛或支气管哮喘者禁用β受体阻滞剂。PAD及严重抑郁是使用β受体阻滞剂的相对禁忌证。慢性肺源性心脏病患者可谨慎使用高度选择性β$_1$受体阻滞剂。无固定狭窄的冠状动脉痉挛（coronary artery spasm，CAS）造成的缺血，如变异性心绞痛，不宜使用β受体阻滞剂，此时CCB应为首选药物。推荐使用无内在拟交感活性的β受体阻滞剂，而不宜使用普萘洛尔（具有内在拟交感活性）。β受体阻滞剂的使用剂量应个体化，由较小剂量开始。

（2）CCB：CCB通过松弛平滑肌、扩张血管使血压降低，降压疗效强，且降压效果明确，控制血压达标率较高，几乎适用于所有类型的高血压患者。早期小规模临床研究，如IMAGE、APSIS、TIBBS和TIBET等比较了β受体阻滞剂与CCB在缓解心绞痛或增加运动耐量方面的疗效，但结果均缺乏一致性。比较两药疗效的荟萃分析显示，在缓解心绞痛症状方面，β受体阻滞剂较CCB更有效；而在改善运动耐量和改善心肌缺血方面，β受体阻滞剂和CCB相当。其中二氢吡啶类CCB优先适用于容量性高血压和合并动脉粥样硬化的高血压患者。大量临床循证研究及临床实践证实，CCB降压作用不受高盐饮食影响，尤其适用于生活中习惯高盐摄入及盐敏感型高血压患者，而这更符合我国老年高血压患者的病理生理特点。CCB通过影响Ca^{2+}生理活动而影响动脉粥样硬化的多个环节，通过改善冠状动脉血流和减少心肌耗氧量发挥缓解心绞痛的作用，对变异性心绞痛或以CAS为主的心绞痛，CCB是一线治疗药物。非二氢吡啶类CCB和二氢吡啶类CCB同样有效，但其药理特点包括松弛血管平滑肌、扩张血管作用，负性肌力效应较强，代表药物地尔硫草和维拉帕米能减慢房室传导，常用于伴有心房颤动或心房扑动的心绞痛患者。这两种药物不宜用于已有严重心动过缓、高度房室传导阻滞和病态窦房结综合征的患者。

CCB 的常见不良反应包括外周水肿、便秘、心悸、面部潮红，低血压也时有发生，其他不良反应还包括头痛、头晕、虚弱无力等。长效 CCB 马来酸左旋氨氯地平不良反应少，在水肿和头痛方面的不良反应发生率低于氨氯地平。

当稳定型心绞痛合并心力衰竭必须应用长效 CCB 时，可选择氨氯地平或非洛地平。β 受体阻滞剂和长效 CCB 联用较单药更有效，两药联用时，β 受体阻滞剂还可减轻二氢吡啶类 CCB 引起的反射性心动过速。非二氢吡啶类 CCB 地尔硫草或维拉帕米可作为对 β 受体阻滞剂有禁忌患者的替代治疗。但非二氢吡啶类 CCB 和 β 受体阻滞剂的联用能使传导阻滞和心肌收缩力的减弱更明显，需特别警惕。老年人、心动过缓或左心室功能不良患者应避免两药联用。以长效二氢吡啶类 CCB 为基础的联合降压治疗不良反应小、疗效好，CCB 联合 RAAS 抑制剂，前者直接扩张动脉，后者通过阻断 RAAS 既扩张动脉又扩张静脉，同时 CCB 造成的踝部水肿可被 ACEI 或 ARB 消除。

（3）ACEI/ARB：ACEI 是通过竞争性地抑制 ACE，从而抑制 Ang Ⅰ 转换为强效缩血管物质——Ang Ⅱ，进而控制血压、发挥降压作用的一类药物。自 20 世纪 80 年代上市以来，ACEI 以其显著的降压作用、良好的靶器官保护作用和心血管终点事件预防作用，成为高血压治疗的基石之一。ARB 是继 ACEI 后对高血压及心血管疾病等具有良好作用的一类降压药物。与 ACEI 相比，ARB 作用于 Ang Ⅱ 受体水平，更充分、更直接阻断 RAAS，避免了"Ang Ⅱ 逃逸现象"，具有较好的降压效果，且无 ACEI 的干咳、血管紧张性水肿等不良反应，患者依从性更高。ARB 目前已成为一线降压药物，在临床上应用广泛。

HOPE 研究结果显示，雷米普利能使无心力衰竭的高危心血管疾病患者主要终点事件（心血管死亡、心肌梗死和卒中）的相对危险性降低 22%。EUROPA 研究结果显示，培哚普利能使无心力衰竭的稳定型心绞痛患者主要终点事件（心血管死亡、非致死性心肌梗死及成功复苏的心搏骤停的联合发生率）的相对危险性降低 20%。鉴于上述证据，ACEI 可显著降低动脉粥样硬化患者死亡及心血管事件风险，对于稳定型心绞痛合并糖尿病、心力衰竭或左心室收缩功能不全的高危冠心病患者均应使用 ACEI。所有冠心病患者均能从 ACEI 治疗中获益，但低危患者获益可能较小。

对于不能耐受 ACEI 的患者可改用 ARB。OPTIMAAL 研究和 ELITE-II 研究结果显示,对心肌梗死后和心力衰竭的患者,在改善心血管终点事件(心脏性猝死、心搏骤停等发生率)方面氯沙坦与卡托普利相似,但依从性更好。国家 1.1 类新药阿利沙坦酯是氯沙坦主要活性产物 EXP3174 的前体药物,可延续氯沙坦经典的心血管保护作用,且阿利沙坦酯不经过肝脏代谢,使用更安全,患者依从性更好。其他如缬沙坦和替米沙坦等也具有心血管保护的证据。由于 ACEI/ARB 可影响胚胎发育,所以此类药物禁止用于妊娠期高血压患者及计划妊娠的女性。另外,ACEI/ARB 可引起急性肾缺血肾小球灌注压不足而导致急性肾损伤,以及 GFR 下降,肌酐水平升高,导致血钾升高,故双侧肾动脉狭窄或高血钾患者禁用。应用 ACEI 治疗高血压的患者,一旦怀疑发生血管神经性水肿,患者应终身避免使用,以免引起喉头水肿、呼吸骤停等严重不良反应。

10.1.2 调脂治疗的常用他汀类药物

国内多个前瞻性队列研究均已证实,血清 TC、LDL-C 增高或 HDL-C 降低均可增加心血管病发病危险,可见血脂异常是中国人群心血管病的重要危险因素之一。由 TC<4.68mmol/L(180mg/dl)开始,TC 水平与冠心病事件的发生呈连续的分级关系,最重要的危险因素是 LDL-C。多项随机双盲的一级或二级预防临床试验表明,他汀类药物能够有效降低 TC 和 LDL-C 水平,并减少心血管事件。他汀类药物还有延缓斑块进展、稳定斑块和抗炎等有益作用。稳定性冠心病患者 LDL-C 的目标值应 <1.8mmol/L(70mg/dl)。对于极高危患者(确诊冠心病合并糖尿病或 ACS),治疗目标应为 LDL-C<1.8mmol/L(70mg/dl)。对于 ACS 患者,近期制定的《动脉粥样硬化性心血管疾病患者降低胆固醇治疗的亚洲专家共识》推荐,主要达标值为 LDL-C 水平降至 1.8mmol/L(70mg/dl)。如某些患者 LDL-C 水平能降至 1.4mmol/L(55mg/dl)以下,则不需减少药物剂量。专家组认为 LDL-C<1.4mmol/L(55mg/dl)可能对改善预后更加有益,因此可将其作为可选择的达标值,以适应血脂水平能被降至很低的患者。为达到更好的降脂效果,在他汀类药物治疗基础上,可加用胆固醇吸收抑制剂依折麦布(Ezetimibe)10mg/d。高 TG 或 LDL-C 水平增高的高危患者可考虑联用降低 LDL-C 的药物和一种贝特类药物或烟酸类药物。既往其他指南和共识曾采用 LDL-C<1.8mmol/L 和降低幅度 >50% 的目标,在本次修订的《动脉粥样硬化性心血管疾病患者降低胆固醇治疗的亚洲专家共识》中不再出现 50% 这一标准,主要考虑为:目前的强效他汀类药物治疗并联合其他非他汀类调脂药物(依折麦布等)可以使多数患者达标。最近在欧美上市的 PCSK9 抑制剂可能进一步降低 LDL-C。

应用他汀类药物时,应严密监测转氨酶及肌酸激酶等生化指标,及时发现药物可能导致的肝脏损害和肌病。采用强化降脂治疗时,更应注意监测药物的安全性。

10.2 冠心病二级预防常用药物

冠心病二级预防用药应遵从"ABCDE"方案,防止已诊断的冠心病患者原有冠状动脉病变加重,降低相关死亡率。随着抗血小板药物在冠心病治疗中的作用越来越重要,对冠心病二级预防用药方案中的"A"也进行了不断充实和更新。"ABCDE"方案分别为:A:ACEI、抗血小板治疗(anti-platelet therapy,如用阿司匹林及 $P2Y_{12}$ 受体抑制剂等)及抗心绞痛治疗(anti-angina therapy,如用硝酸酯类制剂及非二氢吡啶类 CCB);B:β 受体阻滞剂(β blocker)与控制血压(blood pressure control);C:戒烟(cigarette quitting)与控制血脂(cholesterol lowering);D:合理饮食(diet)与控制糖尿病(diabetes control);E:运动(exercise)与教育(education)。涉及药物治疗请参见前文(ACEI、β 受体阻滞剂、控制血压及他汀类药物、硝酸酯类药物和抗血小板药物)。

(1)硝酸酯类药物:硝酸酯类药物为内皮依赖性血管扩张剂,能减少心肌耗氧量,改善心肌灌注,缓解心绞痛症状,为首选抗心肌缺血的血管扩张剂。AMI 早期应用硝酸酯类药物可减轻心脏前后负荷,有利于保护心脏功能,增加缺血区心肌灌注,可缩小心肌梗死范围,降低心力衰竭发生率和心室颤动发生率。CSA 患者应用硝酸酯类药物,还可以有效预防或逆转冠状动脉的收缩或痉挛,舒张侧支循环动脉,增加侧支循环血流,扩张因粥样硬化而狭窄的冠状动脉,达到预防和减少缺血事件发生的目的,提高患者生活质量。硝酸酯类药物可反射性地增加交感神经张力,使心率加快,联合负性心率药物如 β 受体阻滞剂或非二氢吡啶类 CCB 治疗 CSA,较单独用药可发挥更大的抗缺血效果。舌下含服或喷雾用硝酸甘油仅作为心绞痛发作时缓解症状用药,也可于运动前数分钟,以减少或避免心绞痛发作。目前国内临床应用的硝酸甘油大多为普通片剂,硝酸甘油舌下片剂舌下崩解迅速、起效更快、效用持续时间长、有效期长,可作为心绞痛发作时缓解症状的优先选择。

　　长效硝酸酯类药物可用于降低心绞痛发作的频率和程度，并可能增加运动耐量。长效硝酸酯类药物不适宜治疗心绞痛急性发作，而适宜心绞痛的慢性长期治疗。用药时应注意给予足够的无药间期（通常每日应有 6~8 小时的间歇期），以减少耐药性的发生。如劳力型心绞痛患者日间服药，夜间宜停药；皮肤敷贴片白天敷贴，晚上除去。硝酸酯类药物的不良反应包括头痛、面部潮红、心率反射性加快和低血压，上述不良反应以短效硝酸甘油更明显。首次含服硝酸甘油时，应注意可能发生体位性低血压。服用西地那非治疗勃起功能障碍者，24 小时内不可应用硝酸甘油等硝酸酯类药物，以避免引起低血压，甚至危及生命。严重主动脉瓣狭窄或肥厚型梗阻性心肌病引起的心绞痛，心脏前负荷可因硝酸酯类药物降低，减少左室容量，进一步增加左室流出道梗阻程度；而严重的主动脉瓣狭窄患者使用硝酸酯类药物也可造成前负荷降低，心搏出量进一步减少，有发生晕厥的风险，因此这两类患者不宜使用硝酸酯类药物。

　　（2）非二氢吡啶类 CCB：非二氢吡啶类 CCB 代表药物有地尔硫䓬和维拉帕米。血管作用选择性差，对心脏具有负性变时、负性传导和负性变力作用，其药理特点包括松弛血管平滑肌、扩张血管，故此类药物更适用于高血压合并心绞痛、高血压合并室上性心动过速及合并颈动脉粥样硬化的患者。

　　由于非二氢吡啶类 CCB 有明显的负性传导作用，存在心脏房室传导功能障碍或病态窦房结综合征的高血压患者应慎用维拉帕米、地尔硫䓬。同时，在与 β 受体阻滞剂联用时，非二氢吡啶类 CCB 可诱发或加重缓慢性心律失常和心功能不全，需特别警惕。老年人、已有心动过缓或左心室功能不良患者应避免两药联用。

　　（3）抗血小板药物：目前，临床上用于治疗冠心病的抗血小板药物主要包括阿司匹林、P2Y$_{12}$ 受体拮抗剂以及血小板糖蛋白（GP）Ⅱb/Ⅲa 受体拮抗剂。P2Y$_{12}$ 受体拮抗剂主要包括噻吩吡啶类（氯吡格雷、普拉格雷）和非噻吩吡啶类（替格瑞洛）GPⅡb/Ⅲa 受体拮抗剂，主要短期用于某些接受 PCI 的患者，代表药物包括依替巴肽、替罗非班、阿昔单抗。①阿司匹林：通过抑制 COX 和 TXA2 的合成达到抗血小板活化和聚集的作用，口服后吸收迅速、完全，1 小时达到峰值血药浓度，如无用药禁忌证，所有患者均应长期服用。RCT 证实了 CSA 患者服用阿司匹林可降低心肌梗死、脑卒中或心血管性死亡的发生风险。阿司匹林的最佳剂量范围为 75~150mg/d(常用剂量为 100mg/d),其主要不良反应为胃肠道出血或患者对阿司匹林过敏。不能耐受阿司匹林的患者可改用氯吡格雷作为替代治疗。②氯吡格雷:为 $P2Y_{12}$ 受体抑制剂,通过选择性不可逆地抑制血小板 ADP 受体而阻断 ADP 所诱导的血小板激活和聚集。氯吡格雷是前体药物,需肝脏细胞色素 P450 酶代谢形成活化性代谢物,与 $P2Y_{12}$ 受体不可逆结合,主要用于冠状动脉支架植入后及阿司匹林禁忌患者。该药起效快,顿服 600mg 后 2~6 小时即能达到有效血药浓度,顿服 300mg 后 6~24 小时达到有效血药浓度。常用维持剂量为 75mg,每日 1 次口服。对无高危因素的稳定型心绞痛及接受溶栓药物治疗的患者应作为优先选择,包括择期 PCI 患者。目前,我国已有国产氯吡格雷通过仿制药质量与疗效一致性评价,质量与疗效与原研药一致,使用剂量较灵活,临床疗效显著,拥有中国人群的使用经验和证据,对无高危因素的 CSA 及接受溶栓药物的患者可作为优先选择,包括择期 PCI 患者。③替格瑞洛:为新型 $P2Y_{12}$ 受体拮抗剂,该药不需经肝脏代谢,直接作用于血小板 ADP 受体起效。目前欧美指南对于 ACS 患者中替格瑞洛的推荐等级已经提升。对于有氯吡格雷抵抗及有使用禁忌的患者可优先考虑使用。

10.3 冠心病介入围术期抗凝及溶栓治疗常用药物

冠心病患者接受介入诊治时,围术期除合理使用抗血小板药物治疗外,还需使用相应的抗凝药物,同时发病时间 <12 小时的 STEMI 患者需接受溶栓治疗。部分冠心病患者接受 PCI 后发生出血事件(多见消化道溃疡出血),此时应停用抗血小板药物(阿司匹林、氯吡格雷和替格瑞洛),行紧急止血处理,监测血红蛋白变化,若无继续下降可给予低分子肝素(皮下注射 1 支,每日 1~2 次),待出血病情稳定 3~5 天可先恢复服用氯吡格雷,然后酌情恢复服用阿司匹林。另外,部分服用华法林治疗的冠心病患者接受 PCI 前应将华法林减量,监测 INR 至 1.5 以下时加用阿司匹林和氯吡格雷,然后进行常规 PCI,术中需监测 ACT,以指导肝素用量,术后服用方案细则参见相关章节。

(1)普通肝素:为常用抗凝药物,主要通过激活抗凝血酶而发挥抗凝作用。使用中需要监测 APTT。

(2)低分子量肝素:是从普通肝素中衍生出的小分子复合

物,可以皮下注射,无需监测 APTT,使用方便,其疗效等于或优于普通肝素。临床常用制剂包括达肝素、依诺肝素和那屈肝素。

（3）直接凝血酶抑制剂:不依赖于抗凝血酶Ⅲ,直接抑制溶解状态或与血栓结合的凝血酶发挥抗凝作用。临床常用制剂包括水蛭素衍生物(比伐芦定)和合成的凝血酶抑制剂(阿加曲班)。比伐芦定作为一种水蛭素衍生物是从水蛭素中提取的有效成分,在体内与细胞色素 P450 系统无相互作用,不与血浆蛋白和血红细胞结合,代谢经肾脏清除,与剂量及性别无关,而与 GFR 有关,是凝血酶直接、特异、可逆性的抑制剂。无论凝血酶处于血液循环中,还是与血栓结合,比伐芦定均可与其催化位点和阴离子结合位点发生特异性结合,直接、短暂、可逆地抑制凝血酶的活性。肾功能正常时的比伐芦定半衰期为 25 分钟,轻度肾功能不全时 [eGFR 为 $60\sim89ml/(min \cdot 1.73m^2)$]不影响其代谢,中度至重度肾功能不全时其消除率下降约 20%,而透析患者则可下降 80%,所以使用比伐芦定时应适当减量并监测活化凝血时间 (activated clotting time, ACT)。2014 年美国经导管心血管治疗年会“最新临床试验专场”以及 2015 年于 *JAMA* 发表的 BRIGHT 研究引起国际同行热议。BRIGHT 研究是由沈阳军区总医院牵头的国内 82 个中心参与的 RCT,曾被评为 2014 年全球心脏介入领域 6 项最受关注的重要研究之一。该研究于 10 个月内共入选 2194 例 AMI 患者,30 天及 1 年时的临床结果显示,与单用普通肝素组及普通肝素联用替罗非班组相比,国产比伐芦定组的患者术后出血事件明显减少,支架内血栓未见增加,患者临床缺血和出血的净效益得到改善,血小板减少的发生率也明显降低。与既往国际上发表的关于比伐芦定的其他著名临床研究相比,BRIGHT 研究充分反映了中国 AMI 治疗和急诊 PCI 临床实践的特点(桡动脉穿刺入路应用率接近 80%,血栓抽吸接近 26%,接受急诊 PCI 患者接近 97%,其中植入 DES 者超过 99%)。而在 PCI 后,应用 PCI 时的高剂量延时静脉注射比伐芦定平均 3~4 小时这一新的治疗方法,避免了既往研究急诊 PCI 后立即停用比伐芦定导致支架内血栓增高这一弊端。BRIGHT 研究于 2015 年 3 月在线发表于 *JAMA* 杂志,同期哈佛大学医学院 Matthew A.Cavender 教授和 DavidP.Faxon 教授的评论文章指出:“韩医生及其团队主持的 BRIGHT 研究的重要贡献在于,为延长比伐芦定注射时间的临床价值提供了证据:延长应用比伐芦定可安全有效地减少支架内血栓。”“使每位患者都能得到最优的个体化抗栓效果是抗栓治疗的最终目标！为了实现这一目标,我们需要更多的类似 BRIGHT 一样的研究。"

(4) 磺达肝癸钠:是一种人工合成的、活化因子 X 选择性抑制剂。其作用机制为抗凝血酶Ⅲ(antithrombin Ⅲ,ATⅢ)介导的对因子 Xa 选择性抑制。通过选择性结合于 ATⅢ,磺达肝癸钠可增强 ATⅢ对因子 Xa 原来的中和活性约 300 倍,进而阻断了凝血级联反应,并抑制了凝血酶的形成和血栓的增大。磺达肝癸钠不能灭活凝血酶(活化因子Ⅱ),并对血小板没有作用。但在 OASIS 研究中,直接 PCI 中磺达肝癸钠与普通肝素相比增加了导管内血栓形成的风险。因此当直接 PCI 作为再灌注策略时,不宜选择磺达肝癸钠抗凝。

(5) 口服抗凝药物治疗:STEMI 急性期后,下述情况需口服抗凝药物治疗:超声心动图提示心腔内有活动性血栓,口服华法林 3~6 个月;合并心房颤动者;不能耐受阿司匹林和氯吡格雷者,可长期服用华法林,维持 INR2~3。若需在阿司匹林和氯吡格雷的基础上加用华法林时,需注意出血的风险,严密监测 INR,缩短监测间隔。

达比加群酯作为新一代口服抗凝药物,直接以浓度依赖方式特异性阻断凝血酶(Ⅱa 因子)活性,从而发挥强效抗血栓作用。达比加群酯与华法林相比,可提供有效的、可预测的、稳定的抗凝效果,同时较少发生药物相互作用,无药物食物相互作用,无需常规进行凝血功能监测或剂量调整,用于预防非瓣膜性房颤患者的卒中和全身性栓塞。

利伐沙班是一种口服的、具有生物利用度的 Xa 因子抑制剂,其选择性地阻断 Xa 因子的活性位点,且不需要辅因子(例如抗凝血酶Ⅲ)以发挥活性。通过内源性及外源性途径活化 X 因子为 Xa 因子(FXa),在凝血级联反应中发挥重要作用,目前已有临床研究证实其在冠心病中应用的安全性和有效性。

(6) 溶栓治疗:STEMI 急性期行直接 PCI 已成为首选方法,但由于能够开展直接 PCI 的医院不多,当前尚难以普遍应用。溶栓治疗(表 10-1)具有快速、简便、经济、易操作的特点,静脉溶栓仍然是较好的选择,不能开展急诊 PCI 的基层医院或存在急诊 PCI 禁忌的患者可首选静脉溶栓。临床溶栓治疗应用促纤溶剂,降解冠状动脉内新鲜血栓中的纤维蛋白,溶解血栓,使闭

表 10-1 STEMI 常用溶栓药物一览表

药物名称	用药方法及剂量	适应证	用药须知
尿激酶	STEMI 患者:2.2 万 U/kg(150 万 U 左右)30 分钟内静脉滴注,同时配合肝素皮下注射 7500~10 000U,每 12 小时 1 次,或 LMWH 皮下注射,每次 1 支,每日 2 次	STEMI 发病 12 小时内的患者,合并急性肺栓塞、周围动脉栓塞、深静脉血栓患者(剂量及用法参见相应章节)	2 周内有出血,手术、外伤史,心肺复苏超过 10 分钟,或已有明确的胸部组织损伤者,或不能压迫止血的血管穿刺者,近期溃疡疡病史,未控制的高血压(≥160/110mmHg),疑有主动脉夹层,凝血功能障碍,感染性心内膜炎(活动期)患者禁用链激酶具有抗原性,需注意过敏反应
链激酶/重组链激酶	STEMI 患者:100 万 U~150 万 U 于 1 小时内静脉滴注,同时配合肝素皮下注射 7500~10 000U,每 12 小时 1 次,或 LMWH 皮下注射,每次 1 支,每日 2 次		
阿替普酶	STEMI 患者:首先静脉注射 15mg,继之于 30 分钟内静脉滴注 0.75mg/kg(<50mg),再于 60 分钟内静脉滴注 0.5mg/kg(<35mg),总量为 100mg。给药前静脉应用总量为 50mg,rt-PA(8mg 静脉注射,42mg 于 90 分钟内静脉滴注,配合肝素静脉应用,方法同上)。国内经验应用总量为 50mg,继之以 1000U/h 静脉滴注(APTT 维持在 60~80 秒)		
瑞替普酶	瑞通立(r-PA)推荐 18mg(10MU)+18mg(10MU)分两次静脉注射,每次缓慢推注 2 分钟以上,两次间隔为 30 分钟	用于 STEMI 发病 12 小时内的患者	
替奈普酶	铭复乐给药方式:16mg(1 支)用 3ml 无菌注射用水溶解后,静脉推注给药,在 5~10 秒完成注射		
尿激酶原	总量为 50mg,先将 20mg 加入 10ml 生理盐水溶解后,3 分钟内静脉注射完毕,其余 30mg 溶于 90ml 生理盐水,30 分钟内静脉滴注		

注:STEMI:ST 段抬高性心肌梗死;rt-PA:重组组织型纤溶酶原激活剂;APTT:活化部分凝血活酶时间;LMWH:低分子肝素

塞的冠状动脉和缺血心肌恢复血流再灌注,以挽救濒死心肌。常用的溶栓药物包括:尿激酶、链激酶、阿替普酶、尿激酶原及瑞替普酶。

10.4 冠心病合并其他疾病的用药

包括心力衰竭、心房颤动、脑卒中及肾功能不全等,其中心力衰竭较为程序化,其他合并疾病由于药物使用方法及注意事项较特殊,需个体化治疗,请参见相关章节。对于冠心病合并慢性充血性心力衰竭患者,目前被公认能够提高心力衰竭患者生存率的治疗药物包括:ACEI/ARB、β受体阻滞剂和醛固酮受体拮抗剂(螺内酯20mg,每日1~2次口服)。上述药物的有益作用既与血管保护作用有关,也与神经激素阻断作用相关。

(1)利尿剂:通过排钠排水减轻心脏容量负荷,对缓解淤血症状、减轻水肿效果显著,是心力衰竭治疗中最常用的药物。长期使用利尿剂容易出现电解质紊乱,特别是高血钾或低血钾均可导致严重后果,应注意监测血钾、血钠水平变化。常用利尿剂包括呋塞米、托拉塞米、布美他尼,以及新型利尿剂托伐普坦(表10-2)。

(2)血管扩张剂:可降低左、右心室充盈压和全身血管阻力,同时降低收缩压,减轻心脏负荷。收缩压水平是评估该类药物是否适宜的重要指标,收缩压 >110mmHg 的患者通常可安全使用;收缩压为 90~110mmHg 的患者应谨慎使用;收缩压 <90mmHg 的患者禁用。常用血管扩张剂包括:硝酸酯类药物、硝普钠、重组人脑利钠肽(recombinant human brain natriuretic peptide,rhBNP)(表10-3)。

(3)正性肌力药:可缓解组织低灌注所致的症状,保证重要脏器血液供应,适用于低心排血量综合征,如伴症状性低血压(≤缓解组织低灌注)或心输出量降低伴循环淤血的患者。需要注意的是,冠心病合并心力衰竭患者应用正性肌力药可能有害,因为正性肌力药本身的血管扩张特性或其与血管扩张剂联用导致的血压下降和(或)心率增快可降低冠状动脉血流灌注,对患者不利。常用正性肌力药包括:洋地黄类药物、多巴胺、多巴酚丁胺、磷酸二酯酶抑制剂、左西孟旦等。上述药物可使血液重新分配至重要脏器,收缩外周血管并升高血压,但以增加左心室后负荷为代价(表10-4)。

表 10-2 急性及慢性充血性心力衰竭常用利尿类药物一览表

药物名称	用药方法及剂量	适应证	用药须知
呋塞米注射液	20~40mg 静脉注射,2 分钟内注射完,10 分钟内起效,如用药 30 分钟后症状未缓解,肺部啰音未减少,加大利尿剂用量,静脉注射后以静脉滴注维持,呋塞米最大用量为 400mg/d。待病情平稳,进入慢性充血性心力衰竭阶段,可改为口服 20mg/次,每日 2~3 次	①水肿性疾病:包括充血性心力衰竭,肝硬化,肾脏疾病(肾炎,肾病及各种原因所致的急,慢性肾衰竭),尤其是应用其他利尿药效果不佳时,应用该类药物仍可能有效。与其他药物联用治疗急性肺水肿和急性脑水肿等;②高血压:在高血压阶段治疗中不作为治疗肾发性高血压的首选药物,但当噻嗪类药物疗效不佳,尤其当伴有肾功能不全或出现高血压危象时,该类药物尤为适用;③预防急性肾衰竭:用于各种原因导致的肾脏血流灌注不足,如失水,休克,中毒,麻醉意外以及循环功能不全等,在纠正血容量不足的同时及时应用,可减少急性肾小管坏死的概率;④高钾血症及高钙血症;⑤稀释性低钠血症,尤其是当血钠浓度<120mmol/L 时;⑥抗利尿激素分泌过多症;⑦急性药物毒物中毒,如巴比妥类药物中毒等	常见不良反应与水,电解质紊乱有关,尤其是大剂量或长期应用时,如体位性低血压,休克,低钾血症,低氯血症,低钙血症以及与此有关的口渴,乏力,肌肉酸痛,心律失常等。少见患者有过敏反应(包括皮疹,间质性肾炎,甚至心搏骤停),视物模糊,黄视症,光敏感,头晕,头痛,纳差,恶心,呕吐,腹痛,腹泻,胰腺炎,肌肉强直等,骨髓抑制导致粒细胞减少,血小板减少性紫癜和再生障碍性贫血,肝功能损害,指(趾)感觉异常,高血糖症,尿糖阳性,原有糖尿病加重,高尿酸血症;高钙血症时,可引起肾结石。尚有报道该类药物可加重特发性水肿等
托拉塞米注射液	10~20mg 静脉注射,2 分钟内推完,10 分钟内起效,如用药 30 分钟后症状未缓解,肺部啰音未减少,加大利尿剂用量,静脉注射后以静脉滴注维持,托拉塞米最大用量为 200mg/d		
布美他尼	静脉注射:0.5~1mg/次,间隔 2~3 小时,每日总量不超过 10mg;待病情平稳可改为片剂口服 0.5~2mg/次,晨服,最大日剂量为 10mg		

续表

药物名称	用药方法及剂量	适应证	用药须知
托伐普坦	起始剂量15mg,每日1次,餐前餐后服用均可。服药至少24小时以后,可将服用剂量增加到30mg,每日1次。根据血清钠浓度,最大可增加至60mg,每日1次	用于治疗临床上明显的高容量性和正常容量性低钠血症(血钠浓度<125mmol/L,或低钠血症不明显但有症状并且限液治疗效果不佳),包括伴有心力衰竭、肝硬化以及抗利尿激素分泌异常综合征(SIADH)的患者	由于过快纠正低钠血症可引起渗透性脱髓鞘作用,导致严重不良后果,初次服药和再次服药治疗应在住院情况下进行,应避免在治疗最初的24小时内限制液体摄入。指导服用本品的患者,口渴时应及时饮水

表 10-3　急性及慢性充血性心力衰竭常用扩血管类药物一览表

药物名称	用药方法及剂量	适应证	用药须知
硝普钠注射液	小剂量10μg/min开始,可酌情逐渐增加剂量至50~250μg/min,静脉滴注,疗程不超过72小时	合并急性充血性心力衰竭、肺水肿、心源性休克、高血压危象,多与利尿剂、正性肌力药联用	严重低血压,严重肝肾衰竭,硝普钠用药72小时后需注意氰化物中毒
重组人脑利钠肽	负荷剂量1.5~2.0μg/kg缓慢静脉注射,继以0.01μg/(kg·min)静脉滴注;也可不用负荷剂量而直接静脉滴注;疗程一般为3日,不超过7日		

表 10-4 急性及慢性充血性心力衰竭常用正性肌力药物一览表

药物名称	用药方法及剂量	适应证	用药须知
洋地黄类	西地兰 0.2~0.4mg 缓慢静脉注射,2~4 小时后可再用 0.2mg,伴快速心室率的心房颤动患者可酌情适当增加剂量;慢性充血性心力衰竭病情平稳者可改为口服地高辛 0.25mg,每日 1 次,需监测地高辛浓度(尤其肾功能不全患者)	合并急性充血性心力衰竭、肺水肿、心源性休克,快速心房颤动,多与利尿剂、血管扩张剂联用	洋地黄中毒、房室传导阻滞、肥厚型梗阻性心肌病、预激综合征、缩窄性心包炎、严重二尖瓣狭窄所致心力衰竭、急性心肌梗死在急性期 24 小时内不宜使用洋地黄类药物
多巴胺	2~5μg/(kg·min) 静脉滴注,小剂量[<3μg/(kg·min)] 有选择性扩张肾动脉、促进利尿的作用;大剂量[>5μg/(kg·min)]应用有正性肌力作用和血管收缩作用; >10μg/(kg·min) 时可增加左室后负荷和肺动脉压	合并急性充血性心力衰竭、严重低血压、肺水肿、心源性休克,心输出量降低	正在使用 β 受体阻滞剂的患者不推荐使用多巴胺和多巴酚丁胺,因可引起快速性心律失常而加重心绞痛等
多巴酚丁胺	起始剂量为 2~3μg/(kg·min) 静脉滴注,最高可用至 20μg/(kg·min)		

续表

药物名称	用药方法及剂量	适应证	用药须知
米力农	负荷剂量为 25~75μg/kg，5~10 分钟缓慢静脉注射，后以 0.25~1.0μg/（kg·min）维持静脉滴注，每日最大剂量不超过 1.13mg/kg	适于对洋地黄、利尿剂、血管扩张剂治疗无效或效果欠佳的急、慢性心力衰竭	常见不良反应包括低血压和心律失常，不宜长期使用
左西孟旦	首次剂量为 6~12μg/kg，静脉注射（>10 分钟），继以 0.1μg/（kg·min）静脉滴注，可酌情减半或加倍；对于收缩压 <100mmHg 的患者，不需负荷剂量，可直接用维持剂量，防止发生低血压	合并慢性充血性心力衰竭反复急性发作、心输出量降低，用于其他正性肌力药无效时	应用时需监测血压和心电图，避免血压过低和心律失常发生

（韩雅玲，刘海伟，张权宇）

附录 1　冠心病常用药物一览表

药品名称 (商品名、别名)	剂量用法	用药须知
硝酸酯类药物		
硝酸甘油(耐较咛)	舌下含服,0.3~0.6mg,最大剂量为1.5mg,5分钟后可重复	可能出现头痛、头晕、低血压;避免用于严重低血压、贫血、机械性梗阻性心衰、外伤性及出血性颅内高压患者;其有眼压升高作用,青光眼患者慎用;舌下含服需保证舌下黏膜湿润;舌下重复含服最多不超过3次;服药间隔应在每日8~12小时以上以免耐药;心肌梗死或冠状动脉手术(PCI、CABG)后,不可自行长期使用硝酸酯类药物,否则可能诱发新的心血管事件。消心痛慎用于低血压、体位性低血压,颅内压增高或二尖瓣狭窄。体位性低血压者慎用。不应突然停止用药,以避免反跳现象
单硝酸异山梨酯缓释片(欣康)	口服;每日清晨服1片,病情严重者,每日清晨服2片,若发生头痛,最初剂量可减至每日半片。整片或半片服用前应保持完整,半杯水吞服,不可咀嚼或碾碎服用	
单硝酸异山梨酯缓释片(依姆多)	口服,剂量应个体化,并根据临床情况做相应调整。服药应在清晨。为避免发生头痛,可在最初2~4天起始使用30mg,每日1次。正常剂量为60mg(1片),每日1次,必要时可增加至120mg,每日1次。药片可沿刻痕掰开,服用半片。整片或半片服用前应保持完整,半杯水吞服,不可咀嚼或碾碎服用	
单硝酸异山梨酯缓释胶囊(Ⅳ)(异乐定)	除另有医嘱,否则每日1次,每次1粒(50mg),适量温水整粒吞服(不可咀嚼)	
单硝酸异山梨酯片(艾夏咛)	片剂:口服10~20mg/次,每日2~3次,严重者可单次口服40mg,每日2~3次	

续表

药品名称 （商品名、别名）	剂量用法	用药须知
硝酸异山梨酯（消心痛、异舒吉）	**消心痛：** 口服：预防心绞痛，一次 5~10mg，一日 2~3 次，一日总量 10~30mg 由于个体反应不同，需个体化调整剂量。舌下给药：一次 5mg，缓解症状 **异舒吉：** 剂量：必须根据病情需要和临床反应进行调整，并需监测血流动力学参数。初始剂量可以从每小时 1~2mg 开始，然后根据病人个体需要进行调整，最大剂量通常不超过每小时 8~10mg。但当病人患有心衰时，可能需要加大剂量，达到每小时 10mg。个别病例甚至可高达每小时 50mg。用法：0.1%异舒吉注射液经稀释后可利用自动输液装置静脉连续滴注，或在医院持续将心电监护下不经稀释直接通过输液泵灌注。根据病种和病情的严重程度，需通过无创性血流动力学检测手段进行常规检查（症状、血压、心率、尿量）	

续表

药品名称 （商品名、别名）	剂量用法	用药须知
5-单硝酸异山梨酯	40mg，每天1次，饭后吞服，用药间隔时间应少于8小时	5-单硝酸异山梨酯禁用于休克状态，严重低血压，梗阻型肥厚性心肌病，狭窄性心包炎、心包填塞，急性心肌梗死或左心室功能不全伴有低充盈压者。不宜用于治疗急性心肌梗死。需间断连续用药会产生耐药性。长期连续用药时应逐渐减量
戊四硝酯	口服，一次10~30mg（1~3片），一日3~4次	戊四硝酯禁用于患严重低血压、血容量减少、严重贫血、心衰、青光眼和因脑出血或头部创伤而致颅内压增高的患者。有严重肝肾功能损害的患者慎用；用药期间从卧位或坐位突然站起时须谨慎，以免突发体位性低血压
β受体阻滞剂		
美托洛尔（美多心安）	普通片：单次12.5~25mg；每日2次	禁忌证：①支气管哮喘；②严重心动过缓，房室传导阻滞；③重度心力衰竭，急性肺水肿

续表

药品名称（商品名、别名）	剂量用法	用药须知
酒石酸美托洛尔片（倍他乐克）	因个体差异较大，故剂量需个体化。①急性心肌梗死：主张在发病早期，即最初几小时内使用，即刻使用在未能溶栓的患者中可减小梗死范围（降低短期（15天）死亡率（此作用于用药后24小时即可出现）。在已溶栓的患者中可降低再梗死率与再缺血率，若2小时内用药还可降低死亡率。一般用法：先静脉注射美托洛尔2.5~5mg/次（2分钟内），每5分钟1次，共3次，总剂量为10~15mg。之后15分钟开始口服50~100mg/次，每6~12小时1次，共24~48小时，然后口服50~100mg/次，每日2次。②不稳定型心绞痛。急性心肌梗死早期使用，用法与用量可参照急性心肌梗死。急性心肌梗死发生心房颤动时可静脉长期使用美托洛尔，方法同上。心肌梗死后若无禁忌应长期使用，可降低心源性死亡率，包括猝死。一般50~100mg/次，每日2次。最大剂量每日不应超过300~400mg	β受体阻滞剂的主要不良反应：①中枢神经系统不良反应：多梦、幻觉、失眠、疲乏、眩晕以及抑郁等症状，尤其是脂溶性高的β受体阻滞剂，易通过血脑屏障引起不良反应，如普萘洛尔；②消化系统不良反应：腹泻、恶心、胃痛、消化不良、便秘等消化系统症状。少数患者可致脏腹膜纤维大量增生；③肢端循环障碍：少数患者出现四肢冰冷、发绀、脉搏消失，以普萘洛尔发生率最高；④支气管痉挛：服用非选择性β受体阻滞剂时，由于β₂受体被阻断，使支气管收缩，增加呼吸道阻力，诱发或加重支气管哮喘的急性发作；⑤低血糖反应：β受体阻滞剂不影响胰岛素的降血糖作用，但对正在使用胰岛素治疗的糖尿病患者，使用β受体阻滞剂能延缓胰岛素引起低血糖反应后的血糖恢复速度，

药品名称（商品名、别名）	剂量用法	用药须知
富马酸比索洛尔（康忻、苏莱乐、博苏）	对于所有适应证：应于早晨可以在进餐时服用富马酸比索洛尔，用水整片送服，不应咀嚼。高血压或心绞痛的治疗：通常每日1次，每次5mg。肝、肾功能不全者：轻中度肝、肾功能不全患者通常不需调整剂量；晚期肾衰竭（肌酐清除率<20ml/min）和严重肝功能异常患者，每日剂量不得超过10mg	即产生低血糖反应，故糖尿病患者或低血糖患者应慎用该类药品；⑥心血管系统不良反应：临床较为常见的心血管系统不良反应包括低血压，心动过缓等。**氨酰心安**的停药过程至少3天，常可达2周，如有撤药症状，如心绞痛发作，则暂时再给药，待稳定后逐渐停用；因可使末梢动脉血循环失调，患者可能对用于治疗过敏反应常规剂量的肾上腺素无反应
阿替洛尔片（宁新宝、氨酰心安）	主要适应证为治疗冠心病（包括心肌梗死、心绞痛），还用于治疗高血压、心律失常、甲状腺功能亢进、嗜铬细胞瘤。成人常用口服剂量：开始6.25~12.5mg/次，每日2次，按需要及耐受量逐渐增至50~200mg。 **氨酰心安**：肌酐清除率<15ml/(min·1.73m²)者，每日25mg;15~35ml/(min·1.73m²)者，每日最多50mg	**氨酰心安**：成人常用量：开始每次6.25~12.5mg，一日2次，按需要及耐受量渐增至每日总剂量50~200mg。肾功能损害时，口服。eGFR小于15ml/(min·1.73m²)者，每日25mg;15~35ml/(min·1.73m²)者，每日最多50mg

续表

药品名称 （商品名、别名）	剂量用法	用药须知
琥珀酸美托洛尔缓释片（倍他乐克）	口服，每日 1 次，最好于早晨服用，可掰开服用，但不能咀嚼或压碎，服用时应用至少半杯液体送服，同时摄入食物不影响其生物利用度。剂量应个体化，避免发生心动过缓。用于心绞痛：47.5~190mg，每日 1 次，需要时可联用硝酸酯类药物或增加剂量	
盐酸阿罗洛尔（阿尔马尔）	适应证为冠心病心绞痛，合并轻中度高血压，心动过速性心律失常或原发性震颤。口服，10mg/次，每日 2 次，可根据降压情况逐渐增量至 15mg/次，每日最大剂量为 30mg	
卡维地洛片（达利全、金络）	适应证为冠心病合并心力衰竭，剂量必须个体化，增加剂量需密切观察。接受地高辛、利尿剂、ACEI 治疗的患者必须先使病情稳定后再使用卡维地洛。推荐开始 2 周剂量为 3.125mg/次，每日 2 次，若能耐受性好，可间隔至少 2 周后将剂量增加 1 次，至 6.25mg/次，每日 2 次，然后每次 12.5mg/次，每日 2 次，再至 25mg/次，每日 2 次。剂量必须增加至患者能耐受的最高限度。体重 ≤85kg，最大推荐剂量为 25mg，每日 2 次；体重 >85kg，最大推荐剂量为 50mg，每日 2 次	

续表

药品名称 （商品名，别名）	剂量用法	用药须知
盐酸拉贝洛尔片	适应证为心绞痛，还可用于轻至重度原发性高血压、静脉注射治疗高血压急症。因对胎儿无影响，可用于妊娠高血压。亦用于某些心律失常及麻醉过程中控制高血压。常口服，100mg/次，每日2~3次，2~3天后根据需要加量。常用维持剂量为200~400mg，每日2次，饭后服用，每日极量为2400mg	
普萘洛尔（心得安）	高血压：口服，初始剂量每次5~10mg，每日3~4次，可单独使用或与利尿剂合用。剂量应逐渐增加，日最大剂量200mg。心绞痛：开始时每次5~10mg，每日3~4次；每3日可增加10~20mg，可渐增至每日200mg，分次服。心律失常：每日10~30mg，日服3~4次。饭前，睡前服用。心肌梗死：每日30~240mg，日服2~3次。肥厚型心肌病：每次10~20mg，每日3~4次。按需要及耐受程度调整剂量。嗜铬细胞瘤：每次10~20mg，每日3~4次。术前用3天，一般应先用α受体阻滞剂，待药效稳定后加用普萘洛尔	

续表

药品名称（商品名、别名）	剂量用法	用药须知
马来酸噻吗洛尔	口服：开始每天 2 次，每次 10mg，酌情增减；维持量 20~40mg	禁用于支气管哮喘者或有支气管哮喘史者，严重慢性阻塞性肺部疾病，窦性心动过缓，二或三度房室传导阻滞，明显心衰，心源性休克。可有眼部烧灼感，刺激感；少数出现眼痒、流泪、视力减退、上睑下垂、角膜知觉减退、复视、黄斑囊样水肿、黄斑出血等。滴眼后避免压迫泪囊
纳多洛尔	口服：开始每次 40mg，每天 1 次；以后可酌情增加至每天 80~320mg	同普萘洛尔
艾司洛尔	静脉应用，成人每分钟超过 200μg/kg 时有明显的降压作用。0.5mg 缓慢静注，必要时重复静注以每分钟 0.5mg/kg 持续静脉滴注。艾司洛尔的有效剂量为每分钟 50~300μg/kg，于治疗有效后，改用其他长作用的 β 受体阻滞剂。可与大多数常用注射液常配伍，但不可与碳酸氢钠同用	艾司洛尔给药 >10mg/ml 会造成严重的静脉反应，包括血栓性静脉炎，20mg/ml 的浓度在血管外可造成严重的局部反应，甚至坏死，故应尽量避免大静脉给药。肾衰竭患者使用本品需注意监测。用药期间需监测血压、心率、心功能变化

药品名称 (商品名、别名)	剂量用法	用药须知
CCB		
硝苯地平控释片(拜新同) 硝苯地平缓释片(伲福达) 苯磺酸氨氯地平片(络活喜,压氏达) 马来酸左旋氨氯地平片(玄宁)	CSA(劳力性心绞痛)。拜新同 30mg 片剂,每日 1 次;拜新同 60mg 片剂,每日 1 次。通常治疗的初始剂量为每日 30mg。疗程:用药时间应由临床医师决定。用药方法:通常整片用少量液体吞服,服药时间不受就餐时间的限制 **苯磺酸氨氯地平片:** 治疗成人高血压的常用起始剂量为 5mg,每日 1 次,最大剂量为 10mg,每日 1 次;身材小、虚弱、老年或伴肝功能不全患者,起始剂量为 2.5mg,每日 1 次,此剂量也可为本品联合其他抗高血压药物治疗的剂量 **马来酸左旋氨氯地平片:** 治疗高血压的常用剂量为 2.5mg,每日 1 次;治疗心绞痛的初始剂量为 2.5~5mg,每日 1 次,老年及肝功能不全的患者建议使用较低剂量治疗,大多数人的有效剂量为 5mg/d	体位性低血压,多发生于老年患者;心动过速,多发生于老年患者;心动过速,必要时可以与 β 受体阻滞剂联用以减少其发生,但应注意避免将非二氢吡啶类 CCB 与 β 受体阻滞剂联用,以免加重或诱发对心脏的抑制作用;头痛、颜面潮红、多尿、便秘,为较常见的不良反应,可以同时使用中药缓泻药物以减轻症状,必要时换用其他药物;胫前、踝部水肿,为常见不良反应,临床发现与利尿剂联用可以减轻或消除水肿症状;心动过缓或心脏传导阻滞,多见于非二氢吡啶类 CCB。对存在窦房结、房室结病变的患者,禁止使用非二氢吡啶类 CCB;抑制心肌收缩力,对心力衰竭患者,不推荐使用任何 CCB,除非患者存在难以控制的高血压;皮疹和过敏反应
非洛地平缓释片(波依定)	治疗心绞痛:建议以 5mg,每日 1 次作为开始治疗剂量,常用维持剂量为 5~10mg,每日 1 次	

续表

药品名称（商品名、别名）	剂量用法	用药须知
拉西地平片（乐息平，息洛新）	初始剂量为每日 1 次，每次 2mg。每日应在同一时间服用，最好在早晨	
盐酸地尔硫䓬片（合心爽）	口服，1~2 片/次，每日 3~4 次，餐前或睡前服药，每 1~2 天增加 1 次剂量，如需增加剂量，每日剂量不超过 360mg，但需在临床医师指导下服用	
盐酸维拉帕米片（异搏定）	①成人常用量：口服，开始 40~80mg/次，每日 3~4 次，按需要及耐受情况可逐日或逐周增加剂量，每日总量一般为 240~480mg；②成人处方每日极量 480mg；③小儿常用量：口服，2 岁以下 20mg/次，每日 2~3 次；2 岁以上 40~120mg/次，每日 2~4 次，依年龄反应而异	
抗血小板药物		
阿司匹林肠溶片（拜阿司匹灵）	用法：口服，肠溶片应饭前用适量水送服。降低急性心肌梗死疑似患者的发病风险：建议首次剂量为 300mg，嚼碎后服用以便快速吸收，以后每日 100~200mg。预防心肌梗	冠心病应应用抗血小板药物参照相关指南

续表

药品名称 （商品名，别名）	剂量用法	用药须知
阿司匹林肠溶片（拜 阿司匹灵）	死复发：每日 100~300mg。卒中的二级预防：每日 100~300mg。降低短暂性脑缺血发作及其继发脑卒中的风险：每日 100~300mg 降低稳定型和不稳定型心绞痛患者的发病风险：每日 100~300mg。动脉外科手术或介入手术后，如经皮冠状动脉腔内成形术、CABG、颈动脉内膜剥离术、动静脉分流术：每日 100~300mg。预防大手术后深静脉血栓和肺栓塞：每日 100~200mg。降低心血管危险因素者（冠心病家族史、糖尿病、血脂异常、肥胖、吸烟史、年龄 >50 岁者）心肌梗死发生风险：每日 100mg	
硫酸氢氯吡格雷片 （波立维，泰嘉，帅泰）	推荐剂量为每日 75mg，每日 1 次，负荷剂量参见相关指南	

续表

药品名称 （商品名、别名）	剂量用法	用药须知
替格瑞洛片（倍林达）	口服，ACS 负荷剂量 180mg，此后 90mg，每日 2 次；高危心肌梗死 1 年后使用 60mg，每日 2 次	由于出血和血液学不良反应的危险性，治疗过程中一旦出现出血症状，应立刻进行细胞计数和其他适当检查，需要进行择期手术的患者，应在术前停用普拉格雷 7 天以上。患有活动性出血疾病或者卒中病史的患者应慎用。应避免同骤式治疗和普拉格雷过量使用。普拉格雷过量时，应输注血小板以恢复凝血能力。肾功能受损者无需调整剂量。哺乳期患者应尽量避免使用。75 岁以上患者使用该药出血风险大，不推荐使用
西洛他唑片（培达）	口服，100mg/ 次（50mg/ 片，2 片，或 100mg/ 片，1 片），每日 2 次，可根据病情适当增减	
普拉格雷	起始剂量为 60mg，维持剂量为 10mg/ 次，每日 1 次，餐前餐后均可。对于体重低于 60kg 的患者可考虑减量为每天 5mg。使用者需每天联合使用 75~325mg 剂量的阿司匹林	

续表

药品名称 （商品名，别名）	剂量用法	用药须知
坎格瑞洛	稀释后给药，PCI 前给予弹丸剂量 $30\mu g/kg$ 静脉注射，同时静脉续滴剂量为 $4\mu g/(kg \cdot min)$ 至术前，因本药起效及失效时间较短，应注意保证不间断他使用 $P2Y_{12}$ 受体拮抗剂	输注期间不要给予氯吡格雷、普拉格雷
血小板糖蛋白（GP）Ⅱb/Ⅲa 受体拮抗剂——依替巴肽、替罗非班、阿昔单抗	**依替巴肽**：用于肾功能正常的急性冠状动脉综合征患者，推荐的依替巴肽成人剂量是诊断后及早快速静脉注射 $180\mu g/kg$，继之持续静脉滴注 $2.0\mu g/(kg \cdot min)$，直至出院或手术总时程可达 72 小时。如患者在用依替巴肽时准备接受 PCI，则静脉滴注应持续至出院或 PCI 术后 $18\sim24$ 小时（以短者为准），治疗总时程可达 96 小时。肌酐清除率 $<50ml/min$ 但不依赖透析的肾功能不全患者推荐的依替巴肽成人剂量是诊断后及早快速静脉推注 $180\mu g/kg$，继之立即持续静脉滴注 $1.0\mu g/(kg \cdot min)$	**依替巴肽**：禁忌证：①有出血体质史，或给药前 30 天内有异常活动性出血。②未能良好控制的严重高血压（收缩压 $>200mmHg$ 或舒张压 $>110mmHg$）。③给药前 6 周内曾接受较大的外科手术。④有出血性卒中或给药前 30 天内卒中史。⑤当前或计划使用其他胃肠外用 GP Ⅱb/Ⅲa 抑制剂。⑥依赖血脏透析者 **替罗非班**：禁用于有活动性内出血、颅内出血史、颅内肿瘤、动静脉畸形及动脉瘤的患者；也禁用于那些以前使用盐酸替罗非班出现血小板减少的患者

续表

药品名称（商品名，别名）	剂量用法	用药须知
血小板糖蛋白（GP）Ⅱb/Ⅲa受体拮抗剂——依替巴肽，替罗非班，阿昔单抗	**替罗非班**：将本品溶于0.9%氯化钠注射液或5%葡萄糖注射液中，终浓度为50μg/ml。不稳定型心绞痛或非Q波心肌梗死，起始用由静脉滴注，起始30分钟滴注速率为0.4μg/(kg·min)，起始滴注量完成后，继续以0.1μg/(kg·min)的速率维持滴注。一般至少持续48小时，并可达108小时。血管成形术/动脉内斑块切除术：与肝素联用由静脉滴注，起始滴注剂量为10μg/kg，在3分钟内推注完毕，而后以0.15μg/(kg·min)的速率维持滴注，维持量滴注应持续36小时以后，停用肝素 **阿昔单抗**：成人推荐剂量是PCI开始前10~60分钟静脉推注阿昔单抗0.25mg/kg，接着连续滴注0.125μg/(kg·min)，最大10μg/min，滴注12小时。对常规药物治疗无反应的不稳定型心绞痛和计划在24小时内进行PCI的病人可用阿昔单抗0.25mg/kg治疗，接着静脉滴注10μg/min共18~24小时，在PCI后1小时结束	**阿昔单抗**：禁忌证：①活动性出血或最近6周内发生有临床意义的胃肠道或泌尿生殖道出血；②2年内有脑血管意外史；③出血体质；④7天内曾口服抗凝剂，除非凝血酶原时间控制在小于等于对照值1.2倍内；⑤血小板减少症；⑥近6周内大手术或创伤；⑦颅内肿瘤，动静脉畸形或动脉瘤；⑧严重不能控制的高血压；⑨推测和证实有血管炎史；⑩在经皮冠状动脉干预前或冠脉干预期间使用静脉右旋糖酐

续表

药品名称 （商品名、别名）	剂量用法	用药须知
抗凝药物		
华法林	口服第一日 0.5~20mg，次日起采用维持剂量，每日 2.5~7.5mg	达比加群酯禁忌：重度肾功能不全（CrCl<30ml/min）；临床上显著的活动性出血；有预期会影响存活时间的肝功能不全或肝病；联合使用环孢素、全身性酮康唑、伊曲康唑、他克莫司和决奈达隆；患者使用机械人工瓣膜
达比加群酯胶囊（泰毕全）	成人推荐剂量为每日口服 300mg，即每次 1 粒 150mg 胶囊，每日 2 次。维持终身治疗	
利伐沙班片（拜瑞妥）	用于非瓣膜性心房颤动的成年患者，降低卒中和全身性栓塞的发生风险，推荐剂量为 20mg，每日 1 次，该剂量也是最大推荐剂量，对于低体重和高龄（>75 岁）患者，临床医师可根据患者的情况，酌情使用 15mg，每日 1 次	
阿哌沙班片（艾乐妥）	推荐剂量为 2.5mg 次，每日 2 次，口服，以水送服，不受进餐影响	
普通肝素	深部皮下注射：首次 5000~10 000U，以后每 8 小时 8000~10 000U 或每 12 小时 15 000~20 000U；每 24 小时总量 30 000~40 000U。静脉注射：首次 5000~10 000U 之后，或按体重每 4 小时 100U/kg，用氯化钠注射液稀释后应用。静	对肝素过敏、有自发出血倾向者、血液凝固迟缓者（如血友病、紫癜、血小板减少）、溃疡病、创伤、产后出血者及严重肝功能不全者禁用。用药期间应定时测凝血时间

续表

药品名称 (商品名、别名)	剂量用法	用药须知
普通肝素	脉滴注:每日 20 000~40 000U,加至氯化钠注射液 1000ml 中持续滴注,滴注前可先静脉注射 5000U 作为初始剂量。预防性治疗:高危血栓形成患者,大多是用于腹部手术之后,以防止深部静脉血栓。在外科手术前 2 小时先给 5000U 肝素皮下注射,但麻醉方式应避免硬膜外麻醉,然后每隔 8~12 小时 5000U,共约 7 日	
达肝素	每日 1 次用法:200IU/kg,皮下注射,每日 1 次。无需监测抗凝血活性。每日总量不可超过 18 000IU。每日 2 次用法:对于出血风险较高的患者,可采用 100IU/kg,皮下注射,每日 2 次。通常治疗中无需监测抗凝血活性,但可进行功能性抗 X a 检测,推荐的抗 X a 血药浓度范围为 0.5~1.0IU/ml。持续静脉滴注初始剂量为 100IU/kg,12 小时后可重复给药	禁忌证:急性胃十二指肠溃疡和脑出血。严重的凝血系统疾病。脓毒性心内膜炎。中枢神经系统、眼部及耳部的损伤或施行手术。因为可增加出血危险,进行急性深静脉血栓治疗的患者不宜进行局部麻醉或腰椎穿刺

续表

药品名称 （商品名，别名）	剂量用法	用药须知
依诺肝素（克赛）	治疗不稳定型心绞痛及非 Q 波心肌梗死时，皮下注射依诺肝素钠推荐剂量为每次 100IU/kg，每 12 小时给药 1 次，应与阿司匹林同用（每日 1 次，口服 100~325mg）	为预防及治疗目的而使用依诺肝素钠时应采用深部皮下注射给药，用于血液透析体外循环时为血管内途径给药。本品为成人用药。禁止肌内注射
那屈肝素钙（速碧林）	治疗不稳定型心绞痛和非 Q 波性心肌梗死：每日 2 次皮下注射（86IU 抗 X a 因子/kg）的低分子肝素（同隔 12 小时），联合使用阿司匹林（推荐剂量：在 160~325mg 的负荷剂量后，口服剂量 75~325mg）。初始的剂量可通过一次性静脉推注和皮下注射给药。治疗一般在 6 天左右达到临床稳定。依据患者体重范围调整剂量	禁忌证：任何对使用低分子肝素发生血小板减少的病史，或使用期间伴有出血性脑血管意外、急性感染性心内膜炎，可能引起出血的器质性损伤（如活动的消化性溃疡），以及不稳定型心绞痛以及非 Q 波心肌梗死伴有严重肾功能损害（肌酐清除率小于 30ml/min）的患者。在预防和治疗中，低分子肝素应通过皮下注射给药。不能用于肌内注射
水蛭素	可以静脉注射，肌内注射或皮下注射，首剂 0.1mg/kg，以后每小时 0.1mg/kg	出血患者禁用

续表

药品名称（商品名、别名）	剂量用法	用药须知
水蛭素衍生物（比伐卢定，泰加宁，泰加宁，泽朗）	推荐使用剂量：进行 PCI 前静脉注射 0.75mg/kg，然后立即静脉滴注 1.75mg/（kg·h）至手术完毕（不超过 4 小时）。静脉注射 5 分钟后，需监测活化凝血时间（ACT），如果需要，再静脉注射 0.3mg/kg。4 小时后如有必要再以低剂量 0.2mg/（kg·h）滴注不超过 20 小时	比伐卢定禁用于活动性出血性患者，常见的不良反应为出血，但大出血比较少见，亦可出现血小板减少症，贫血，过敏反应，头痛，室性心动过速，心动过缓，血栓形成，低血压，出血，血管疾病，血管异常，呼吸困难，皮疹，背痛，注射部位出血，疼痛和胸痛等其他不良反应
阿加曲班	通常对成人在开始的 2 日内每日 6 支（阿加曲班 60mg）以适当量的液体稀释（稀释液采用 0.9% 氯化钠注射剂、5% 右旋糖酐注射剂或乳酸林格液均可），经 24 小时持续静脉滴注。其后的 5 日中每日 2 支（阿加曲班 20mg），稀释后，每日早晚各 1 次，每次 1 支（阿加曲班 10mg），1 次以 3 小时静脉滴注	患有出血性疾病或有出血性倾向、患有脑栓塞或有可能患脑栓塞的患者禁用本药
磺达肝癸钠（安卓，泽瑞安）	推荐剂量为 2.5mg，每日 1 次，皮下注射给药。作出诊断后应尽早开始治疗，治疗持续最长为 8 天，如果不到 8 天出院则直至出院为止	禁忌证：①具有临床意义的活动性出血；②急性细菌性心内膜炎；③肌酐清除率 <20ml/min 的严重肾脏损害

药品名称 （商品名、别名）	剂量用法	用药须知
调节血脂药物		
洛伐他汀（明维欣、美降之、血脂康）	25~40mg，每晚 1 次 美降之：常用剂量为每次 10~80mg，每晚顿服 血脂康：口服，一次 2 粒，一日 2 次，早晚饭后服用；轻、中度患者一次 2 粒，晚饭后服用。或遵医嘱	肝酶水平升高，大部分呈一过性，并不引起持续肝损伤。建议定期检查肝功能，如肝酶水平高出正常上限的 3 倍以上，应综合分析患者的情况，排除其他可能引起肝功能变化的原因，如确实由他汀类药物引起，必要时考虑停药；肌痛，常规监测血浆磷酸肌酸激酶、横纹肌溶解者常见，消化道症状，少见，容易耐受。中国人阿伐他汀 80mg 获益证据不足，建议采用 20~40mg 中等剂量，如降脂不达标建议联合使用时应折半麦布
辛伐他汀（舒降之、京必舒新、辛可）	推荐起始剂量为 20~40mg，每晚 1 次，建议剂量范围为每日 5~80mg，剂量应根据基础 LDL-C 水平进行个体化调整，调整剂量应间隔 4 周或以上 辛可：一般始始剂量为每天 10mg，晚间顿服。对于胆固醇水平轻至中度升高的患者，始服剂量为每天 5mg，若需调整剂量则应间隔同每天 40mg，晚间顿服	
阿托伐他汀（立普妥、阿乐、优力平）	推荐起始剂量为 10mg，每晚 1 次，最大剂量为 80mg，剂量应根据基础 LDL-C 水平进行个体化调整，调整剂量应间隔 4 周或以上	

续表

药品名称 （商品名、别名）	剂量用法	用药须知
瑞舒伐他汀（可定、瑞旨、托妥）	推荐起始剂量为 5mg，每晚 1 次，最大剂量为 20mg，剂量应根据基础 LDL-C 水平进行个体化调整，调整剂量应间隔 4 周或以上 托妥：口服。本品常用起始剂量为 5mg，每日 1 次，可在一天中任何时候给药，可在进食或空腹时服用。本品每日最大剂量为 20mg	
普伐他汀（普拉固、美百乐镇）	推荐起始剂量为 10~20mg，每晚 1 次，最大剂量为 40mg，剂量应根据基础 LDL-C 水平进行个体化调整，调整剂量应间隔 4 周或以上	
氟伐他汀（来适可）	推荐起始剂量为 20~40mg，每晚 1 次，建议剂量范围为每日 20~80mg，剂量应根据基础 LDL-C 水平进行个体化调整，调整剂量应间隔 4 周或以上	
匹伐他汀（力清之、冠爽、邦之）	1~4mg，每晚 1 次	

药品名称 （商品名，别名）	剂量用法	用药须知
苯扎贝特（必降脂）	服用普通片剂，每次 0.2g，每天 3 次。缓释片剂 0.4g，每晚 1 次	必降脂可增强双香豆素类药物的抗凝作用，故用必降脂时应查凝血酶原时间，调整药物用量。严重肝肾功能不全者和孕妇，儿童均不宜使用
非诺贝特（力平之）	每次 0.1g，每天 3 次，饭后服用。微粒化力平之（非诺贝特 200mg）吸收好，服用方便，常用剂量 200mg，每晚 1 次	长期服用者应定期进行肝肾功能检查，服药期间可出现血尿素氮增高，偶有口干，食欲不振，大便次数增多，皮疹，腹胀和白细胞减少等。孕妇禁用；肝、肾功能不全者慎用
吉非罗齐（吉非贝齐）	成人常用量：口服，一次 0.3~0.6g（1~2 粒），一日 2 次，早餐及晚餐前 30 分钟服用	最常见的不良反应有胃肠道不适，其他较少见的不良反应有头晕，头痛，乏力，皮疹，瘙痒，阳痿等。偶有发生横纹肌溶解。患胆囊疾病、胆石症，严重肝肾功能不全者禁用本品
米泊美生钠（KYNAMRO）	推荐剂量为一次 200mg，一周 1 次，皮下注射	仅用于皮下注射，严禁肌内或静脉注射。开始治疗前应检测 ALT，AST，碱性磷酸酶和总胆红素。注射应于每周同一日进行，如错过用药时间，应于下一剂量前至少 3 日注射

续表

药品名称 （商品名、别名）	剂量用法	用药须知
依折麦布	推荐剂量为每日 1 次，每次 10mg，可单独服用，或与他汀类联合应用，或与非诺贝特联合应用	禁用于活动性肝病，或不明原因的血清转氨酶持续升高的患者
考来烯胺	每次 4~5g，加水 200ml，于进食前 0.5~1 小时服用，每天 3~4 次。总量不超过每日 24g。服药可从小剂量开始，1~3 个月内达最大耐受量	长期服用应适当补充维生素 A、D 等脂溶性维生素及钙盐。考来烯胺味道难闻，可产生异味感
烟酸缓释片	口服，推荐 1~4 周剂量为一次 0.5g（2 片），每日 1 次；5~8 周剂量为一次 1g（4 片），每日 1 次；8 周后，根据患者的疗效和耐受性渐增剂量，如有必要，最大剂量可加至每日剂量为 2g（8 片）。推荐的维持剂量为每日 1~2g（4~8 片），睡前服用	常见的副作用是皮肤潮红，可伴有头晕、心动过速、心悸、气短、出汗、寒战和（或）水肿，极少数可导致晕厥。其他不良反应有腹痛、腹泻、消化不良和皮疹，偶见恶心、呕吐及鼻炎等。女性患者不良反应的发生率普遍高于男性
PCSK-9 抑制剂： Evolocumab（Repatha）、 Alirocumab	Evolocumab：推荐皮下注射剂量是 140mg 每 2 周 1 次，或 420mg 每月 1 次 Alirocumab：推荐起始剂量是 75mg 皮下注射，每 2 周 1 次，如 LDL-C 反应不佳，剂量可增加至最大剂量 150mg 皮下给予，每 2 周 1 次	

续表

药品名称 （商品名，别名）	剂量用法	用药须知
胆汁酸螯合剂	考来替泊：开始 5g/ 次，2 次 / 日，间隔 1~2 个月逐渐增高到 30g/d，分 2~3 次口服，用水或饮料冲服	
改善心肌重构药物		
卡托普利（开博通）	每次 12.5~100mg，每日 3 次，每日最大剂量为 300mg	主要不良反应：刺激性干咳、低血压、血管神经源性水肿、头痛、高血钾、低血钠、肾功能损伤；妊娠、双侧肾动脉狭窄、肾功能恶化（血肌酐 >225mmol/L）高血钾者禁忌；避免用于主动脉狭窄或流出道梗阻以及肾血管疾病者；使用前、使用期间应评估肾功能；复方制剂请注意监测血电解质及离子情况
贝那普利（洛汀新）	10~20mg，每日 1 次，每日最大剂量为 40mg	
福辛普利（蒙诺）	10~20mg，每日 1 次，每日最大剂量为 40mg	
依那普利（悦宁定）	5~10mg，每日 1 次，每日最大剂量 40mg	
培哚普利（雅施达）	4~8mg，每日 1 次，每日最大剂量 8mg	
雷米普利（瑞泰）	5~10mg，每日 1 次，每日最大剂量为 10mg	
赖诺普利（捷赐瑞）	10~20mg，每日 1 次，每日最大剂量为 80mg	
咪达普利（达爽）	5~10mg，每日 1 次，每日最大剂量为 10mg	
喹那普利	推荐起始剂量为每日 1 片，每日 1 次，如降压效果不满意，可增至每日 2~3 片，最大剂量为每日 4 片，每日 1 次或分 2 次服用，维持剂量一般为每日 1 片	

续表

药品名称 （商品名、别名）	剂量用法	用药须知
群多普利	口服，每次 0.5~2mg，每天 1 次。最多每天 4mg	
西拉普利	原发性高血压，开始每天 2.5~5mg，酌情 2~4 周调整剂量，一般最大剂量为每天 5mg	
苯那普利	常用剂量每次 10mg，每天 1 次，最大推荐剂量为每天 40mg	
奥美沙坦（傲坦）	20~40mg，每日 1 次，每日最大剂量为 40mg	
厄贝沙坦（安博维）	150~300mg，每日 1 次，每日最大剂量为 300mg	
坎地沙坦（必洛斯）	4~8mg，每日 1 次，每日最大剂量为 12mg	
氯沙坦（科素亚）	25~100mg，每日 1 次，每日最大剂量为 100mg	
阿利沙坦酯（信立坦）	80~240mg，每日 1 次，每日最大剂量为 240mg	
替米沙坦（美卡素）	20~80mg，每日 1 次，每日最大剂量为 80mg	
缬沙坦（代文、穗悦）	80~160mg，每日 1 次，每日最大剂量为 320mg	

续表

药品名称（商品名、别名）	剂量用法	用药须知
沙库巴曲缬沙坦（诺欣妥）	推荐起始剂量为50mg，每天2次。根据患者耐受情况，剂量应该每2~4周倍增一次，直至达到每次200mg，每天2次的目标维持剂量	对沙库巴曲、缬沙坦或治疗相关任何辅料过敏者，存在ACEI或ARB治疗相关的血管性水肿既往病史、遗传性或特发性血管性水肿病史、重度肝功能损害，胆汁性肝硬化和胆汁淤积，中期和晚期妊娠患者禁用。禁止与ACEI合用，必须在停止ACEI治疗36小时之后才能服用本品。在2型糖尿病患者中，禁止诺欣妥与阿利吉仑合用
氯沙坦钾氢氯噻嗪片（海捷亚，远斯坦）	常用的本品起始剂量和维持剂量为每日1次，每次1片（规格：50mg+12.5mg）。对反应不足的患者，可以调整为每次1片（规格：100mg+12.5mg），必要时可将剂量增加至每日1次，每次2片（规格：50mg+12.5mg），且此剂量为每日最大服用剂量。通常，开始治疗3周内获得抗高血压效果	该药不能用于血容量不足的患者（如服用大剂量利尿剂治疗的患者）；严重肾功能不全（肌酐清除率≤30ml/min）或肝功能不全的患者不推荐使用该药；老年高血压患者，不需要调整起始剂量，但氯沙坦钾氢氯噻嗪片（100mg+25mg）不应作为老年患者的起始治疗；该药可与其他抗高血压药物联用

续表

药品名称（商品名，别名）	剂量用法	用药所知
缬沙坦氢氯噻嗪片（复代文，复穗悦）	该药含缬沙坦 80mg，氢氯噻嗪 12.5mg，每日 1 次，每次 1 片	为减少剂量非依赖性不良反应，通常仅在单药治疗不能达到满意疗效时才考虑联合用药。缬沙坦的不良反应通常不是与剂量大小无关。氢氯噻嗪的不良反应主要为低钾血症，此种不良反应与剂量有关，其剂量非依赖性不良反应主要为胰腺炎
缬沙坦氨氯地平片（倍博特）	该药为复方制剂，每片含缬沙坦 80mg，氨氯地平 5mg，根据患者情况个体化用药	缬沙坦的不良反应通常与剂量无关；氨氯地平的不良反应既有剂量依赖性（主要是外周水肿）也有剂量非依赖性，前者较后者常见
替米沙坦氢氯噻嗪片（美嘉素）	含替米沙坦 80mg，氢氯噻嗪 12.5mg。对于单用替米沙坦不能充分控制血压的成人患者，应给予美嘉素，每日 1 次，饮水送服，餐前或餐后服用。建议改用复合制剂前，应对复合制剂中 2 种成分分别进行剂量滴定	禁忌证：对美嘉素活性成分或任何赋形剂过敏。对其他磺胺衍生物过敏（因为氢氯噻嗪是一种磺胺衍生物）；妊娠期第 2 个月、第 3 个月以及哺乳期；胆汁淤积性疾病以及胆道梗阻性疾病。重度肝功能损伤；重度肾功能损伤（肌酐清除率 <30ml/min）；难治性低钾血症、高钙血症

续表

药品名称 （商品名、别名）	剂量用法	用药须知
厄贝沙坦氢氯噻嗪片（安博诺）	规格分 2 种。150/12.5mg：每片含厄贝沙坦 150mg，氢氯噻嗪 12.5mg。300/12.5mg：每片含厄贝沙坦 300mg，氢氯噻嗪 12.5mg。该药每日 1 次，空腹或进餐时使用。不推荐使用每日 1 次剂量＞厄贝沙坦 300mg/氢氯噻嗪 25mg	禁忌证：妊娠期第 4~9 个月；哺乳期；已知对该药活性成分或其中的任何赋形剂成分过敏或对其他磺胺类衍生物过敏者 下列禁忌证与氢氯噻嗪有关：严重肾功能损害（肌酐清除率＜30ml/min）；顽固性低钾血症，高钙血症；严重肝功能损害，胆汁性肝硬化和胆汁淤积
依普罗沙坦	推荐的安全有效剂量为每次 400mg，每天 1 次，饭后服用。最大日剂量不超过 800mg	
溶栓药物（详见本系列丛书溶栓分册——《急性 ST 段抬高型心肌梗死溶栓治疗的合理用药指南》）		
其他药物		
盐酸曲美他嗪（万爽力）	口服：20~60mg/次，每日 3 次，饭后服用；总剂量每日不超过 180mg。常用维持量为每次 10mg，每日 3 次。主要适应证：心绞痛发作的预防性治疗，眩晕和耳鸣的辅助对症治疗	对药品任一组分过敏者禁用，哺乳期通常不推荐使用

续表

药品名称 （商品名、别名）	剂量用法	用药须知
盐酸伊伐布雷定（可兰特）	通常推荐起始剂量：5mg/次，2次/日。用药 3~4 周后，如果患者仍然有症状且静息心率仍然大于 60 次/分，增加至 7.5mg/次，2次/日。如治疗期间，休息时心率减少持续低于 50 次/分，或是患者体验及心跳缓慢的症状，如头晕、疲劳或者血压过低，剂量必须向下调整，包括可能剂量 2.5mg/次，每日 2 次。必须每日 2 次口服，如早餐和晚餐时服用。如果心率低于 50 次/分，或心搏徐缓症状持续，则应停止用药。主要适应证：用于对 β 受体阻滞剂不能耐受或 β 受体阻滞剂控制不满意的窦性心律心率≥70 次/分的慢性稳定型心绞痛患者	老年患者用药：75 岁或以上老年患者使用伊伐布雷定，应采用较低起始剂量（2.5mg/次，2次/日），根据需要增加剂量 肾功能不全：肌酐清除率≥15ml/min 的肾功能不全患者无需调整给药剂量，肌酐清除率<15ml/min 的肾功能不全患者，缺乏研究数据，应慎用该药 肝功能损害：轻度肝功能损害患者，不需调整给药剂量；中度肝功能损害患者，应慎用该药；严重肝功能不全患者，尚未进行相关研究，应禁用该药 儿童、青少年患者，因缺乏安全性和有效性的数据，不推荐使用该药

续表

药品名称（商品名、别名）	剂量用法	用药须知
尼可地尔（喜格迈、瑞科喜®）	常用剂量：成人 5mg/次，每日 3 次，根据症状轻重可适当增减。主要适应证：心绞痛	重症肝功能障碍患者、青光眼患者、高龄患者慎用，与硝酸酯类药物联用可能会引发搏动性头痛，需要减量或停药，与西地那非等药物联用可能引起血压过度下降
前列地尔（凯时）	常用剂量：成人 1 次/日，1~2ml（前列地尔 5~10μg）+10ml 生理盐水（或 5% 葡萄糖）缓慢静注 或直接入小壶缓缓静脉滴注	禁忌证：严重心力衰竭患者，妊娠或可能妊娠妇女，过敏史患者。慎用：心力衰竭患者，青光眼，胃溃疡合并症，间质性肺炎
托伐普坦（苏麦卡）	起始剂量是 15mg，每日 1 次，餐前餐后服药均可。服药至少 24 小时以后，可将服用剂量增加到 30mg，每日 1 次。根据血清钠浓度，最大可增加至 60mg，每日 1 次	由于过快纠正低钠血症可引起渗透性脱髓鞘作用，导致严重不良后果，初次服药和再次服药治疗应在住院下进行，应避免在治疗最初的 24 小时内限制液体摄入。指导服用本品的患者，口渴时应及时饮水

附录1 冠心病常用药物一览表

药品名称（商品名，别名）	剂量用法	用药须知
正性肌力药		
左西孟旦（海合天欣，悦文）	首次剂量为 6~12μg/kg，静脉注射（>10 分钟），继以 0.1μg/（kg·min）静脉滴注，可酌情增减半或或加倍；对于收缩压 < 100mmHg 的患者，不需负荷剂量，可直接用维持剂量，防止发生低血压	应用时需监测血压和心电图，避免血压过低和心律失常发生

注：PCI：经皮冠状动脉介入治疗；CABG：冠状动脉旁路移植术；CCB：钙拮抗剂；LDL-C：低密度脂蛋白胆固醇

（张权宇，田孝祥，李洋）

附录 2　药物相互作用一览表

药品		相互作用
	其他水杨酸类	长期大量合用有引起肾脏病变的可能，包括肾乳头坏死、肾癌或膀胱癌。对氨基水杨酸钠的代谢受到阿司匹林的干扰，既影响疗效又增加毒性反应，两者属于配伍禁忌
	抗凝药（肝素、双香豆素类药物）	可增加出血风险
	糖皮质激素	可增加水杨酸盐的排泄，同用时为了维持阿司匹林的血药浓度，必要时应增加阿司匹林的剂量。与激素长期应用，尤其是大量应用时，有增加胃肠溃疡和出血的危险性。因此，临床上不主张将这两种药物同时应用
阿司匹林	胰岛素或磺酰脲类降糖药物（醋酸己脲、格列本脲、格列吡嗪、格列齐特、格列喹酮）	合用可加强和加速降糖效果
	尿碱化药（碳酸氢钠等）、抗酸药（长期大量应用）	增加阿司匹林自尿中排泄，使血药浓度下降
	布洛芬	布洛芬血药浓度明显降低
	甲氨蝶呤	可减少甲氨蝶呤与蛋白的结合，减少其从肾脏的排泄，使血药浓度升高而增加毒性反应，禁忌合用

续表

药品		相互作用
阿司匹林	维生素类药	阿司匹林能减少维生素 C 在肠内的吸收,促进排泄,致使疗效降低;维生素 B 能促进阿司匹林分解,加重对胃黏膜的刺激,均不宜合用
	利尿药	螺内酯的利尿作用会受到阿司匹林作用的干扰,使疗效明显降低;呋塞米与阿司匹林合用会使药物蓄积体内,加重毒性反应;乙酰唑胺与阿司匹林合用,阿司匹林能使乙酰唑胺血药浓度增高,引起毒性反应
	调脂药	考来烯胺不宜与阿司匹林合用,合用后易形成复合物妨碍吸收,降低疗效
	抗高血压药	卡托普利能促进具有血管扩张作用的前列腺素合成,而阿司匹林是通过抑制前列腺素的生物合成而产生解热、镇痛、抗炎作用。因此两药不宜合用,否则会影响卡托普利的效果,或者使阿司匹林的抗炎作用减弱
	催眠药	苯巴比妥等可使肝细胞内药酶活性增强,加速阿司匹林的代谢,从而降低其疗效,故不宜合用
	阿司匹林	可能增强阿司匹林对胶原诱导的血小板聚集的抑制反应
	肝素	给予肝素对氯吡格雷诱导的抑制血小板聚集反应无明显作用
	非甾体类抗炎药	可能增加胃肠道隐性出血,应慎重
氯吡格雷	苯妥英钠,他莫昔芬,甲苯磺丁脲,华法林,托拉塞米和氟伐他汀	可能影响代谢,与这些药物联用时应慎重

药品		相互作用
替格瑞洛	阿托伐他汀、辛伐他汀	升高阿托伐他汀和辛伐他汀血药浓度,不推荐替格瑞洛与 40mg 以上剂量的阿托伐他汀或辛伐他汀同时服用,而辛伐他汀对替格瑞洛的血浆水平无影响
	地尔硫䓬	地尔硫䓬可使替格瑞洛血药浓度升高,但差异无临床意义又较小,而替格瑞洛对地尔硫䓬的血浆水平无影响,故维拉帕米或地尔硫䓬可以与替格瑞洛联用
	地高辛	替格瑞洛是 P- 糖蛋白的底物及弱抑制剂,当与地高辛合用时,替格瑞洛可使地高辛的血药浓度升高,但地高辛经肾清除率不受替格瑞洛影响。由于地高辛的治疗范围窄,易产生心脏毒性,故替格瑞洛与地高辛联用时应严密监测血药浓度,并观察其不良反应的发生情况,慎与其他 P- 糖蛋白抑制剂(如维拉帕米和奎尼丁)联用
	环孢素	环孢素是 CYP3A4 强抑制剂,可显著升高替格瑞洛的血药浓度,而替格瑞洛对环孢素的药代动力学参数无影响,因此应避免环孢素与替格瑞洛联合应用或适当调整用药剂量,降低患者出血风险
	抗真菌药和抗逆转录病毒药	抗真菌药伊曲康唑,酮康唑,伏立康唑及抗逆转录病毒药氨普那韦,地瑞那韦等都是 CYP3A4 强抑制剂,与替格瑞洛联用时增加其血药浓度,均应避免与替格瑞洛联用

续表

药品		相互作用
替格瑞洛	葡萄柚汁	葡萄柚汁是 CYP3A4 抑制剂,可使替格瑞洛的血药浓度增加 2 倍,提高替格瑞洛抗血小板作用时间,延长其抗血小板作用时间,二者联用时需谨慎
	苯妥英	苯妥英诱导替格瑞洛代谢,减弱其抗血小板作用,与其他 CYP3A4 诱导剂(如地塞米松、卡马西平和苯巴比妥等)联用也会降低替格瑞洛的血药浓度,应避免替格瑞洛与此类药物的联用
	利福平	可显著降低替格瑞洛血药浓度,使其疗效下降,应避免与其联合应用

2 抗凝血酶药物

药品		相互作用
普通肝素	甲巯咪唑(他巴唑)、丙硫氧嘧啶等	与肝素有协同作用
	香豆素及其衍生物	合用可导致严重的凝血因子Ⅸ缺乏而致出血
	阿司匹林及非甾体类抗炎镇痛药(包括甲芬那酸、水杨酸等)	合用能抑制血小板功能,及诱发胃肠道溃疡出血
	双嘧达莫、右旋糖酐等	合用可抑制血小板功能

续表

药品		相互作用
普通肝素	肾上腺皮质激素,促肾上腺皮质激素等	合用易诱发胃肠道溃疡出血
	组织纤溶酶原激活物,尿激酶,链激酶等	合用加重出血风险
	依他尼酸	合用易引起肠道出血
	碳酸氢钠,乳酸钠	促进肝素的抗凝作用
	透明质酸酶	既能减轻肌注痛,又可促进肝素吸收
	卡那霉素,阿米卡星,柔红霉素,乳糖酸红霉素,硫酸庆大霉素,氢化可的松琥珀酸钠,多黏菌素 B,多柔比星,妥布霉素,万古霉素,头孢孟多,头孢氧哌唑,头孢噻吩钠,氯唑,氯丙嗪,异丙嗪,麻醉性镇痛药	配伍禁忌
依诺肝素	用于解热镇痛剂量的乙酰水杨酸(全身用药)、非甾体抗炎药(全身用药)、酮咯酸、右旋糖酐 40(肠道外使用)	不推荐联合使用
	口服抗凝药,溶栓药,用于抗血小板凝集剂量的阿司匹林(用于治疗不稳定性心绞痛及非 Q 波心肌梗死)、糖皮质激素(全身用药)	联合应用时需谨慎

322

续表

药品		相互作用
磺达肝癸钠	口服抗凝药（华法林）、血小板抑制剂（阿司匹林）、非甾体类抗炎药物（吡罗昔康）以及地高辛	不影响磺达肝癸钠的药代动力学
比伐卢定	肝素、华法林或溶栓药物	合用增加出血风险
华法林	广谱抗生素（头孢哌酮、头孢噻吩等）、液状石蜡、考来烯胺等	影响维生素 K 吸收，增强华法林抗凝作用
	水合氯醛、氯贝丁酯、磺胺类药物	与血浆蛋白结合率高，增强华法林抗凝作用
	大环内酯类抗生素、胺碘酮、别嘌醇、单胺氧化酶抑制剂（如苯乙肼、苯丙胺等）、西咪替丁、三环类抗抑郁药（如丙米嗪、氯米帕明等）	抑制 CYP 酶系活性，增强华法林抗凝作用
	奎尼丁、同化激素、苯乙双胍等	增加华法林与受体亲和力，增强华法林抗凝作用
	大剂量的阿司匹林、前列腺素合成酶抑制剂（如布洛芬、吲哚美辛等）、氯丙嗪、苯海拉明等	干扰血小板功能，增强华法林抗凝作用
	丙硫氧嘧啶、口服降糖药、5-羟色胺再摄取抑制剂	可增强华法林抗凝作用，但作用机制不明
	苯巴比妥、格鲁米特、卡马西平、利福平、灰黄霉素等	CYP 酶系诱导剂可使华法林的代谢增加，减弱华法林抗凝作用

续表

药品		相互作用
华法林	维生素 K、口服避孕药和雌激素等	能竞争有关酶蛋白,促进凝血因子 Ⅱ、Ⅶ、Ⅸ、Ⅹ 的生成,拮抗华法林的作用,使抗凝作用减弱
	丹参	可通过抑制血小板聚集,增加凝血酶因子 Ⅲ 和纤维蛋白溶解的活性,并可降低华法林的清除,使华法林的抗凝作用增强
	当归	含有香豆素类衍生物,与华法林具有协同作用,能延长凝血酶原时间,增加抗凝作用
	银杏制剂	可抑制血小板激活因子,使血小板聚集减少,与华法林合用能增加出血的危险性
	黄连、黄柏等	有效成分为小檗碱,体外研究表明小檗碱能竞争结合血浆蛋白,使游离的华法林增加,抗凝作用增强
	大蒜和番木瓜蛋白酶	增强华法林的抗凝作用
	人参和西洋参	主要活性成分都是多种人参皂苷,可以诱导人体内 CYP 酶系使华法林代谢增加,并使其血药浓度和国际标准化比值(INR)显著下降,合用时应加大华法林剂量
	圣约翰草	其主要有效成分是金丝桃素和贯叶金丝桃素,可增加 CYP3A4 或 CYP2C9 的活性,使华法林的代谢清除增加

续表

药品		相互作用
华法林	葡萄柚	含有抑制肝脏细胞色素 P450 CYP3A4 活性的成分,使抗凝作用增强法林的代谢,使抗凝作用增强
	鱼油	抑制血小板聚集,降低血栓素 A2 和维生素 K 依赖性凝血因子Ⅷ的水平,增强华法林的抗凝作用
	芒果	与华法林合用也可增强其抗凝作用,但作用机制未明
	富含维生素 K 的食物,如许多绿叶蔬菜、蛋黄、猪肝、绿茶等	可使华法林抗凝作用减弱
	鳄梨、豆奶、海藻	可通过改变华法林的代谢或影响其吸收,减弱华法林的抗凝作用
利伐沙班	CYP3A4 和通透糖蛋白抑制药	使利伐沙班血药浓度升高,药效显著提高,导致出血风险升高
	依诺肝素	不影响利伐沙班的药代动力学
	CYP3A4 诱导药	使利伐沙班血药浓度及药效降低
达比加群酯	普通肝素、低分子肝素和肝素衍生物(磺达肝癸钠、地西卢定)、溶栓药物、维生素 K 拮抗剂、利伐沙班或其他口服抗凝药	联合使用时可能会增加出血风险

续表

药品		相互作用
达比加群酯	阿司匹林、氯吡格雷	联合使用可提高达比加群酯血药浓度，增加出血风险
	非甾体类抗炎药	围术期同短期镇痛治疗的非甾体类抗炎药与达比加群酯联合给药，与出血风险增高无关。长期使用非甾体类抗炎药会使达比加群酯的出血风险增加约 50%
	P- 糖蛋白抑制剂	与强效 P- 糖蛋白抑制剂（如：胺碘酮、维拉帕米、奎尼丁、酮康唑、决奈达隆、克拉霉素和替格瑞洛等）的联合使用会导致达比加群酯血药浓度升高
	选择性 5- 羟色胺再摄取抑制剂、选择性 5- 羟色胺去甲肾上腺素再摄取抑制剂	联合应用增加出血风险

3　防治心绞痛药

药品		相互作用
硝酸甘油（耐较宁）	阿司匹林	可减少舌下含服硝酸甘油的清除，并增强其血流动力学效应
	硝酸盐	可降低舌下用药的治疗作用
	枸橼酸西地那非	加强有机硝酸盐的降压作用

续表

药品		相互作用
硝酸甘油 （耐较咛）	乙酰胆碱、组胺及拟交感胺类药	硝酸甘油疗效可能减弱
	乙醇	中度或过量饮酒时，使用本药可致低血压
	降压药或血管扩张药	增强硝酸盐的致直立性低血压作用
	三环类抗抑郁药	可加剧抗抑郁药的低血压和抗胆碱效应
	磷酸二酯酶-5 抑制剂	两者合用可显著增强硝酸盐的血管舒张作用，从而发生显著低血压
硝酸 异山梨酯	血管扩张药、钙拮抗剂、β 受体阻滞剂、降压药、三环类抗抑郁药及乙醇	可增强本类药物的降血压效应
	二氢麦角碱	可增强二氢麦角碱的升压作用
	类固醇抗炎药	可降低单硝酸异山梨酯的疗效
	吲哚美辛	可抑制硝酸异山梨酯的扩张血管作用
单硝酸 异山梨酯	磷酸二酯酶-5 抑制剂	禁止合用（严重）
	双氢麦角胺	升血压效应
	血管扩张药、钙拮抗剂、β 受体阻滞剂、降压药、三环类抗抑郁药及乙醇	可增强本类药物的降血压效应

续表

药品		相互作用
单硝酸异山梨酯	西地那非	抗高血压作用可明显增强
	非甾体类抗风湿药	会使单硝酸异山梨酯的效应降低
尼可地尔	西地那非	不宜与西地那非同时使用，西地那非可增强尼可地尔降低血压的作用

4 治疗心力衰竭药物

药品		相互作用
地高辛、毛花苷 C	抗心律失常药、钙盐注射剂、可卡因、洋地黄毒苷、萝芙木碱、琥珀胆碱或拟肾上腺素类药	导致心律失常
	维拉帕米、地尔硫䓬、胺碘酮	引起严重心动过缓
	依酚氯铵	可致明显心动过缓
	吲哚美辛	减少地高辛、毛花苷 C 的肾清除，使本药半衰期延长，有中毒危险
	红霉素	增加地高辛、毛花苷 C 在胃肠道的吸收
	两性霉素 B、皮质激素或排钾利尿剂如布美他尼、依他尼酸	可引起低血钾而致洋地黄中毒

药品		相互作用
抗酸药（尤其是三硅酸镁）或止泻吸附药如白陶土、果胶、考来烯胺和其他阴离子交换树脂、柳氮磺吡啶或新霉素、对氨基水杨酸		因作用相加而导致心律失常
β 受体阻滞剂		有导致房室传导阻滞发生严重心动过缓的可能
奎尼丁		可使地高辛、毛花苷 C 血药浓度提高约 1 倍，提高程度与奎尼丁用量相关，甚至可达到中毒浓度，两药合用时应酌减地高辛用量 1/3～1/2
螺内酯		可延长地高辛、毛花苷 C 的半衰期，需调整剂量或给药间期，随访测血药浓度
肝素		可能抵消肝素的抗凝作用，需调整肝素用量
硫酸镁		洋地黄化时静脉用硫酸镁应极其谨慎，尤其是同时静注钙盐时，可发生心脏传导阻滞
甲氧氯普胺		因促进肠道运动而减少地高辛的生物利用度约 25%
溴丙胺太林		提高地高辛的生物利用度约 25%
四环素类、维拉帕米		升高地高辛浓度

地高辛、毛花苷 C

329

续表

药品	相互作用
两性霉素 B、皮质激素或排钾利尿剂如布美他尼、依他尼酸	可引起低血钾而致洋地黄中毒
抗酸药（尤其是三硅酸镁）或止泻吸附药如白陶土、果胶、考来烯胺和其他阴离子交换树脂、柳氮磺吡啶或新霉素、对氨基水杨酸	可抑制洋地黄强心苷吸收而导致强心苷作用减弱
抗心律失常药、钙盐注射剂、可卡因、洋苄溴铵、萝芙木碱、琥珀胆碱或拟肾上腺素类药	因作用相加而导致心律失常
奎尼丁	可使去乙酰毛花苷血药浓度提高约 1 倍，提高程度与奎尼丁用量相关，甚至可达到中毒浓度，两药合用时应酌减用量 1/3~1/2
维拉帕米、地尔硫草、胺碘酮	由于降低肾及全身对去乙酰毛花苷的清除率而提高其血药浓度，心动过缓
血管紧张素转换酶抑制剂及其受体拮抗剂	可使去乙酰毛花苷血药浓度升高

去乙酰毛花苷

续表

药品		相互作用
	依酚氯铵	可致明显心动过缓
	硫酸镁	洋地黄化时静脉用硫酸镁应极其谨慎,尤其是同时静注钙盐时,可发生心脏传导阻滞
去乙酰毛花苷	红霉素	由于改变胃肠道菌群,增加本药在胃肠道的吸收
	甲氧氯普胺	因促进肠道运动而减少去乙酰毛花苷的生物利用度约25%
	噻嗪类利尿剂	合用时,常需给予钾盐,以防止低钾血症
	β受体阻滞剂	有导致房室传导阻滞发生严重心动过缓的可能
	肝素	可能抵消肝素的抗凝作用,需调整肝素用量
	螺内酯	可延长去乙酰毛花苷半衰期,需调整剂量或给药同期,随访监测其的血药浓度
	两性霉素B,皮质激素或排钾利尿剂如布美他尼,依他尼酸	可引起低血钾而致洋地黄中毒
洋地黄毒苷	抗酸药(尤其是三硅酸镁)或止泻吸附药如白陶土,果胶,考来烯胺和其他阴离子交换树脂,柳氮磺吡啶或新霉素,对氨基水杨酸	可抑制洋地黄强心苷吸收而导致强心苷作用减弱

续表

药品		相互作用
洋地黄毒苷	抗心律失常药、钙盐注射剂、可卡因、洋地黄溴铵、萝芙木碱、琥珀胆碱或拟肾上腺素类药	因作用相加而导致心律失常
	奎尼丁	可使洋地黄毒苷血药浓度提高约 1 倍,提高程度与奎尼丁用量相关,甚至可达到中毒浓度,两药合用时应酌减用量 1/3~1/2
	β受体阻滞剂	有导致房室传导阻滞发生严重心动过缓的可能
	维拉帕米、地尔硫䓬、胺碘酮	由于降低肾及全身对洋地黄的清除率而提高其血药浓度,可引起严重心动过缓
	螺内酯	可延长洋地黄毒苷半衰期,需调整剂量或给药间期,随访监测其血药浓度
	血管紧张素转换酶抑制剂及其受体拮抗剂	可使洋地黄毒苷血药浓度升高
	依酚氯铵	可致明显心动过缓
	吲哚美辛	减少洋地黄毒苷的肾清除,使其半衰期延长,有中毒危险
	硫酸镁	洋地黄化时静脉用硫酸镁应极其谨慎,尤其是同时静注钙盐时,可发生心脏传导阻滞

续表

药品		相互作用
洋地黄毒苷	红霉素	由于改变胃肠道菌群,增加洋地黄毒苷在胃肠道的吸收
	甲氧氯普胺、溴丙胺太林	因促进肠道运动而减少洋地黄毒苷的生物利用度
	肝素	可能抵消肝素的抗凝作用,需调整肝素用量
	利血平	增加洋地黄对心脏的毒性反应,引起心律失常,使洋地黄毒苷排泄增加
	利福平、氯化钙(静脉用)	合用禁忌
	抗心律失常药、钙盐注射剂、可卡因、泮库溴铵、罂粟木碱、琥珀胆碱或拟肾上腺素类药	因作用相加而导致心律失常
	奎尼丁	可使毒毛花苷 K 血药浓度提高约 1 倍,提高程度与奎尼丁用量相关,甚至可达到中毒浓度
毒毛花苷 K	螺内酯	可延长毒毛花苷 K 半衰期,需调整剂量或给药同期,随访监测其血药浓度
	依酚氯铵	可致明显心动过缓
	吲哚美辛	减少毒毛花苷 K 的肾清除,使本药半衰期延长,有中毒危险
	两性霉素 B、皮质激素或排钾利尿剂如布美他尼、依他尼酸	可引起低血钾而致洋地黄中毒

续表

药品		相互作用
毒毛花苷 K	β受体阻滞剂	有导致传导阻滞发生严重心动过缓的可能
	维拉帕米、地尔硫䓬、胺碘酮	由于降低肾及全身对强心苷的清除率而提高其血药浓度,可引起严重心动过缓
	血管紧张素转换酶抑制剂及其受体拮抗剂	可使毒毛花苷 K 血药浓度升高
	肝素	可能抵消肝素的抗凝作用,需调整肝素用量
	硫酸镁	洋地黄化时静脉用硫酸镁应极其谨慎,尤其是同时静注钙盐时,可发生心脏传导阻滞
	丙吡胺	可导致血压过低
	硝酸酯类	相加效用
米力农	呋塞米	混用立即产生沉淀
	含右旋糖酐或葡萄糖的溶液	禁忌,不能用含右旋糖酐或葡萄糖的溶液稀释
	肝素、胰岛素、依他尼酸钠、布美他尼、依那普利钠、肼屈嗪	不能与奈西立肽同时使用一个静脉通道
奈西立肽	含有次亚硫酸氢钠作为防腐药的药物	避免合用

药品	相互作用
单胺氧化酶抑制药	合用可致极度低血压，应禁用
奎尼丁	可使美托洛尔的清除下降，导致心动过缓、疲乏、气短等。如必须合用，应密切监测心功能，必要时调整两种药物的用量
普罗帕酮	可增加美托洛尔浓度，引起卧位血压明显降低。如必须合用，应仔细监测心功能，特别是卧位血压，必要时调整美托洛尔用量
胺碘酮	合用可出现明显的心动过缓和窦性停搏
二氢吡啶类钙通道阻滞剂	合用治疗心绞痛或高血压有效，但也可引起严重的低血压或心力储备降低合用时，应仔细监测心功能，尤其是左室功能受损、空腹服药时易于发生。如需合用，应在进食时服用，或换用缓释制剂
肼屈嗪	可增加美托洛尔的生物利用度，尤其是主动脉瓣狭窄的患者
芬太尼	可引起严重的低血压
西咪替丁	可增加美托洛尔的血药浓度。合用时应密切监测心功能，必要时应调整剂量
利多卡因	可增加利多卡因血药浓度。合用时应密切监测利多卡因的血药浓度，相应调整剂量

5 β受体阻滞剂

美托洛尔

续表

药品		相互作用
美托洛尔	利福平、利福布汀	可诱导肝脏细胞色素酶，加快美托洛尔代谢，降低疗效。如合用，应增加美托洛尔剂量
	胺碘酮	合用可出现明显的心动过缓和窦性停搏
	二氢吡啶类钙通道阻滞药	合用治疗心绞痛或高血压有效，但也可引起严重的低血压或心力储备降低。合用时应仔细监测心功能，尤其是左室功能受损、心律失常或心脏瓣膜病的患者
比索洛尔	芬太尼	可引起严重的低血压
	硝苯地平	合用可使降压作用增强
	麻黄碱和伪麻黄碱	可降低抗高血压药的疗效。使用比索洛尔治疗的高血压患者应避免使用含麻黄制剂
拉贝洛尔	含钙或其他金属离子如镁、铁等药物	影响拉贝洛尔吸收
	西咪替丁	可增加拉贝洛尔的生物利用度
	硝酸甘油	可减弱硝酸甘油的反射性心动过速，但降压作用可协同
	非二氢吡啶类钙通道拮抗剂	合用时需谨慎

	药品	相互作用
	硝酸酯类	与硝苯地平合用控制心绞痛发作，有较好的耐受性
	β受体阻滞剂	绝大多数患者合用硝苯地平有较好的耐受性和疗效，但个别患者可能诱发和加重低血压，心力衰竭和心绞痛
硝苯地平	洋地黄类	可能增加地高辛血药浓度，提示在初次使用、调整剂量或停用本品时应监测地高辛的血药浓度
	双香豆素类、苯妥英钠、奎尼丁、奎宁、华法林等	与硝苯地平合用时，这些药的游离浓度常发生改变
	西咪替丁	合用时增加硝苯地平的血浆峰浓度，注意调整剂量
	地高辛、苯妥英钠、华法林或吲哚美辛	不影响地高辛、苯妥英钠、华法林或吲哚美辛与血浆蛋白的结合
	西咪替丁	合用不改变氨氯地平的药代动力学
苯磺酸氨氯地平	西地那非	单剂量100mg西地那非不影响原发性高血压患者中氨氯地平的药代动力学参数。二药合用，每种药品都能独立地发挥其降压效果
	阿托伐他汀	10mg苯磺酸氨氯地平多次给药合并使用80mg阿托伐他汀，阿托伐他汀的稳态药代动力学参数无明显改变

6　钙拮抗剂

药品		相互作用
苯磺酸氨氯地平	辛伐他汀	10mg 苯磺酸氨氯地平多次给药合并使用 80mg 辛伐他汀,辛伐他汀的暴露量比单独使用辛伐他汀增加了 77%。服用氨氯地平的患者应将辛伐他汀剂量限制在 20mg/d 以下
	地高辛	合用不改变正常受志愿者血浆地高辛水平或肾脏的地高辛清除率
	华法林	与华法林合用不改变华法林的凝血酶原反应时间
	地尔硫䓬	在老年高血压患者中与日剂量 180mg 地尔硫䓬合用,导致氨氯地平全身暴露量增加 60%
维拉帕米	β 受体阻滞剂	房室传导功能与左心室收缩功能正常者,同时口服维拉帕米与 β 受体阻滞剂不至于引起不良反应,但在有传导功能障碍及心功能不全者两种药合用不良反应增加。若静脉给药则两药必须相隔数小时,不宜合用
	口服洋地黄制剂	可减低地高辛的清除,使地高辛浓度上升 50%~75%,此作用与剂量有关
	卡马西平、环孢素、氨茶碱、丙戊酸盐	这些药物血药浓度增加,从而增加毒性
	蛋白结合率高的药物	因竞争结合使维拉帕米游离型血药浓度增高,故合用时必须小心
	奎尼丁	合用使奎尼丁浓度升高,毒性增强

续表

药品	相互作用
地尔硫草	胺碘酮、β 受体阻滞剂、地高辛和甲氟喹	增加对心脏传导的抑制，可致心动过缓和房室传导阻滞
	西咪替丁	可增加地尔硫草的血药浓度，药时曲线下面积，因而需调整本药剂量
	麻醉药	合用时需仔细确定剂量
	环孢素	禁止合用

7 调脂类药物

药品	相互作用
阿托伐他汀	环孢素、贝丁酸类、大环内酯类抗生素、唑类抗真菌药和烟酸	肌病发生风险增加
	利福平和其他细胞色素 P4503A4 诱导剂	与细胞色素 P4503A4 诱导剂（如依非韦伦、利福平）联合应用能使阿托伐他汀血浆浓度产生不同水平的降低
	西咪替丁、雷尼替丁、奥美拉唑	使阿托伐他汀血药浓度峰值增高
	蛋白酶抑制剂	阿托伐他汀 40mg 与利托那韦 + 沙奎那韦（400mg，每日 2 次）联合用药或阿托伐他汀 20mg 与洛匹那韦 + 利托那韦（400mg+100mg，每日 2 次）联合用药时，阿托伐他汀血药浓度显著增加。因此应用 HIV 蛋白酶抑制剂的患者，阿托伐他汀用量 >20mg 时应谨慎使用

续表

药品		相互作用
阿托伐他汀	地高辛	合用时地高辛的稳态血浆浓度增加约20%,患者服用地高辛时应当适地监测
	口服避孕药	与口服避孕药合用时,分别增加炔诺酮和快雌醇的药时曲线下面积约30%和20%,当服用本品的妇女选择口服避孕药时应考虑孕药的AUC的增加
	华法林	凝血酶原时间在最初几日内轻度减少,15日后恢复正常。服用华法林的患者加服本药时应严密监测
瑞舒伐他汀	红霉素	使瑞舒伐他汀血药浓度降低30%,但无临床意义
	环孢素	不会影响环孢素的作用,但会升高本药的血药浓度7~11倍
	华法林	不会增加华法林的血药浓度,但会增加INR比值
	口服避孕药	增加避孕药的血药浓度
匹伐他汀	环孢素、胆汁酸盐、硫酸盐、甲状腺素、甲氨蝶呤	影响有机阴离子转运多肽2个导致匹伐他汀转运,应尽量避免匹伐他汀与这些药物的合用
辛伐他汀	P4503A4抑制剂环孢素、米贝地尔、伊曲康唑、酮康唑、红霉素、克拉霉素和抗抑郁药奈法唑酮	导致甲羟戊二酰辅酶A(HMG-COA)还原酶抑制剂的血药水平增高,增加肌病风险

续表

药品		相互作用
依折麦布	抗酸药	同时服用抗酸药可降低依折麦布的吸收速度但并不影响其生物利用度,此吸收速率的降低无临床意义
	环孢素	增加依折麦布血药浓度
	非诺贝特	与非诺贝特联合用药时,非诺贝特增加总依折麦布浓度约 1.5 倍。如果患者接受本药与非诺贝特联合治疗时怀疑出现胆囊结石,则需进行胆囊检查,并考虑选择其他降脂治疗

8 血管紧张素转换酶抑制剂

药品		相互作用
卡托普利	潴钾药物如螺内酯、氨苯蝶啶、阿米洛利	可能引起血钾过高
	吲哚美辛	使本药降压作用减弱
	锂剂	可能使血清锂水平升高而出现毒性
	普鲁卡因胺、别嘌醇、丙磺舒及醋丁洛尔	禁忌合用
	抗精神病药如三环类抗抑郁药	合用增强抗高血压作用,同时引起体位性低血压的危险
	类皮质激素	合用降低抗高血压作用

续表

药品		相互作用
依那普利	降压药、解热镇痛药、利尿药、抗抑郁药、抗癌药、肾上腺皮质类固醇，治疗痛风的药物和治疗糖尿病的药物	影响依那普利的疗效及不良反应，若使用依那普利者需要麻醉，应告知麻醉师
	乙醇	增加乙醇的作用
	高盐食物	降低依那普利的疗效，应避免合用
	锂剂	可致锂中毒，但停药后毒性反应即消失
	排钾利尿剂	可减少钾丢失，但与保钾利尿药同用可使血钾增高
	潴钾药物螺内酯、氨苯蝶啶、阿米洛利	可能引起血钾过高
贝那普利	非甾体类抗炎镇痛药	合用时使贝那普利的降压作用减弱
	锂剂	可降低锂盐的排泄，故应密切监测血锂浓度
	麻黄碱和伪麻黄碱	可降低抗高血压药的疗效，应避免联合使用
	潴钾药物螺内酯、氨苯蝶啶、阿米洛利	可能引起血钾过高
福辛普利	非甾体类抗炎镇痛药	合用时使福辛普利的降压作用减弱
	锂剂	可能增加血清锂浓度
	抗酸药	可能影响福辛普利吸收

续表

药品		相互作用
雷米普利	抗糖尿病药物	注意血糖过度降低的可能
	潴钾药物螺内酯、氨苯蝶啶、阿米洛利	可能引起血钾过高
	非甾体类抗炎镇痛药（尤其是吲哚美辛）	合用时使雷米普利的降压作用减弱
	催眠药、镇静药、麻醉药	可使血压明显下降
	别嘌醇、普鲁卡因胺、免疫抑制剂、细胞生长抑制剂	可使白细胞减少

9 血管紧张素受体拮抗剂

药品		相互作用
氯沙坦	潴钾药物螺内酯、氨苯蝶啶、阿米洛利	能引起血钾过高
	利福平、氟康唑	可降低氯沙坦活性代谢产物水平
	吲哚美辛	合用降低抗高血压作用
缬沙坦	潴钾药物螺内酯、氨苯蝶啶、阿米洛利，钾制剂或含钾盐	能引起血钾升高

续表

药品		相互作用
替米沙坦	地高辛	可升高地高辛平均血药浓度 20%（个别病例升高 39%），需监测地高辛血清浓度
	辛伐他汀	辛伐他汀代谢产物轻度升高，且清除加速
	锂剂	可引起可逆性血锂水平升高和毒性反应
	麻黄碱和伪麻黄碱	使替米沙坦的降压作用减弱
	华法林	可引起华法林血药浓度轻微降低
	潴钾药物螺内酯、氨苯蝶啶、阿米洛利，钾制剂或含钾盐、环孢素、肝素	建议检测血钾水平
	乙醇、巴比妥类药物、镇静催眠药、抗抑郁药	可增强直立性血压效应
厄贝沙坦	潴钾利尿药、补钾药物	能引起血钾过高
	锂剂	可引起可逆性血锂水平升高和毒性反应
奥美沙坦	麻黄碱和伪麻黄碱	合用对拟交感活性产生拮抗作用，降低抗高血压疗效
	甘草	合用引起高盐皮质激素效应，降低抗高血压疗效
	抗酸药	合用时，奥美沙坦的生物利用度未发生显著改变
	地高辛、华法林	尚未有明显相互作用的报道

10 血管活性药物

药品		相互作用
	全麻药	可使心肌对拟交感胺类药反应更敏感
	β受体阻滞剂	各自的疗效降低,β受体阻滞后α受体作用突出,可发生高血压,心动过缓
	降压药	降压效应被抵消或减弱,与甲基多巴同用还使去甲肾上腺素的加压作用增强
	洋地黄类	易致心律失常,需严密注意心电监测
去甲肾上腺素	其他拟交感胺类	心血管作用增强
	麦角类如麦角胺、麦角新碱或缩宫素	促使血管收缩作用加强,引起严重高血压,外周血管的血容量锐减
	三环类抗抑郁药	引起心律失常,心动过速,高血压或高热,如必须合用,则开始去甲肾上腺素用量要小,并严密监测
	甲状腺激素	合用使二者作用均增强
	妥拉唑林	可引起血压下降,继以血压过度反跳上升
	α受体阻滞剂	对抗肾上腺素的升压作用
肾上腺素	全麻药	可使心肌对拟交感胺类药反应更敏感;用于指(趾)部局麻时,药液中不宜加用肾上腺素,以免指(趾)端组织供血不足导致坏死

续表

药品		相互作用
肾上腺素	洋地黄类	心肌对肾上腺素反应更敏感
	麦角类药如麦角胺、麦角新碱或缩宫素	促使血管收缩作用加强，引起严重高血压，外周血管的血容量锐减
	降糖药	可使降糖作用减弱
	β受体阻滞剂	两者的疗效相互抵消
	三环类抗抑郁药	引起心律失常，心动过速，高血压
	其他拟交感胺类	心血管作用增强
	硝酸酯类药	本药的升压作用被抵消，可发生低血压，硝酸酯类药的抗心绞痛作用也减弱
	碱性药物	同时输注可减低肾上腺素的活性
间羟胺	环丙烷、氟烷或其他卤化烃类麻醉药	易致心律失常
	洋地黄或其他拟肾上腺素药	可致异位心律
	碱性药物	可使本药分解

11 其他

药品		相互作用
托伐普坦	酮康唑及其他强效 CYP3A 抑制剂	禁忌与强效 CYP3A 抑制剂联合应用。与酮康唑 200mg/d 合用后，可致托伐普坦的暴露量增加 5 倍；与酮康唑 400mg/d 或其他强效 CYP3A 抑制剂（如克拉霉素、伊曲康唑、泰利霉素、沙奎那韦、尼非那韦、利托那韦、奈法唑酮）的最高剂量联用，托伐普坦的暴露量将会进一步增高
	中效 CYP3A 抑制剂	避免与中效 CYP3A 抑制剂合用。托伐普坦与中效 CYP3A 抑制剂（如红霉素、氟康唑、阿瑞匹坦、地尔硫䓬、维拉帕米）合用后托伐普坦暴露量可能增高，但缺乏证据
	P 糖蛋白抑制剂	使用环孢素等 P 糖蛋白抑制剂的患者若合用托伐普坦，应根据疗效减少托伐普坦的用量
	利福平及其他 CYP3A 诱导剂	与利福平合用后，托伐普坦的暴露量降低 85%。常规剂量的托伐普坦与利福平或其他 CYP3A 诱导剂（利福布汀、利福喷汀、巴比妥类药物、苯妥英、卡马西平、圣约翰草等）合用，不能得到预期疗效，应增加托伐普坦剂量
	地高辛	与地高辛合用，可致地高辛的暴露量升高 1.3 倍
	洛伐他汀	合用后，洛伐他汀和活性代谢物洛伐他汀 -β 羟化物的暴露量分别升高 1.4 倍和 1.3 倍，但无临床意义

续表

药品		相互作用
托伐普坦	血管紧张素受体拮抗剂、血管紧张素转化酶抑制剂、保钾利尿剂	合用后，高钾血症的发生率比与安慰剂合并应用时增高1%~2%，合用时应监测血钾清浓度
	血管紧张素转化酶抑制剂	禁忌合用，可能会增加发生血管性水肿的风险，必须在应用最后一剂血管紧张素转化酶抑制剂沙库巴曲缬沙坦36小时后才能应用缬沙坦，必须在应用最后一剂沙库巴曲缬沙坦后36小时后才能开始应用血管紧张素转化酶抑制剂
	阿利吉仑	在2型糖尿病患者中禁忌合用，在肾功能损害[eGFR<60ml/(min·1.73m²)]患者中避免合用
沙库巴曲缬沙坦	血管紧张素受体拮抗剂	由于沙库巴曲缬沙坦含有血管紧张素Ⅱ受体拮抗剂缬沙坦，应避免合用血管紧张素受体拮抗剂
	他汀类药物	合用沙库巴曲缬沙坦时可使阿托伐他汀及其代谢产物峰浓度最高增加至2倍，合用时应谨慎
	西地那非	合用时可使血压明显降低，合用时应谨慎
	保钾利尿剂（如氨苯蝶啶、阿米洛利）、盐皮质激素（如螺内酯、依普利酮）钾补充剂或含钾的盐替代品	合用时可能导致血清钾和肌酐升高，建议监测血清钾和肌酐

续表

药品		相互作用
沙库巴曲缬沙坦	非甾体类抗炎药	在老年患者、血容量不足患者（包括应用利尿剂治疗的患者）或肾功能损害患者中，合用可能使肾功能损害加重，应进行肾功能监测
	转运蛋白	合用 OATP1B1、OATP1B3、OAT3 抑制剂（如利福平、环孢菌素）或 MRP2 抑制剂（如利托那韦）时可能增加沙库巴曲缬沙坦或缬沙坦的全身暴露量
	二甲双胍	合用时会使二甲双胍最大血药浓度和药物浓度 - 时间曲线下面积均下降 23%

（李洋，韩雅玲）